糖尿病个体化诊治策略

第 2 版

主 编 徐 春 肖新华

中国研究型医院学会
糖尿病学专业委员会 组织编写

U0287157

科 学 出 版 社

北 京

内 容 简 介

本书共5章，分别介绍了糖代谢的调节、糖尿病的基础知识、糖尿病的规范化治疗、特殊人群糖尿病的个体化治疗、糖尿病并发症的个体化治疗。本书针对不同类型的糖尿病（妊娠糖尿病、移植术后糖尿病及药物相关性糖尿病），不同年龄段人群的糖尿病（新生儿、儿童、青少年及老年人），糖尿病合并其他疾病（如慢性肝病、肿瘤、感染、肥胖、精神病、心理疾病、睡眠障碍、骨质疏松）等，结合当前最新国内外指南、共识和临床实践推出了个体化的诊治方案。第2版在第1版的基础上新增加了降糖新药及新的治疗理念，以崭新的视角再次突出强调个体化治疗的必要性、重要性。

本书适合基层医师、全科医师和内分泌科医师等参考阅读。

图书在版编目（CIP）数据

糖尿病个体化诊治策略 / 徐春，肖新华主编 . 2 版 . -- 北京：科学出版社，2024.10. -- ISBN 978-7-03-079493-2

Ⅰ . R587.1

中国国家版本馆 CIP 数据核字第 2024PT4308 号

责任编辑：王海燕／责任校对：张 娟
责任印制：赵 博／封面设计：牛 君

科 学 出 版 社 出版

北京东黄城根北街 16 号
邮政编码：100717
http://www.sciencep.com

保定市中画美凯印刷有限公司印刷
科学出版社发行 各地新华书店经销
*

2024 年 10 月第 二 版 开本：880×1230 1/32
2024 年 12 月第二次印刷 印张：12 1/2
字数：397 000
定价：98.00 元
（如有印装质量问题，我社负责调换）

《糖尿病个体化诊治策略》（第2版）编写人员

主　　编　徐　春　肖新华

副 主 编　肖海英　程海梅

主编秘书　王　意　高　飞

编　　者　（按姓氏笔画排序）

王　意　王　薇　王宏宇　王理康

井高静　冉　敏　白海箐　边志颖

曲　琨　朱泊羽　任　婧　任　群

刘丽娜　刘汶青　许士璐　李　燕

李晓雪　肖海英　张　巍　张玉先

张雪梅　周　翔　郑　莹　高　飞

曹　曦　程海梅　路玲玲　藤雅琴

《糖尿病个体化诊治策略》自2018年6月出版以来，深受广大临床医师的好评和认可，反响很好，累计销售近万册。如今，本书第1版已陪伴众多医生走过6个春夏秋冬，在临床工作中，他们根据书中的内容不断学习、不断汲取和积累成功的经验，为夯实临床知识和思维打下坚实的基础。

越来越多的研究证实，糖尿病患者采用千篇一律的治疗方案存在巨大的风险，必须根据患者的具体情况（年龄、肝肾功能、其他伴随疾病、疾病风险和经济能力等），制订个体化的血糖控制目标和降血糖方案。近5～10年来，国内外专家在大量临床研究的基础上，针对不同类型的糖尿病、不同人群的糖尿病（新生儿、儿童、青少年及老年人）、不同伴随疾病状态的糖尿病等陆续推出了个体化的诊治指南和专家共识。与此同时，降糖新药层出不穷，随着降糖药物种类的扩充和临床研究证据的积累，糖尿病的治疗理念也在由单纯的降糖导向不断向个体化、综合性、以患者为中心的方向演变。例如，胰高血糖素样肽-1受体激动剂（GLP-1RA）、钠-葡萄糖协同转运蛋白2抑制剂（SGLT2i）的循证医学研究除证实其降糖疗效外，还积累了大量独立于降糖效应之外的心、肾等器官保护作用的证据，这意味着其在相关指南中的地位逐步攀升。然而，较多基层医师和非内分泌专业的医师在繁忙的工作中难以全面搜集和研读最新的指南和共识，使研究成果与糖尿病临床工作脱节。为此，应广大基层医师和读者的需求，中国研究型医院学会糖尿病学专业委员会再次组织专家检索近年来在糖尿病诊治领域的指南、共识和临床研究，纳入权威指南及专家共识60余篇，经过归纳、总结、精简，撰写完成了《糖尿病个体化诊治策略》第2版，第2版在第1版的基础上新增加了降糖新药及新的治疗理念，以崭新的视角再次突出强调个体化治疗的必要性、重要性。

希望本书可以帮助基层医师、全科医师和内分泌专科医师全面、精准地掌握糖尿病的诊治思路，将个体化的治疗策略应用于临床工作中，进一步提高糖尿病诊治水平。

由于编者水平有限，难免存在文献搜集和解读方面的疏漏，希望广大医学同道不吝指正，以期更加完善。

徐　春

中国人民解放军总医院第三医学中心内分泌科主任

中国研究型医院学会糖尿病学专业委员会副主任委员

北京中西医结合学会内分泌专业委员会副主任委员

肖新华

中国研究型医院学会糖尿病学专业委员会主任委员

中华医学会糖尿病学分会常委兼副秘书长、糖尿病营养学组组长

北京医学会糖尿病学分会候任主任委员

目　录

第1章

糖代谢的调节

第一节　三大营养物质的代谢

一、物质代谢的特点

（一）体内物质代谢的整体性

食物中的营养素包括糖类、脂肪、蛋白质大分子物质，以及维生素、无机盐、水等小分子物质。各种营养素之间的代谢并非孤立进行，彼此间相互协调并相互制约。食物中的营养物质从消化吸收开始、经过中间代谢，再到废物排泄，都是同时进行，而且是相互联系、相互依存的。例如，糖类、脂肪在体内氧化释出的能量可用于核酸、蛋白质等的生物合成，各种酶蛋白合成后又催化糖、脂、蛋白质等物质代谢按机体的需要顺利进行。

（二）物质代谢的精细调节

物质代谢的有序进行离不开体内的精细调节。这些调节涉及分子、细胞、整体各个层面，正是有了这种精细调节，机体才能适应体内外各种环境的变化。一旦调节失控，各种物质代谢之间就会失去平衡，不能适应机体内外环境改变的需要，使细胞、机体的功能失常，导致人体疾病的发生。

（三）不同组织器官的代谢特点

除了一般的基本代谢外，不同的组织器官因其各自特定的功能有其特殊的代谢需求，继而这些组织器官的细胞中形成了特定的酶谱，并具有特点鲜明的代谢途径。例如，肝是人体代谢的中枢器官，在糖类、脂肪、蛋白质代谢中均具有重要的特殊作用。将能量以脂肪形式储存是脂肪组织的重要功能，所以脂肪组织含有脂蛋白酯酶及特有的激素敏感甘油三酯脂肪酶，其既能将血循环中的脂肪水解，用于合成脂肪细胞内的脂肪而储存，也能在机体需要时进行脂肪动员，释放脂肪酸供其他组织利用。

（四）共同的代谢池

人体的营养物质既可以从食物中摄取，也可以在体内自身合成，一旦进入体内，就不再区分自身合成的内源性营养物质和食物中摄取的外源性营养物质，而是形成共同的代谢池，根据机体的营养状态和需要，同样地进入各种代谢途径进行代谢。例如，血液中的葡萄糖，无论是从食物中消化吸收的、肝糖原分解产生的、氨基酸转变产生的，还是由甘油转化生成的，都形成共同的血糖池，在机体需要能量时，均可在各组织进行有氧氧化或无氧酵解，释放出能量供机体利用。

（五）腺苷三磷酸——能量储存和消耗的共同形式

机体的各种生命活动如生长、发育、繁殖、修复、运动，包括各种生命物质的合成等，均需要能量。人体能量的来源是营养物质，但糖类、脂肪、蛋白质中的化学能不能直接用于各种生命活动，机体需氧化分解营养物质，释放出化学能，并将其大部分储存在腺苷三磷酸（ATP）中。ATP作为机体可直接利用的能量载体，将产能的营养物质分解代谢与耗能的物质合成代谢联系在一起，将物质代谢与其他生命活动联系在一起。

（六）还原型烟酰胺腺嘌呤二核苷酸磷酸（NADPH）提供合成代谢所需的还原当量

体内许多生物合成反应是还原性合成，需要还原当量。而体内这种还原当量的主要提供者是NADPH，它主要来源于葡萄糖的磷酸戊糖途径，所以NADPH能将物质的氧化分解与还原性合成联系起来，将不同的还原性合成联系起来。例如，葡萄糖经磷酸戊糖途径分解生成的NADPH可为乙酰辅酶A合成脂肪酸和胆固醇提供还原当量。

二、糖类、脂肪、蛋白质的代谢

（一）三大营养物质代谢密切相关

糖类、脂肪及蛋白质是人体的主要能量物质，虽然这三大营养物质在体内分解氧化的代谢途径各不相同，但都有共同的中间代谢物——乙酰辅酶A。柠檬酸循环和氧化磷酸化是糖类、脂肪、蛋白质最后分解的共同代谢途径，释出的能量均以ATP形式储存。

从能量供应角度看，三大营养物质既相互补充，又相互制约。一般情况下，供能以糖类及脂肪为主，并尽量减少蛋白质的消耗。因为动物及人摄取的食物中糖类最多，占总热量的50%～70%；脂肪摄入量虽不是最多（占总热量的10%～40%），但它是机体储能的主要形式，可达体重的20%或更多（肥胖者可达30%～40%）；蛋白质是机体最重要的组成成分，通常无多余储存。在因疾病不能进食或无食物供给时，为保证血糖恒定，肝糖异生增强，蛋白质分解加强。如饥饿持续（3～4周），长期糖异生增强使蛋白质大量分解，势必威胁生命，故机体通过调节作用转向以保存蛋白质为主，体内各组织以脂肪酸及酮体为主要能源，蛋白质的分解明显降低。

糖类、脂肪、蛋白质都通过柠檬酸循环和氧化磷酸化彻底氧化供能，任一供能物质的分解代谢占优势，常能抑制其他供能物质的氧化分解。

（二）三大营养物质的相互转化

体内糖类、脂肪、蛋白质和核酸等的代谢不是彼此孤立的，而是通过共同的中间代谢物、柠檬酸循环和生物氧化等彼此联系、相互转变。一种物质代谢障碍可引起其他物质代谢的紊乱，如糖尿病时糖代谢的障碍，可引起脂肪代谢、蛋白质代谢甚至水盐代谢紊乱。

1.葡萄糖可转变为脂肪酸　当摄入的葡萄糖超过体内需要时，除合成少量糖原储存在肝脏及肌肉外，会转变成脂肪储存于脂肪组织。所以，摄取不含脂肪的高糖膳食过多也能使人血浆甘油三酯升高，并导致肥胖。但是，脂肪分解产生的脂肪酸不能在体内转变为葡萄糖。尽管脂肪分解产生的甘油可以在肝、肾、肠等组织甘油激酶的作用下转变成磷酸甘油，进而转变成糖，但与脂肪中大量脂肪酸分解生成的乙酰辅酶A相比，其量极少。此外，脂肪酸分解代谢能否顺利进行及进行的强度还依赖于糖代谢状况。当饥饿或糖类供给不足或糖类代谢障碍时，尽管可以大量动员脂肪，并在肝脏β氧化生成大量酮体，但由于糖代谢不能满足相应的需要，草酰乙酸生成相对或绝对不足，大量酮体不能进入柠檬酸循环氧化，在血中蓄积，造成高酮血症。

2.葡萄糖与大部分氨基酸可以相互转变　组成人体蛋白质的20种氨基酸中，除生酮氨基酸外，都可通过脱氢作用，生成相应的α-酮酸，这些α-酮酸可循糖异生途径转变为葡萄糖。但糖代谢中间代谢物仅能在体内转变成12种非必需氨基酸。

3.氨基酸可转变为多种脂质，但脂质几乎不能转变为氨基酸　体内的氨基酸分解生成乙酰辅酶A，经还原缩合反应可合成脂肪酸，进而合成脂肪，也可合成胆固醇。氨基酸还可作为合成磷脂的原料。但脂肪酸、胆固醇等脂质不能转变为氨基酸，仅脂肪中的甘油可异生成葡萄糖，转变为某些非必需氨基酸，但量很少。

三、肝脏在物质代谢中的作用

（一）肝脏是调节血糖浓度的主要器官

1.肝脏通过糖原合成、分解和糖异生作用来维持血糖浓度的稳定　饭后血糖浓度升高时，肝脏合成糖原（肝糖原约占肝重的5%）。过多的糖可在肝脏转变为脂肪或加速磷酸戊糖循环等，从而降低血糖，维持血糖浓度的稳定。相反，血糖浓度降低时，肝糖原分解及糖异生作用加强，生成葡萄糖进入血中，调节血糖浓度，使之不过低。

2.肝脏在不同营养状态下的糖代谢

（1）饱食状态：肝糖原合成增多，过多糖转化为脂肪，以极低密度脂蛋白（VLDL）形式输出。

（2）空腹状态：肝糖原分解增加。

（3）饥饿状态：以糖异生为主；此时，脂肪动员增加，酮体合成增加，从而节省葡萄糖。

（4）糖调节的能力降低，进食或输注葡萄糖后，易出现一过性高血糖甚至糖尿。空腹或饥饿时，又容易出现低血糖。

（二）肝脏在脂质代谢中占据中心地位

1.肝脏在脂质消化吸收中具有重要作用　肝脏分泌胆汁，其中含有的胆汁酸盐可乳化脂类，促进脂类的消化；还可与脂肪酸结合，从而促进脂肪酸的吸收。肝胆疾病患者可导致脂质消化吸收不良，临床表现出厌油腻及脂肪泻等症状。

2.肝脏是脂肪酸氧化分解和酮体生成的主要场所　脂肪酸经β氧化释放较多能量，供应肝脏自身需要，生成的酮体不能在肝脏被利用，经血液运输到其他组织（心、肾、骨骼肌等）氧化利用。同时肝脏也是胆固醇降解与排泄的主要器官。

3.肝脏是合成胆固醇、磷脂、甘油三酯最旺盛的器官　肝脏合成的胆固醇占全身合成胆固醇总量的80%以上，是血浆胆固醇的主要来源。

　　肝脏还合成并分泌磷脂，磷脂的合成与甘油三酯的合成及转运密切相关。卵磷脂合成过程中的中间产物甘油二酯有两条去路：合成磷脂和合成脂肪。当磷脂合成障碍时，甘油二酯合成甘油三酯明显增多。

　　此外，肝还是合成高密度脂蛋白的主要器官。

　　4.肝脏在脂质运输中的作用　肝内合成的甘油三酯、胆固醇以VLDL形式分泌入血，供其他组织器官摄取利用。当体内脂肪来源太多时，肝脏就会利用磷脂等原料把多余的脂肪合成脂蛋白从肝脏中运出去。如肝功能不好或磷脂等合成减少时，脂肪合成受阻，脂肪就不能顺利地从肝脏中运出去，因而造成脂肪在肝脏中堆积，形成脂肪肝。

（三）肝脏蛋白质合成及分解代谢活跃

　　1.肝脏合成多数血浆蛋白质　肝脏除能合成自身所需蛋白外，还能合成多种分泌蛋白。血浆蛋白质中，除γ-珠蛋白外，白蛋白、凝血酶原、纤维蛋白原及血浆脂蛋白所含的多种载脂蛋白等均在肝脏合成。故肝功能严重损害时，白蛋白明显降低，可引起组织水肿及凝血因子缺乏，导致凝血功能异常。

　　2.肝内氨基酸代谢十分活跃　肝中氨基酸的脱氨基、脱羧基、脱硫、转甲基等反应均很活跃。肝脏中有关氨基酸代谢分解的酶含量丰富，体内大部分氨基酸，除支链氨基酸在肌肉中分解外，其余氨基酸特别是芳香族氨基酸主要在肝脏分解。

　　3.肝是机体解"氨毒"的主要器官　氨是有毒的物质，血氨过高可引起肝性脑病，人体必须及时将氨转变成无毒或毒性小的物质。而体内的氨主要在肝中经鸟氨酸循环合成尿素而排泄。肝脏病变引起尿素代谢异常，可以导致血氨升高。

四、肝外组织物质代谢的特点

（一）心肌细胞代谢特点

　　1.心肌可利用多种营养物质及其代谢中间物产能　心脏是一个高耗能器官，全天可消耗43kg ATP。心肌细胞富含多种硫激酶、酮体利用酶及乳酸脱氢酶，可以通过有氧氧化脂肪酸、酮体和乳酸获得能量。正常情况下，脂肪酸是心肌氧化磷酸化作用的主要供能方式，其他底物包括葡萄糖、丙酮酸和乳酸。

心肌从血液摄取营养物质有一定阈值限制，血液中营养物水平超过阈值越高，摄取越多。因此，饱食状态下心肌不排斥利用葡萄糖，餐后数小时或饥饿时利用脂肪酸和酮体，运动中或运动后则利用乳酸。

2.供能方式以有氧氧化为主　心肌细胞富含肌红蛋白、细胞色素及线粒体，前者能储氧，后两者利用氧进行氧化，故心肌分解代谢以有氧氧化为主。即使氧消耗增加，如运动加剧，也极少发生"负氧债"。

3.心肌细胞的能量转换　心肌细胞的储能物质除了糖原外，还有磷酸肌酸。

葡萄糖、脂肪酸、乳酸等通过有氧或无氧代谢生成ATP供心肌运动所用；存储在心肌内的能源物质（磷酸肌酸和糖原）在心肌能量供给不足时会启动自身分解代谢，为心肌补充能量；同时当心肌内能量供给充分时，过剩的ATP也可能通过合成代谢重新生成磷酸肌酸和糖原。

（二）脑细胞代谢特点

1.葡萄糖和酮体是脑的主要能量物质　大脑本身不能合成糖原，也没有作为能量储存的脂肪及蛋白质用于分解代谢。葡萄糖是其主要供能物质，每天消耗葡萄糖约100g，主要由血液供应。脑组织具有很高的己糖激酶活性，即使在血糖水平较低时也能有效利用葡萄糖。长期饥饿血糖供应不足时，脑主要利用酮体供能。饥饿3～4天时，脑每天耗用约50g酮体。饥饿2周后，脑每天消耗的酮体可达100g。但脑组织本身储存的葡萄糖仅能维持中枢神经系统正常活动5～10min。如长时间的严重低血糖未得到及时纠正，会严重损害脑组织。

2.脑耗氧量高　脑重量虽只占体重的2%，但耗氧量却占全身供氧量的20%，是静息状态下单位重量组织耗氧量最大的器官。大脑对缺氧的耐受能力较差，脑缺血缺氧可加重脑功能障碍患者的脑损害。

（三）骨骼肌细胞代谢特点

1.不同类型的骨骼肌产能方式不同　不同类型骨骼肌具有的糖酵解、氧化磷酸化能力不同。红肌（如长骨肌）耗能多，富含肌红蛋白及细胞色素体系，具有较强的氧化磷酸化能力，适合通过氧化磷酸化获能。白肌（如胸肌）则相反，耗能少，主要靠糖酵解供能。

2.骨骼肌适应不同耗能状态、选择不同能源　骨骼肌收缩所需能量的直接来源是ATP，但其ATP含量有限，不足以维持持续、剧烈的收缩活动。短暂的骨骼肌收缩后，肌内的肌酸磷酸在肌酸激酶催化下开始分解，将能量与高能磷酸键转移给ADP，生成ATP。

骨骼肌有一定糖原储备，静息状态下肌组织获取能量通常以有氧氧化肌糖原、脂肪酸、酮体为主；剧烈运动时糖无氧酵解供能大大增加，产生大量乳酸。肌糖原分解不能直接补充血糖，乳酸循环是整合糖异生与肌糖酵解途径的重要机制。

（四）成熟红细胞代谢特点

成熟红细胞没有线粒体，不能进行有氧氧化，糖酵解是成熟红细胞的主要能量来源。

（五）脂肪组织是储存和释放能量的重要场所

1.机体从膳食中摄取的能量主要储存于脂肪组织　生理情况下，餐后吸收的脂肪和糖除部分氧化外，其余主要以脂肪形式储存于脂肪组织，供饥饿时利用。膳食中的脂肪以乳糜微粒形式运输至脂肪组织，糖主要运输至肝转化成脂肪，以VLDL形式运输至脂肪组织，然后在脂蛋白脂肪酶（LPL）作用下被水解摄取，用于合成脂肪细胞内的脂肪并进行储存。

2.饥饿时主要靠分解储存于脂肪组织的脂肪供能　饥饿时胰岛素水平降低，胰高血糖素等分泌增强，激活激素敏感性脂肪酶，将储存于脂肪组织的能量以脂肪酸和甘油的形式释放入血，经血液循环运输至机体其他组织，作为能源利用。肝还能将脂肪酸分解为酮体，经血液运输至肝外组织利用。所以，饥饿时血中游离脂肪酸、酮体水平会升高。

（六）肾脏能进行糖异生和酮体生成

肾脏是除肝脏外唯一可进行糖异生的器官。一般情况下，肾糖异生产生的葡萄糖较少，只有肝糖异生葡萄糖量的10%。但长期饥饿（5～6周）后，肾糖异生的葡萄糖大量增加，可达每天40g，与肝糖异生的量几乎相等。

肾脏也可以生成酮体。肾髓质无线粒体，主要靠糖酵解供能；肾皮质主要靠脂肪酸及酮体有氧氧化供能。

五、血糖的调节

（一）血糖来源和去路

血糖水平相对恒定，始终维持在3.89～6.11mmol/L，这是血糖的来源与去路保持动态平衡的结果。

1.血糖的来源

（1）饱食时，食物消化吸收提供血糖。

（2）短期饥饿时，肝糖原分解补充血糖。

（3）长期饥饿时，非糖物质通过糖异生补充血糖。

2.血糖的去路

（1）有氧氧化分解供能。

（2）合成肝糖原和肌糖原储备。

（3）转变成其他糖。

（4）转变成脂肪或者氨基酸。

饱食时，这4个去路均活跃；短期饥饿时，仅有氧氧化通路保持开放；长期饥饿时，所有去路都关闭以节约葡萄糖。

（二）血糖平衡的调节

血糖的来去平衡主要是激素调控的结果。调节血糖的激素主要有胰岛素、胰高血糖素、肾上腺素和糖皮质激素等。

1.胰岛素——唯一降低血糖的激素　胰岛素的分泌受血糖控制，血糖升高使胰岛素分泌加强，血糖降低使之分泌减少。其降低血糖的机制主要包括：①促进外周组织摄取和利用葡萄糖；②促进糖原合成、抑制糖原分解；③抑制肝内糖异生；④通过抑制脂肪组织内的激素敏感性脂肪酶，减少脂肪动员而以葡萄糖分解来获取能量。

2.升糖激素

（1）胰高血糖素：由胰腺A细胞分泌，是体内升高血糖的主要激素。血糖降低或血中氨基酸升高可促进胰高血糖素分泌。其升高血糖的机制主要包括：①加速肝糖原分解；②促进糖异生加速；③激活脂肪分解供能而节约血中的葡萄糖。

胰岛素和胰高血糖素相互拮抗，二者比例的动态平衡使血糖在正常范围内保持较小幅度的波动。例如，进食后血糖升高，使胰岛素分泌增多而胰高血糖素分泌减少，血糖水平趋于回落；但胰岛素分泌增加到一定程度又会促进胰高血糖素分泌，使后者快速发挥相反的升血糖作用，以保证血糖不会无限制地降低。反之亦然。

（2）糖皮质激素：糖皮质激素升高血糖的机制：①促进肌蛋白质分解而使糖异生的原料增多，同时使磷酸烯醇式丙酮酸羧激酶的合成加强，从而加速糖异生；②通过抑制丙酮酸的氧化脱羧，阻止体内葡萄糖的分解作用；③协同增强其他激素促进脂肪动员的效应，促进机体利用脂肪酸供能。

（3）肾上腺素：给动物注射肾上腺素后，血糖水平迅速升高且持续几小时，同时血中乳酸水平也升高。肾上腺素强力升高血糖的作用机制是引发肝细胞和肌细胞内依赖 cAMP 的磷酸化级联反应，加速糖原分解。肾上腺素主要在应激状态下发挥调节作用，对经常性血糖波动（尤其是进食—饥饿循环）没有生理意义。

（三）糖代谢障碍导致血糖水平异常

正常人体内存在一整套精细调节糖代谢的机制，当一次性摄入大量葡萄糖后，血糖水平不会持续升高，也不会出现大的波动。人体对摄入的葡萄糖具有很大耐受能力的现象，称为葡萄糖耐量或耐糖现象。糖代谢障碍可引起低血糖或高血糖。

（四）高糖引起的生物学效应

引起糖尿病并发症的生化机制仍不太清楚，目前认为血中持续的高糖刺激能够使细胞生成晚期糖基化终末产物（AGE），同时发生氧化应激。

例如，红细胞通过葡萄糖转运蛋白摄取血中的葡萄糖，首先使血红蛋白的氨基发生非酶催化的糖基化反应，然后糖化血红蛋白可进一步反应生成 AGE，它们与体内多种蛋白发生广泛交联，对肾、视网膜、心血管等造成损伤。AGE 还能被其受体 AGER 识别，激活多条信号通路，产生活性氧而诱发氧化应激，使细胞内多种酶类、脂质等发生氧化，从而丧失正常的生理功能。氧化应激又可进一步促进 AGE 的形成及交联，二者相互作用，共同参与糖尿病并发症的发生与发展。

第二节　胰岛素作用及分泌调节

一、胰岛细胞分类及胰岛素作用

（一）胰岛细胞分类

胰岛细胞主要有4种，分别为A细胞、B细胞、D细胞、PP细胞。其中B细胞最多，占胰岛细胞数量的60%～80%，D细胞占5%～10%，A细胞及PP细胞占10%～20%。散布于胰腺外分泌组织中的胰岛，既作为一个独立而完整的内分泌器官存在，又保持着和胰腺外分泌组织密切不可分的联系。胰岛血流由中央至周边,这样就保证了上游的B细胞通过胰岛素调控下游的胰高血糖素和生长抑素的分泌。周边非B细胞可通过邻分泌作用,即A细胞、D细胞所分泌的激素经细胞间的连接间隙影响邻近的B细胞,保证岛内各细胞之间的活动同步协调。

(二)胰岛素作用

1.对物质代谢的作用

(1)对糖代谢的影响:胰岛素是机体维持血糖稳定最重要的激素,主要作用是促进葡萄糖的摄取和利用、糖原的合成,以及抑制糖异生、糖原分解,从而减少肝糖的输出,降低血糖。

(2)对脂肪代谢的作用:促进脂肪合成,抑制脂肪动员。抑制酮体产生,促进酮体清除。

(3)对蛋白质代谢的作用:胰岛素调控蛋白质代谢的机制涉及氨基酸转运和氧化、蛋白质合成和分解。胰岛素可促进氨基酸进入细胞,降低血浆中氨基酸水平,为细胞内的蛋白质合成提供底物,同时胰岛素本身也可抑制蛋白质的分解。

2.对生长的作用　胰岛素对生长的影响主要表现在蛋白质和脂质合成代谢效应上,如抑制糖异生和酮体生成,使氨基酸用于蛋白质合成。

3.对心血管的作用　胰岛素抵抗是高血压的独立危险因素,是肥胖、糖尿病、高血压和心血管疾病的共同特征。

4.对肾脏的作用　胰岛素对肾脏的作用主要涉及血压的调控、电解质的代谢和糖代谢。

二、胰岛素的合成、分泌及代谢

(一)胰岛素的生物合成

1.胰岛素的化学结构　胰岛素是一种多肽蛋白质激素(图1-1)。其前激素是胰岛素原,胰岛素原包含一个完整的胰岛素分子和一个连接肽,此肽两端在代谢过程中各脱去两个碱性氨基酸后,称为C肽。

人胰岛素是一条直链多肽,由86个氨基酸组成,其中包含胰岛素分子的A链(21肽)、B链(30肽)和C肽。C肽的氨基端和羧基端各以一对碱性氨基酸分别与B链的羧基端和A链的氨基端相连接。在A、B链之间和A链本身共有3个二硫键(S—S)相连。

C肽在胰岛素原空间结构的形成过程中起重要作用。

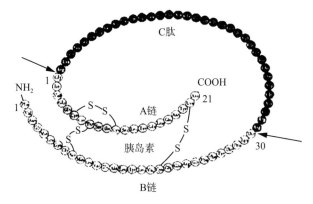

图1-1 胰岛素的化学结构

2.胰岛素的生物合成（图1-2） 与其他蛋白质的合成一样，胰岛素的生物合成是胰岛素基因在B细胞内选择性特异表达的过程，包括基因的转录、翻译及转录和翻译后的加工等步骤。

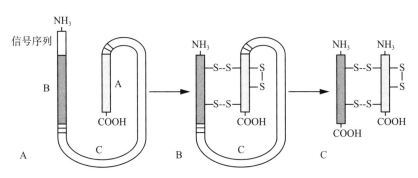

图1-2 胰岛素的生物合成
A.前胰岛素原；B.胰岛素原；C.胰岛素

胰岛素基因转录的产物mRNA首先翻译为前胰岛素原，而非胰岛素。前胰岛素原为在胰岛素原B链氨基端加上一段24个氨基酸残基作为信号肽或前导序列，该信号肽有助于新生的前胰岛素原分子转入粗面内质网（RER）内池。前胰岛素原进入RER后，信号肽很快被信号肽酶切除而成为胰岛素原。胰岛素原经过分子折叠及二硫键的形成，然后被包装成小泡经RER转运至高尔基体，于此处被包装为分泌颗粒，同时进一步裂解为胰岛素及C肽，变为成熟的分泌颗粒。此分泌颗粒中，除等分子的胰岛素及C肽外，尚含有残余的胰岛素原及部分裂解的中间产物。

3.胰岛素生物合成的调控

（1）葡萄糖：是胰岛素生物合成最重要、最强有力的调控因子，在胰岛素基因表达、转录及翻译直至胰岛素的分泌全过程中均发挥调控作用。

最近提出短期内葡萄糖刺激的胰岛素原合成50%为胰岛素基因转录上调所致，且此过程需通过胰岛素的介导，而葡萄糖对胰岛素转录后或翻译后的刺激作用则是直接作用。

（2）其他营养素的调节作用

1）氨基酸：大鼠游离胰岛实验证明L-亮氨酸及其脱氨基产物可提高胰岛素mRNA水平。

2）游离脂肪酸：短期作用刺激葡萄糖诱导的胰岛素分泌，而长期作用则对胰岛素分泌起抑制作用。

3）钙离子：钙、钙调素及其激酶对胰岛素合成及分泌均十分重要。

4）其他中间产物：谷氨酸、乙酰乙酸对葡萄糖刺激的胰岛素原的合成均有明显刺激作用。糖、脂代谢在线粒体中产生的ATP对胰岛素原的合成有一定的促进作用，但仅限于早期。

（3）激素：参与胰岛素生物合成调控的激素很多，其中胰高血糖素样肽-1（GLP-1）是胰岛素生物合成最强有力的刺激物。GLP-1与B细胞的G蛋白偶联受体结合而刺激葡萄糖诱导的胰岛素合成与分泌。

瘦素的作用和GLP-1恰好相反，它可降低胰岛B细胞cAMP的水平，抑制胰岛素基因表达，并在高血糖的情况下抑制胰岛素的分泌。这也可能是肥胖者容易发生2型糖尿病（T2DM）的原因。

生长激素和催乳素也可刺激胰岛素合成及释放增加，并刺激胰岛B细胞生长。

（4）胰岛素的自调节作用：胰岛素不仅对它的外周靶细胞、靶组织发挥生理效应，而且对它自身的分泌细胞，即胰岛B细胞的胰岛素生物合成及分泌也有调控作用。即胰岛B细胞扮演双重角色，它既是胰岛素产生细胞，又成为胰岛素作用的靶细胞，这其中包括正反馈和负反馈作用。

（二）胰岛素分泌

1.胰岛素的分泌机制（图1-3）　成熟的胰岛素分泌颗粒是通过胞吐形式释放的，新合成的分泌颗粒离开高尔基体后需经细胞质输送至

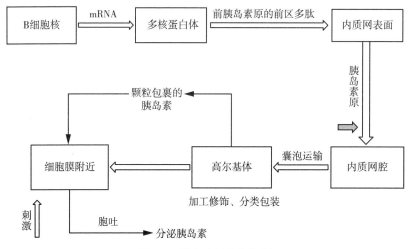

图1-3 胰岛素的分泌机制

质膜下接近细胞表面，以备释放，单个B细胞含有10 000余个分泌颗粒。这些分泌颗粒按其成熟程度不同可分为两个群体：一小部分（占1%～5%）为已激发的能即刻释放的颗粒，属易于释放池。这些颗粒一有刺激时（如葡萄糖）无须任何进一步加工修饰，可立即释放，为胰岛素的第一时相分泌。其余绝大部分（95%以上）距胞膜较远，尚未具备释放能力的颗粒属储备池。分泌颗粒释放过程包括以下环节：颗粒的运输（运动）、停泊、融合及最终颗粒内容的排空，即胰岛素的释出。

2.胰岛素分泌的调节

（1）调节分泌：又称刺激分泌。为胰岛素分泌的主导途径，占胰岛素分泌量的98%以上，主要包括胰岛素、C肽、少量胰岛素原及中间产物。同时其也是维持血糖平衡，使机体适应于内外环境不断变化的重要机制。

（2）非调节分泌：又称固有的分泌途径或基础分泌途径，分泌量仅占1%～2%，分泌内容主要为胰岛素生物合成过程中在高尔基体内未进入分泌颗粒的胰岛素原。

3.调节胰岛素分泌的因子

（1）代谢类

1）葡萄糖：是迄今已知的刺激胰岛素分泌最强的生理调节因子。

2）氨基酸：为胰岛素促分泌物，且其作用不依赖葡萄糖，但葡萄糖可强化其刺激胰岛素分泌的作用。此外，一些氨基酸的代谢产物也对胰岛素分泌有强的刺激作用。

3）游离脂肪酸（FFA）：FFA对胰岛素分泌有双重作用。其急性作用会增加胰岛素分泌，慢性作用则抑制胰岛素分泌。

4）磺酰脲类降血糖药：药物首先与B细胞膜上KATP通道的SU受体结合而关闭KATP通道，之后的机制与葡萄糖刺激的胰岛素分泌相似，但磺酰脲类药物与高亲和力SUR1结合对K通道的抑制是不完全的，至多能达60%～80%。

（2）激素类

1）胰高血糖素刺激胰岛素分泌，而生长抑素则抑制胰岛素分泌。

2）甲状腺功能亢进时血胰岛素原水平升高，B细胞对葡萄糖的敏感性增加。

3）甲状旁腺激素对胰岛素分泌呈双向作用：低剂量时可刺激胰岛素分泌，增大剂量则抑制胰岛素分泌。

4）GLP-1是促进GSIS（葡萄糖刺激的胰岛素分泌）的重要激素，其作用机制是通过GLP-1受体信号所介导的。

5）B细胞分泌的胰岛素通过自分泌正反馈环不仅可刺激胰岛素的生物合成，也可通过活化PI3K途径而致细胞内钙释放，促进胰岛素分泌。

（3）神经调节：肾上腺素抑制胰岛素分泌，刺激交感神经纤维也有相同作用。肾上腺素能神经α受体阻滞剂酚妥拉明可解除此抑制，而增加基础及刺激的胰岛素分泌。糖尿病患者在应激状态、血糖控制恶化或急性心肌梗死时的血糖升高均可用交感神经介导的胰岛素分泌抑制解释。与此相反，副交感神经兴奋则刺激胰岛素分泌，阿托品可阻断此作用。

4. 正常的生理性胰岛素分泌　人体胰岛素的生理分泌分两部分：基础胰岛素分泌和刺激后胰岛素分泌，各占50%。

（1）基础胰岛素分泌

1）概念：24h胰岛细胞持续脉冲式分泌微量胰岛素（0.5～1U/h），不依赖于进食或空腹状态下的胰岛素分泌。

2）生理意义：通过抑制肝脏糖原分解及糖异生来减少葡萄糖的产生和维持周围组织器官对葡萄糖的利用，使空腹状态下血糖水平保持正常。

3）基础胰岛素分泌的两个高峰：①第一个高峰，自凌晨3：00开始增高，5：00～6：00达高峰，7：00开始下降；②第二个高峰，自下午3：00开始增高，下午4：00～5：00达高峰。

（2）刺激后胰岛素分泌

1）概念：外源性刺激后分泌胰岛素，主要针对进食的反应，即餐时胰岛素分泌（伴随进餐分泌的胰岛素）。

2）生理意义：餐时胰岛素的早时相分泌控制餐后血糖升高的幅度和持续时间，主要是抑制肝脏内源性葡萄糖的生成。通过该机制，血糖在任何时刻都被控制在接近空腹状态的水平；餐后血糖的峰值在7.0mmol/L以下，并且血糖水平高于5.5mmol/L的时间不超过30min。

正常人进餐后8～10min血浆胰岛素水平开始上升，30～45min达峰，此后随血糖水平下降而降低，至餐后90～120min恢复至基础水平。正常人餐后胰岛素分泌6～8U。

3）胰岛素的双相分泌

A.第一时相（快速分泌相）：静脉注射葡萄糖后，0.5～1.0min出现胰岛素快速分泌峰，峰值很高，可达250～300mU/L，持续5～10min后减弱，称为第一时相。第一时相在血糖大于5.6mmol/L时即可诱发。其生理意义在于可以迅速抑制血糖升高。第一时相可反映B细胞储存颗粒（即刻释放池）中胰岛素的分泌，与糖耐量有一定关系，是较好地评价胰岛B细胞功能的指标。

B.第二时相（延迟分泌相）：快速分泌相后出现的缓慢但持久的分泌峰，其峰值位于刺激后30min左右。持续数小时，直到刺激消失，或血浆葡萄糖回落至基线水平。第二时相释放的胰岛素约占B细胞胰岛素储备的20%。第二时相分泌除了来自储存的分泌颗粒外，还包括不断新合成的胰岛素。

（三）胰岛素、C肽及胰岛素原的代谢

1.胰岛素的代谢　　胰岛素的代谢器官首要为肝脏，其次为肾脏。基础状态下它们分别廓清60%及30%的胰岛素，其余则为肌和肠等廓清。

（1）胰岛素在肝脏的代谢：正常情况下分泌的胰岛素约60%经门静脉为肝脏所摄取。目前一致认为胰岛素在肝脏的代谢是经肝胰岛素受体介导的，胰岛素与肝细胞膜上的胰岛素受体结合，继之胰岛素受体复合物内陷化，作为降解的底物。胰岛素受体结合力降低，则肝胰岛素廓清

率降低而出现高胰岛素血症，此为肝胰岛素抵抗的重要机制。

（2）胰岛素在肾脏的代谢：肾脏降解胰岛素可能有两种机制，其一为肾小球过滤和近曲小管重吸收。被肾小球过滤的胰岛素大部分被重吸收，而从尿中排出的完整胰岛素仅占小部分，尿胰岛素廓清小于1ml/min。其二为肾小球后血流中的胰岛素经肾小管周围摄取，约占肾脏过滤的50%。

（3）B细胞的降解：肾脏通过两条途径清除降解胰岛素：一是胰岛素经肾小球滤过后，99%以上被近曲小管重吸收，储存在吞噬小体，溶酶体蛋白酶将其降解为氨基酸；二是肾小球后血流中的胰岛素经肾小管周围摄取，而后降解，经此途径的胰岛素占肾清除胰岛素总量的1/3。

（4）其他组织：除肝、肾以外，骨骼肌也是胰岛素降解的重要部位；此外，脂肪细胞、红细胞、单核细胞及粒细胞、胎盘组织等均能降解胰岛素。

2. C肽的代谢　过去认为C肽无活性，无生理功能，主要作为反映胰岛素分泌的一个标志。近年研究发现，C肽可能增加外周组织对葡萄糖的利用。在治疗1型糖尿病（T1DM）时，如与胰岛素合用可能减少糖尿病的并发症。

生理条件下，肝脏对C肽几乎无摄取，而且口服或静脉注射葡萄糖刺激时肝脏对C肽的摄取也无增加，C肽的廓清与血浆浓度无关。因此，生理情况下，在血浆浓度很宽的范围内，其廓清率均恒定，即使在非稳态时，血浆C肽浓度也能准确反映其分泌率。

3. 胰岛素原的代谢　与胰岛素相比，胰岛素原的代谢率更慢，肝摄取亦低于胰岛素，但其在肾脏的降解则较胰岛素高。例如，在慢性肾衰竭时空腹血胰岛素原水平较正常人升高5～7倍，而胰岛素水平则仅增加2～4倍。

三、胰岛B细胞功能的评估

胰岛素抵抗及胰岛B细胞分泌功能缺陷是糖尿病发生、发展的两个主要因素。恰当地评估胰岛素敏感性及胰岛B细胞分泌功能对了解糖尿病的发生、发展、预测预后、制订适当的治疗方案是非常重要的。

（一）胰岛B细胞功能的定义

1. 广义定义　指胰岛B细胞在葡萄糖及其他因素，如在精氨酸、胰高血糖素、化学药物等刺激下分泌胰岛素来维持血糖稳定的能力。用于评价与药物治疗有关的胰岛素分泌功能，如改善胰岛素敏感性，刺激胰岛素分泌，纠正高血糖的毒性是否引起胰岛B细胞功能变化及变化机制。

2.狭义定义　指胰岛B细胞合成、储存及脉冲式分泌胰岛素维持血糖正常的能力。用于评价与药物无关的胰岛B细胞功能。

（二）胰岛B细胞功能评估的重要性

1.糖尿病分型诊断的重要依据之一，可作为糖尿病患者预后判断的重要参数。

2.对制订个体化治疗方案有重要价值。

（三）胰岛B细胞功能评估存在的困难

1.胰岛素分泌量和分泌时相的变化　与静脉注射葡萄糖不同，OGTT（口服葡萄糖耐量试验）或平时进餐后血糖上升比较缓慢，血浆胰岛素高峰在正常人多出现于30min（OGTT）或45～60min（进餐），而不出现于0～10min，故不称之为第一时相，而称为早期分泌，之后的曲线代表胰岛素后期分泌。

从糖耐量正常到IGT（糖耐量减低）、DM（糖尿病）的演变过程中，胰岛素分泌时相均发生变化。首先是第一时相分泌减少或消失，然后第二时相分泌量增加及分泌峰值后移，随后第二时相无峰值出现，最后第二时相基础分泌也消失。因此，胰岛素分泌量不等同于胰岛B细胞功能，还受分泌达峰时间的影响。

2.受糖负荷和胰岛素抵抗双重刺激调节　糖负荷量大、胰岛素抵抗均可增加胰岛素的分泌量，如IGT患者胰岛素水平可为NGT（糖耐量正常）人群的数倍。同样，胰岛素分泌量低也不等同于胰岛B细胞功能差。

3.机体对食物中营养成分和药物刺激的胰岛素分泌反应不同　如对葡萄糖刺激已不发生反应的个体在某些氨基酸或药物（如胰高血糖素）刺激下仍有胰岛素分泌增加。

4.胰岛素测定的不确定性　目前胰岛素的测定方法变异较大，准确性和重复性较差；胰岛素原及中间分解产物也影响测定的准确性。

（四）胰岛B细胞功能的评估方法

1.血糖水平　空腹血糖、餐后血糖、糖化血红蛋白均可反映患者的胰岛B细胞功能，血糖越高，提示患者胰岛B细胞功能损害越严重。近年来，动态血糖监测中的平均血糖波动幅度可以作为评估胰岛B细胞功能的一个间接指标，它与胰岛B细胞功能呈负相关关系，血糖波动幅度越大，提示患者的胰岛B细胞功能越差。

2.血浆胰岛素或C肽水平

（1）空腹血浆胰岛素或C肽水平

1）在非糖尿病患者可用于判定胰岛素抵抗。

2）结合血糖水平粗略评估胰岛素缺乏：在DM患者，血糖高而胰岛素水平正常，提示已有胰岛素分泌相对不足；如胰岛素水平低于正常则表示严重胰岛素缺乏。

3）C肽水平：不受外源性胰岛素的影响。正常空腹C肽水平：0.3～1.3pmol/L，此值可用于评估糖尿病患者残存的胰岛B细胞功能。如果基础空腹C肽值＜0.2pmol/L，胰高血糖素刺激后90min＜0.52pmol/L可判定为1型糖尿病。

（2）第一时相胰岛素分泌：测定静脉25g葡萄糖负荷后10min内胰岛素分泌的总量，称为急性胰岛素释放量，被认为是非进食情况下机体胰岛素分泌对最大强度的脉冲刺激反应，是公认的较好的胰岛B细胞功能指数。方法是静脉注射25g葡萄糖，测定0min、3min、4min、5min、8min、10min时的血浆胰岛素，正常人高峰值可达250～300mU/L，IGT患者约为200mU/L，而糖尿病患者常低于50mU/L。这种方法测定的胰岛B细胞功能受胰岛素抵抗的干扰，调整胰岛素敏感性后，可恰当评估机体胰岛B细胞功能。

（3）胰岛素峰值与基础值的比值：正常人在糖负荷后胰岛素水平可比基础值升高6倍（甚至8倍），低于5倍者可能已有功能损害。

对于不同糖耐量水平的人群，糖负荷后胰岛素峰值出现的时间相差甚远，常呈"高值不高"，故单纯以绝对升高倍数判断要谨慎。另外，以胰岛素水平评估IGT人群的胰岛B细胞功能也比NGT人群"亢进"。

（4）糖负荷后胰岛素曲线下面积（AUCIns）：AUCIns只反映机体糖负荷后胰岛素分泌的总量，而不能反映其达峰时间，因而不能区分曲线下面积相同但达峰时间不同的正常人和T2DM患者的胰岛B细胞功能的差异。此方法只能粗略判定胰岛B细胞胰岛素分泌功能。胰岛素曲线的形态有时比面积大小更重要，曲线峰值越后移，曲线越趋于平坦，胰岛B细胞功能越差，曲线低平者更差。

3.精氨酸刺激试验（arginine stimulation test，AST）

（1）在糖代谢异常的早期阶段，细胞膜葡萄糖转运系统产生下调效应，出现胰岛 B 细胞对糖刺激反应性降低，即选择性"葡萄糖盲"。但非糖物质（如精氨酸）因作用于胰岛 B 细胞的不同位点仍可保留对它的反应性。

（2）方法：30～60s 静脉注射最大刺激量的精氨酸（5g），测定 0min、2min、4min、6min（也有的测定 0min、2min、3min、4min、5min）时血浆胰岛素和（或）C 肽水平；主要用于了解第一时相胰岛素分泌情况。

（3）结果判定：用 2～6min 胰岛素（C 肽）均值与 0min 胰岛素（C 肽）的差值大小来反映胰岛 B 细胞功能；精氨酸刺激有反应表明机体尚存一定数量的胰岛 B 细胞能继续分泌胰岛素。但对该刺激有反应不一定对葡萄糖有反应。

4.胰高血糖素刺激试验（glucagon stimulation test，GST）

（1）精氨酸刺激试验难以反映糖尿病晚期的胰岛 B 细胞功能，而胰高血糖素刺激试验主要反映糖尿病中晚期的胰岛细胞功能变化。

（2）方法：静脉注射 1mg 胰高血糖素，测定 0min、6min 血糖、C 肽或胰岛素水平。

（3）结果判定：大部分 T1DM 患者胰岛素分泌绝对缺乏，对各种刺激（包括胰高血糖素）都缺乏反应，与正常人及 T2DM 患者有显著差别。故该法可协助糖尿病分型，预测 T1DM 的发生或估计残存的胰岛功能。

以上两种方法可判定 T2DM 患者是否仍有存活的胰岛 B 细胞，但对此两种物质有反应并不一定表明对葡萄糖刺激有反应或对刺激胰岛素分泌的药物有反应。

5.尿 C 肽和尿 C 肽/肌酐比　生理情况下，C 肽主要由肾脏排泄，每日由尿液排出的 C 肽总量相当于 5% 的胰岛分泌量。尿 C 肽可反映一段时间内机体血清 C 肽的平均值，且留标本简便、无创、稳定性也优于血清 C 肽。已有研究表明，24h 尿 C 肽水平与血清胰岛素及 C 肽水平相关性好。有学者提出晨起两次单次尿液中的 C 肽/肌酐比对评价胰岛 B 细胞功能具有可行性。

6.科研工作中胰岛B细胞功能评估

（1）高葡萄糖钳夹试验：反映的是胰岛B细胞对葡萄糖刺激的胰岛素分泌能力。

方法：空腹12h，抽取基础血样后，静脉输注葡萄糖，使血浆葡萄糖水平迅速升高到超过基础水平6.94mmol/L，随后每5分钟测一次血浆葡萄糖值，并调整外源性葡萄糖输注率，使血糖水平维持在高糖状态2～3h。输注葡萄糖的前10min，血胰岛素水平为第一时相胰岛素分泌量，而稳态后的血胰岛素水平均值为最大胰岛素分泌量。

高葡萄糖钳夹试验可直接测定第一时相和第二时相胰岛素分泌，使胰岛B细胞对高糖刺激的反应量化，并可直接比较不同个体在相同葡萄糖水平介导下的胰岛素分泌反应，被认为是评价胰岛B细胞功能的标准方法，仅用于科研。

1）微小模型计算法。

2）ΔI30/ΔG30：糖负荷后30min净增胰岛素与净增葡萄糖的比值，与第一时相胰岛素分泌有良好的相关性，可用于评价早相胰岛素分泌功能。该指标容易受胰岛素抵抗的干扰，同时也不能区别胰岛素分泌曲线平坦的人群的胰岛功能。

（2）空腹状态下胰岛素原（PI）/总胰岛素比值：胰岛B细胞功能减退除表现为对刺激物的反应降低，还表现为胰岛素原绝对或相对分泌增多，即胰岛素原与总胰岛素的比值升高。在NGT人群中胰岛素原仅占空腹总胰岛素的7%～10%，而在糖尿病患者中可占28%，甚至更多。任何可致胰岛B细胞应激或衰竭的情况均可使胰岛素的半成品释放入血而发生不成比例的高胰岛素原血症。血浆胰岛素原不成比例地增加是胰岛素分泌功能缺陷的一个标志。胰岛素原和胰岛素原/总胰岛素可较好反映胰岛B细胞功能，甚至有学者认为高胰岛素原水平还可以预测T2DM的发生。

（3）稳态模型——HOMA-B功能指数：HOMA-B＝20×FINS/（FPG-3.5）（FINS为空腹胰岛素；FPG为空腹血糖）。其反映的是基础胰岛素分泌功能。HOMA-B功能公式会高估胰岛B细胞功能，原因如下：①易将胰岛素抵抗误判为胰岛B细胞分泌"亢进"；②胰岛B细胞功能衰竭只有在糖负荷时才能充分显露，而空腹状态下只能部分反映胰岛B细胞功能。

（五）合理选择评估方法

需要综合考虑评估的目的和不同的胰岛B细胞功能检测方法在糖尿病自然病程中的敏感性和特异性。在糖调节尚处于正常阶段的高危人群中可以优先选用高葡萄糖钳夹试验、静脉葡萄糖耐量试验（IVGTT）等敏感性较高的糖负荷试验，以发现潜在的胰岛B细胞功能损害，有助于评估糖尿病的发生风险。临床表现为糖尿病前期者优选IVGTT、OGTT联合胰岛素释放试验计算不同的参数进行评估。临床诊断为糖尿病者可用OGTT相应参数、精氨酸或胰高糖素试验判断残存的胰岛B细胞功能。

为更合理地应用胰岛B细胞功能评估方法，还应注意以下几点。

（1）注意现在合适的研究对象：如要了解第一时相胰岛素分泌，需避开急性期胰岛素分泌已消失的人群。

（2）血糖水平受胰岛素抵抗（IR）及胰岛B细胞功能的双重影响，故对胰岛素敏感性不同的人群应进行多因素分析以排除干扰。

（3）C肽的检测不受外源性胰岛素及胰岛素抗体的影响，故对于使用胰岛素治疗者测定C肽能更准确地反映胰岛B细胞功能。

（4）比较正常人和糖尿病患者胰岛素分泌功能时，最好测定真胰岛素以避免胰岛素原的干扰，而在T2DM人群中检测真胰岛素和普通胰岛素均可。

（5）没有任何一个指标能单独反映胰岛B细胞功能全貌，多个反映不同时相胰岛素分泌指标的联合应用更为合理。

（六）胰岛B细胞功能评估的时机问题

排除感染、酮症酸中毒等应激状态；注意"高糖毒性"的影响，一般要求空腹血糖<7.0mmol/L以下再做评估，否则评估的结果不能真实反映胰岛B细胞功能。

（七）高血糖对胰岛B细胞功能的影响

高血糖对胰岛B细胞的作用表现为双向性：短期高血糖可以刺激胰岛素分泌和葡萄糖利用，而持续高血糖则会直接损伤胰岛B细胞，使胰岛素抵抗加重，同时抑制胰岛素分泌，加重胰岛B细胞功能衰竭，由此血糖会进一步升高形成恶性循环，此现象称为"葡萄糖毒性"。高糖除了抑制胰岛B细胞的胰岛素分泌外，还可以引起胰岛A细胞胰高血糖素分泌增加，导致胰岛B细胞糖敏感性明显降低。解除高糖毒性后，胰高血糖素分泌异常明显改善，胰岛B细胞糖敏感性也逐渐恢复。

参考文献

陈晨，徐向进，陈频，2014. 胰岛β细胞功能评估［J］. 医学综述，20（9）：1561-1564.

陈家伦，2011. 临床内分泌学［M］. 上海：上海科学技术出版社.

贾伟平，项坤三，2005. 胰岛β细胞功能评估：从基础到临床［J］. 中华内分泌代谢杂志，21（3）：199-201.

李光伟，2005. 对胰岛β细胞功能评估的再认识［J］. 国外医学内分泌学分册，25（3）：164-166.

赵昱，刘素宾，2008. 胰岛素第一时相分泌的研究进展［J］. 中国糖尿病杂志，16（5）：317-318.

中华医学会糖尿病学分会胰岛β细胞学组，江苏省医学会内分泌学分会，2022. 2型糖尿病胰岛β细胞功能评估与保护临床专家共识［J］. 中华糖尿病杂志，14（6）：533-543.

第2章

糖尿病的基础知识

第一节　流行病学

近几十年来，我国糖尿病的患病率显著增加。1980年全国14省市30万人的流行病学资料显示，糖尿病的患病率为0.67%。2000年后呈现迅速增加趋势，2010年调查显示我国成人糖尿病患病率为11.6%，2017年该数据上升至12.8%。我国已进入老龄化社会，随年龄增长，糖尿病发病率亦显著增加，2017年一项关于中国人群的大型横断面研究显示，依据美国糖尿病学会（ADA）2018年糖尿病诊断标准，我国60～69岁糖尿病患病率为28.8%，在≥70岁的老年人中患病率为31.8%。2019年的相关数据显示，中国≥65岁的糖尿病患者数量约3550万，居世界首位，占全球老年糖尿病患者的1/4。老年人中糖尿病前期的患病率为45%～47%，并且预计未来几十年中患糖尿病的老年人数量将迅速增加。

随着我国经济水平的提高，饮食、生活方式的改变，疾病谱的变迁，糖尿病发病率增长迅速。经济水平对糖尿病发病起到助推作用，资料显示，我国城市人口糖尿病患病率为14.3%，农村为10.3%，城市患病率高于农村；而糖尿病前期的患病率为50.1%，农村患病率稍高于城市。肥胖和超重人群糖尿病的患病率增加，2017年的相关研究显示，$BMI < 25kg/m^2$，糖尿病患病率为8.8%；$25kg/m^2 \leqslant BMI < 30kg/m^2$时，糖尿病患病率为13.8%；$BMI \geqslant 30kg/m^2$时，糖尿病患病率为20.1%。

从2010年和2013年两次大规模流行病学调查结果看，按照ADA标准诊断的糖尿病患者中，糖尿病知晓率分别是30.1%和36.5%，治疗率分别是25.8%和32.2%，控制率分别是39.7%和49.2%，都有所改善，但仍处于较低水平。

第二节　临床表现

糖尿病为慢性进行性疾病，临床可分为无症状期和症状期两个阶段。糖尿病的症状可分为两大类：一类是与代谢紊乱有关的表现；另一类是各种急性、慢性并发症的表现。

一、无症状期

2型糖尿病患者早期可无任何症状，常在体格检查或因其他疾病就诊时发现血糖升高，空腹血糖正常或高于正常，餐后2h血糖高于正常，糖耐量减低。

二、代谢紊乱症状

1. 多尿　由于血糖过高，超过肾糖阈（8.89～10.0mmol/L），经肾小球滤出的葡萄糖不能完全被肾小管重吸收，形成渗透性利尿。血糖越高，尿糖排泄越多，尿量越多，24h尿量可达5000～10 000ml。但老年人和肾病患者肾糖阈增高，尿糖排泄障碍，在血糖轻、中度增高时，多尿可不明显。

2. 多饮　高血糖使血浆渗透压明显增高，加之多尿，水分丢失过多，发生细胞内脱水，加重高血糖，使血浆渗透压进一步明显升高，刺激渴觉中枢，导致口渴而多饮，多饮进一步加重多尿。

3. 多食　由于胰岛素缺乏或抵抗，组织摄取利用葡萄糖的能力下降，虽然血糖处于高水平，但动、静脉血中葡萄糖的浓度差很小，组织细胞实际上处于"饥饿状态"，从而刺激摄食中枢，引起饥饿、多食；另外，机体不能充分利用葡萄糖，大量葡萄糖从尿中排泄，因此机体实际上处半饥饿状态，能量缺乏亦引起食欲亢进。

4. 体重下降　胰岛素缺乏或抵抗使得机体不能充分利用葡萄糖产生能量，导致脂肪和蛋白质分解加强，消耗过多，呈负氮平衡，体重逐渐下降，乃至出现消瘦。一旦糖尿病经合理治疗，获得良好控制后，体重下降可控制，体重甚至有所回升。如果糖尿病患者在治疗过程中体重持续下降或明显消瘦，提示可能为代谢控制不佳或合并其他慢性消耗性疾病。

5.乏力　患糖尿病后,人体不能充分利用葡萄糖和有效地释放能量,同时由于组织失水、电解质失衡及负氮平衡等,故感到全身乏力,精神萎靡。

6.视力下降　不少糖尿病患者在早期就诊时,主诉视力下降或视物模糊,这可能是高血糖导致晶状体渗透压改变,引起晶状体屈光度变化所致。早期一般多属功能性改变,一旦血糖获得良好控制,视力可较快恢复正常。

7.其他　皮肤瘙痒,尤其多见于女性外阴,由尿糖刺激局部而引起;或可并发真菌感染,此时瘙痒更严重。另外,四肢麻木、腰痛腹泻、月经失调、性功能障碍等症状也常见。

三、急性并发症

(一)糖尿病酮症酸中毒

常见于1型糖尿病和2型糖尿病伴应激时。具体见第5章第一节。

1.常见诱因　感染、停用或减用胰岛素、应激状态(脑梗死急性期、心肌梗死急性期、外伤、手术、妊娠、分娩时)、精神因素、药物影响(使用糖皮质激素、新型抗精神病药物等)。

2.临床表现　代谢紊乱继续加重,出现恶心、呕吐、头晕、头胀、头痛、嗜睡等症状。

3.体格检查　可见皮肤、黏膜干燥,皮肤弹性较差,精神萎靡,反应迟钝,脉搏快而无力,血压偏低,呼吸深大,呈Kussmaul呼吸,呼气有烂苹果味,尿量逐渐减少,尿酮体呈强阳性。少数患者表现为腹痛,似急腹症。

(二)高渗性高血糖状态

任何年龄均可发病,多见于60岁以上老年2型糖尿病患者,亦可见于无明确糖尿病诊断者。具体见第5章第一节。

1.常见诱因　应激状态、不适当中断降血糖药物治疗、过量使用拮抗胰岛素作用或干扰糖代谢的药物、外源性葡萄糖负荷增加、原发性脱水病变、摄水减少。

2.临床表现　口渴、多饮、多尿、乏力等症状加重,但"多食"不明显或反而食欲缺乏,同时伴有恶心、呕吐、反应迟钝、表情淡漠等症状。

3.体格检查　严重脱水可引起皮肤、黏膜干燥，弹性减退，眼球凹陷，唇、舌干燥，脉细速，卧位时颈静脉充盈不全，直立性低血压等周围循环衰竭表现；中枢神经系统表现为淡漠、嗜睡、定向力障碍、幻觉、上肢拍击样粗震颤、癫痫样抽搐、失语、偏盲、肢体瘫痪、昏迷及锥体束征阳性等。

（三）乳酸性酸中毒

1.常见诱因　组织缺氧、双胍类药物及其他药物（水杨酸、对乙酰氨基酚、乙醇等）的使用。

2.临床表现　除了相应原发病的症状、体征外，主要为代谢性酸中毒表现。与糖尿病酮症酸中毒表现有些类似，主要有厌食、恶心、呕吐、腹痛、脱水、循环衰竭、少尿、头晕、精神萎靡，严重者意识障碍。

3.体格检查　常有深大呼吸（不伴酮臭味），不同程度的皮肤干燥、弹性差，口唇黏膜干枯、脱皮，眼眶凹陷。病死率高。

（四）低血糖

具体见第5章第二节。

（五）感染

1.细菌感染　疖、痈等皮肤化脓性感染等可反复发生；尿路感染中以肾盂肾炎和膀胱炎最常见。

2.真菌感染　如足癣、体癣等。真菌性阴道炎、前庭大腺炎是女性常见并发症，多为白念珠菌感染。

3.结核感染　糖尿病合并肺结核，病灶多呈渗出干酪性，易扩展播散，形成空洞。

四、慢性并发症

（一）糖尿病大血管病变

糖尿病大血管病变主要是指中等或较大的动脉发生粥样硬化，主要累及主动脉、冠状动脉、脑动脉、肾动脉、周围血管等大血管，临床常见疾病是冠状动脉粥样硬化性心脏病（冠心病）、脑卒中和下肢动脉硬化、坏疽等。糖尿病患者心血管疾病发生的危险性比正常人群增加2～4倍，而且更严重、更广泛、预后更差、发病年龄更早。

1.冠状动脉粥样硬化性心脏病　表现为胸闷、胸痛、头晕、心慌、呼吸困难等。糖尿病患者更多表现为无症状性心肌缺血、不典型心绞痛、无痛性心肌梗死。

2.脑血管病　缺血性脑血管病多于出血性脑血管病，多发性腔隙性脑梗死多见。表现为头痛、恶心、昏迷、四肢活动障碍。

3.周围血管病变　表现为下肢疼痛、感觉异常、间歇性跛行。

4.糖尿病足　具体见第5章第七节。

（二）糖尿病微血管病变

微血管病变是糖尿病特异性并发症，其典型改变是微循环障碍和微血管基底膜增厚。

1.糖尿病视网膜病变（具体见第5章第四节）　糖尿病视网膜病变初期一般无眼部自觉症状。病变发展可引起不同程度的视力障碍。若黄斑受累，可有视野中心暗影，视力下降、视物变形甚至失明。

2.糖尿病肾病（第5章第五节）

（1）肾小球滤过率增高：最早出现的功能性改变。

（2）蛋白尿：糖尿病肾病最主要的表现。初期表现为微量白蛋白尿，尿白蛋白排出量在$20 \sim 200\mu g/min$（$30 \sim 300mg/24h$），为早期糖尿病肾病的主要特点。当尿白蛋白量超过$200\mu g/min$时，尿总蛋白排出量约为$0.5g/24h$，这时即为临床糖尿病肾病。一旦出现蛋白尿（尿蛋白＞$0.5g/24h$），肾小球功能呈进行性不可逆地下降。

（3）肾病综合征：尿蛋白＞$0.5g/24h$，血浆白蛋白降低、水肿、高胆固醇血症。

（4）高血压：明显高血压是糖尿病肾病晚期的表现。

（5）肾功能不全：临床糖尿病肾病常出现在糖尿病病程15年之后，一旦出现明显尿蛋白，肾小球滤过率就逐步而恒定地下降。

3.糖尿病性心肌病变　充血性心力衰竭是其主要临床表现。心脏扩大，一般无心肌梗死病史。需经病理检查方能确诊，合并高血压时需与高血压心脏病相鉴别。

（三）糖尿病神经病变

糖尿病神经病变具体内容见第5章第六节。

1.糖尿病周围神经病变　最常见，通常为双侧、远端对称性，下肢较上肢严重，病情进展缓慢。

（1）感觉神经病变：从足趾前端开始，并逐步向近端发展，当发展至膝关节附近时，双手开始出现症状。临床呈对称性疼痛和感觉异常，感觉异常有麻木、蚁行、虫爬、发热、触电样感觉，严重病例可出现下肢关节病及溃疡。痛呈刺痛、灼痛、钻凿痛，似乎在骨髓深部作痛，有时剧痛如截肢痛，呈昼轻夜重。

（2）运动神经病变：多同时合并感觉神经障碍，表现为大腿前部灼痛或持续性疼痛，疼痛也可出现在其他部位，如腰背部、会阴部、下肢远端。肌肉受累后加重，出现股四头肌无力、萎缩、抬腿、起立困难。

（3）糖尿病局灶性神经病变：脑神经病变可表现为视力障碍、复视、痉挛性散瞳、对光反射消失、阿·罗瞳孔、上睑下垂、眼球外斜等症状。神经根或神经丛病变主要累及 $T_3 \sim T_{12}$ 节段神经根，表现为急性或渐进性单侧胸痛、腹部疼痛，常在夜间加重。

2.糖尿病自主神经病变　自主神经损害较常见，可较早出现，影响胃肠、心血管、泌尿生殖系统功能。糖尿病自主神经病变受损部位与相应临床表现见表2-1。

表2-1　糖尿病自主神经病变受损部位与相应临床表现

受损部位	临床表现
心血管	静息性心动过速、运动不耐受、直立性低血压、无痛性心肌梗死、猝死
胃肠道	食管运动功能障碍，糖尿病胃轻瘫、便秘、腹泻、大便失禁
生殖、泌尿系统	神经性膀胱、勃起功能障碍、逆行射精、女性性功能障碍
汗腺	无汗症、热不耐受、味觉性出汗、皮肤干燥
瞳孔	瞳孔运动功能障碍（如暗适应后瞳孔直径缩小），阿·罗瞳孔

第三节　实验室检查

一、糖代谢异常严重程度或控制程度的检查

（一）血糖测定

血糖升高是诊断糖尿病的主要依据，也是判断糖尿病病情和控制情况的主要指标。临床常用的血糖监测方法包括静脉血糖、毛细血管血糖监测、动态血糖监测及近年来兴起的无创葡萄糖监测。

1. **静脉血糖** 又分为全血血糖和血浆血糖，因全血中葡萄糖被红细胞利用，全血血糖比血浆血糖低 15%，血清血糖与血浆血糖相当。现在临床上的血糖是指血清或血浆葡萄糖，而不是全血血糖。诊断糖尿病时测定的是静脉血浆血糖，空腹血糖测定方法主要是葡萄糖氧化酶法和己糖激酶法，正常参考范围为 3.9 ～ 6.1mmol/L。

2. **指血血糖** 测定的是毛细血管全血，常采用便携式血糖仪，常用于血糖监测。血液由动脉经毛细血管进入静脉的过程中，要消耗糖作为各器官的能量来源，因此指血血糖原则上要高于静脉血糖，但指血血糖和静脉血糖的差别程度还与血糖检测时间有关，通常空腹时两者的区别较小，而餐后 2h 两者的区别偏大。但两者的差异有多大，与不同厂家生产的血糖仪、患者个体差异等因素有关。

（1）毛细血管血糖监测：包括 SMBG（自我血糖监测）及在医疗机构内进行的 POCT（床边快速血糖检测）两种模式，它能反映实时血糖水平，可评估生活事件（饮食、运动、情绪及应激等）及疾病、药物对血糖的影响，有助于提高治疗的有效性、安全性，提高患者的生活质量（第 3 章第五节）。

（2）毛细血管血糖影响因素：具体内容见第 3 章第五节。

（3）不同时间段血糖监测的意义

1）空腹血糖：指基础状态下（8 ～ 10h 无任何热量摄入）的血糖水平，是诊断糖尿病的标准之一，可反映胰岛 B 细胞的基础功能。

2）餐前血糖：有低血糖风险者（老年人、血糖控制较好者）应测定餐前血糖。

3）餐后血糖：餐后 2h 血糖（由第一口进食开始计时）最有价值，可以反映胰岛 B 细胞的储备功能。监测时治疗方案不变，观察进食及降血糖药是否合适。餐后 2h 血糖监测适用于空腹血糖已获良好控制，但仍不能达到治疗目标者。

4）夜间血糖：用以监测和鉴别夜间低血糖。适用于胰岛素治疗已接近治疗目标而空腹血糖仍高者。

5）睡前血糖监测：适用于注射胰岛素的患者，特别是晚餐前注射胰岛素的患者。

6）随机血糖：一天内任何时间所测血糖，尤其是在加餐、运动、低血糖等情况下，可更好地反映血糖的波动性。

3.动态血糖监测（CGM）　是通过葡萄糖传感器连续监测皮下组织间液的葡萄糖浓度变化的技术，可以提供更全面的血糖信息，了解血糖变化的特点（第3章第五节）。

4.无创葡萄糖监测技术　目前血糖监测常采用静脉穿刺或指尖采血，这些侵入性方法导致患者疼痛不适，影响生活质量与监测依从性。近年来，非侵入性葡萄糖监测装置面世，运用近红外、红外、拉曼光谱及经皮扩散技术，结合代谢热量监测和多参数算法，通过夹持手指或耳垂等方式无痛检测血糖。已有研究利用离子色谱法测定唾液葡萄糖，并结合人工智能实现高精度的血糖预测，展现出重要临床应用前景，预计不久将应用于临床。不过，确保准确性和与实际血糖变化的时间同步仍是主要挑战，需进一步研究和技术优化。

（二）尿糖测定

尿糖阳性是诊断糖尿病的重要线索，但不能作为诊断依据，尿糖阴性也不能排除糖尿病的可能。大多数情况下24h尿糖总量与糖代谢紊乱程度一致，可作为判定血糖控制的参考指标。

1.肾糖阈　正常人尿中仅有微量葡萄糖，每100ml约20mg，此时尿糖检查为阴性。当血糖超过一定浓度时，血液内的葡萄糖就会从尿中排出，当尿糖呈阳性时所对应的血糖值就是肾糖阈，一般为8.9～10.0mmol/L。肾糖阈正常时，尿糖随血糖升高而增多，两者之间有一定的比例关系。

肾糖阈正常时，尿糖与血糖有如下对应关系：血糖10.0～12.8mmol/L时，尿糖"＋"；血糖12.8～15.5mmol/L时，尿糖"＋＋"；血糖15.5～17.8mmol/L时，尿糖"＋＋＋"；血糖＞17.8mmol/L时，尿糖"＋＋＋＋"。但是，肾糖阈有较大的个体差异，所以尿糖水平不一定能反映血糖水平，监测病情控制水平仍以血糖为主。

2.血糖升高、尿糖呈阴性的情况

（1）血糖值未超过肾阈值。

（2）肾糖阈增高：肾病患者或老年人因肾小球滤过率低，肾糖阈可增高。因此，老年人尿糖呈阴性不能排除糖尿病，需进一步检查血糖。

3.血糖正常、尿糖呈阳性的情况

（1）肾性糖尿：指空腹血糖、餐后2h血糖及糖耐量试验均正常，而尿糖呈阳性。发病机制主要是由各种原因导致近曲小管受损，致使肾小管重吸收葡萄糖的功能减退，而肾小球滤过率正常。尿糖定量、定性多少与血糖高低无关，尿糖不受饮食和胰岛素的影响。青年人的成年发病型糖尿病MODY3型，由编码肝细胞核因子1α蛋白的 *HNF1A* 基因突变所致，由于HNF1A蛋白调控肾小管上皮细胞中钠-葡萄糖协同转运蛋白2（sodium-glucose cotransporter 2，SGLT2）基因的表达，*HNF1A* 基因突变可导致肾糖阈降低，出现尿糖阳性。

（2）其他几种情况

1）妊娠期妇女：由妊娠期内性激素增加及孕妇对体内胰岛素不敏感所致，一般产后即可消失。

2）家族性肾性糖尿。

3）慢性肾病：慢性肾盂肾炎等。

4）其他一些少见的遗传性肾小管疾病或获得性肾小管疾病，如范科尼综合征。

4.其他影响尿糖的因素

（1）食后糖尿：见于摄食大量食物后或因吸收太快，血糖浓度升高暂时超过肾糖阈而使尿糖呈阳性，但空腹血糖及糖耐量试验正常。

（2）饥饿性糖尿：是指饥饿数日后忽然进食大量糖类食物，胰岛素分泌一时不能适应，可产生尿糖，但空腹血糖正常或偏低，必要时行糖耐量试验加以鉴别。

（3）神经性糖尿：发生于脑出血、脑瘤、颅骨骨折、麻醉等情况，血糖可呈暂时性升高伴尿糖，可在病情随访中加以鉴别。

（4）服用某些药物，如解热药、抗结核药、维生素C等，也会导致尿糖呈假阳性。正在服用这些药物的患者，如果尿糖检查呈阳性，应停药1～3天后检查，方能区别尿糖之真假。

（三）糖耐量试验

当血糖高于正常范围而又未达到诊断糖尿病的标准时，须进行糖耐量试验。

1.OGTT的方法　OGTT应在无摄入任何热量8h后、清晨空腹进行，成年人口服75g无水葡萄糖，溶于250～300ml水中，5～10min饮完，空腹及开始饮葡萄糖水后2h测静脉血浆葡萄糖。儿童服糖量按1.75g/kg计算，总量不超过75g。

2.OGTT的意义　OGTT可作为糖尿病诊断的金标准，且新的糖尿病诊断标准已将OGTT简化为只根据口服75g脱水葡萄糖后餐后2h血糖（2hPG）≥11.1mmol/L来判断，但OGTT不作为诊断糖尿病的常规项目。

只有怀疑糖尿病，且缺乏糖尿病症状，空腹血糖、任意血糖检查不能做出诊断时，或对糖尿病诊断存有疑问或需要排除时，才做此检查。在OGTT中，餐后2h血浆葡萄糖（2hPPG）≥7.8mmol/L，而<11.1mmol/L称为葡萄糖耐量减低（IGT），与空腹血糖调节受损均表示为糖尿病前期的血糖异常。

1979年美国国家糖尿病数据组（NDDG）规定的OGTT标准化操作规定：①测试前至少有3天每日摄取的碳水化合物≥150g；②尽可能中断使用对糖耐量结果有影响的药物（如噻嗪类、水杨酸类、可的松、烟酸、口服避孕药，甚至口服降血糖药物和胰岛素）；③没有潜在的或明显的感染（感染影响糖耐量）或待感染治愈后进行试验；④体力活动的评估（长期不活动和卧床不起会降低糖耐量，这是老年人糖耐量异常多见的重要因素）；⑤选择恰当的测试时间（午后血糖对糖负荷的反应性增高，以早上试验为基本标准）；⑥注意合并的其他疾病的影响。

（四）糖化血红蛋白

1.糖化血红蛋白（HbA1c）测定的意义　　HbA1c是血红蛋白与血糖结合的产物，可反映患者在测定前2～3个月的血糖控制水平。研究结果显示，HbA1c与血糖平均值之间存在线性关系，HbA1c每变化1%相当于血糖变化2mmol/L，并且其可作为糖尿病晚期并发症发生发展的独立危险标志物。

糖化血红蛋白与平均血糖的关系对照见表2-2。

表2-2　糖化血红蛋白与平均血糖的关系对照

糖化血红蛋白（%）	平均血糖	
	（mmol/L）	（mg/dl）
6	7.0	126
7	8.6	154

续表

糖化血红蛋白（%）	平均血糖	
	（mmol/L）	（mg/dl）
8	10.2	183
9	11.8	212
10	13.4	240
11	14.9	269
12	16.5	298

2. HbA1c的影响因素　具体见第3章第五节。

（五）糖化血清蛋白

糖化血清蛋白（GSP）是血液中葡萄糖与多种蛋白质进行非酶糖化而形成的高分子酮胺化合物，其结构类似果糖胺（FMN），故GSP测定又称为果糖胺测定。其形成的量也与血糖浓度和持续时间相关，正常值为1.7～2.8mmol/L。GSP可反映糖尿病患者近2～3周血糖的水平，为糖尿病患者近期病情监测的指标。

（六）1,5-脱水葡萄糖醇

1,5-脱水葡萄糖醇（1,5-anhydroglucitol，1,5-AG）是呋喃葡萄糖的C-1脱氧形式，其含量在多元醇糖类中仅次于葡萄糖，在糖尿病患者中显著降低，可准确而迅速地反映1～2周的血糖控制情况，尤其是对餐后血糖波动的监测具有明显优势。2003年，美国食品药品监督管理局（FDA）批准检测血清1,5-AG的试剂盒上市。有研究表明，在糖尿病管理中，血清1,5-AG可作为辅助的血糖监测指标用于指导治疗方案的调整。近年，国内有学者建立了唾液1,5-AG的精确质谱检测方法，为今后糖尿病的无创监测和筛查提供了新的思路。但是，目前1,5-AG在糖尿病筛查、监测中的证据尚不充分，需要开展更多的临床研究。

（七）酮体

酮体是脂肪酸在肝脏分解氧化时特有的中间代谢物，这是因为肝具有活性较强的合成酮体的酶系，而又缺乏利用酮体的酶系。酮体形成过多会导致其在血中浓度增加，形成酮血症，在尿中的排泄量也会增加，形成酮尿。

酮体由乙酰乙酸、β-羟丁酸和丙酮组成。乙酰辅酶A是合成乙酰乙酸的原料，乙酰乙酸可被还原生成β-羟丁酸，部分乙酰乙酸可脱羧生成丙酮。在健康人，β-羟丁酸与乙酰乙酸以等克分子浓度存在，二者基本构成血清中所有酮体，丙酮是次要成分。糖尿病、饥饿、急性酒精中毒及能产生高血糖状态的激素刺激、精神紧张等都可使乙酰乙酸的含量增高。β-羟丁酸是血中酮体的主要成分（占78%），可反映血中酮体的生成情况。酮症酸中毒时，β-羟丁酸水平增高远大于丙酮和乙酰乙酸，故其是酮症酸中毒时更敏感的一个标志物，β-羟丁酸在酮体中最稳定（4℃下可稳定7天），而丙酮和乙酰乙酸不稳定。

尿酮体可用半定量试纸法检测，其主要反映尿中乙酰乙酸的水平，糖尿病酮症酸中毒（DKA）时机体处于缺氧的情况下，尿酮体以β-羟丁酸为主要成分，故尿酮体定性可呈阴性。当病情得以纠正而缺氧状态好转时，尿酮体以乙酰乙酸为主，此时尿酮体可出现阳性。因此，β-羟丁酸可用于酮症酸中毒的早期诊断与治疗监控，并可指导糖尿病的消酮治疗及疗效观察。

二、胰岛B细胞功能检测

（一）胰岛素和C肽释放试验

正常人空腹血清胰岛素浓度为35 ～ 145pmol/L（5 ～ 20mU/L），口服75g无水葡萄糖（或100g标准面粉制作的馒头）后，血浆胰岛素在30 ～ 60min上升至高峰，峰值为基础值的5 ～ 10倍，3 ～ 4h后恢复到基础水平。本试验可反映基础和葡萄糖介导的胰岛素释放功能。1型糖尿病患者胰岛素分泌低下，甚至测不到，糖负荷后或饭后无释放高峰；2型糖尿病患者空腹胰岛素水平可以降低、正常或升高，负荷试验后，其释放峰值延迟，重者也可无释放峰值。

C肽释放试验方法同胰岛素释放试验。正常人空腹基础值≥400pmol/L，高峰时间同上，峰值为基础值的5 ～ 6倍。其也可反映基础和葡萄糖介导的胰岛素释放功能。

因为C肽与胰岛素无交叉反应，且药用胰岛素不含C肽，所以C肽的检测不受外源性胰岛素和胰岛素抗体的影响，可用于评估糖尿病甚至是应用胰岛素治疗者的内源性胰岛素的生成量，间接评估胰岛B细胞的分泌功能。血中的C肽因为蛋白酶的作用，浓度会迅速地下降，这就需要在标本采集后快速地分离并冷藏，以免影响数值的准确性。

（二）其他检测B细胞功能的方法

其他检测B细胞功能的方法见第1章第二节。

三、糖尿病病因学实验室检查

（一）免疫学检测

1.糖尿病自身抗体　胰岛自身抗体是一组针对胰岛细胞内抗原成分为靶抗原的血清自身抗体的总称，主要有酪氨酸磷酸酶抗体（IA-2A）、谷氨酸脱羧酶抗体（GADA）、胰岛素抗体（IAA）、胰岛细胞抗体（ICA）等。

（1）IAA：可能由胰岛B细胞破坏所产生，是自身免疫性B细胞损伤的标志，与1型糖尿病发生显著相关，可在1型糖尿病发病前数月至数年出现，在新诊断1型糖尿病中阳性率为30%～40%，成人晚发自身免疫性糖尿病（成人隐匿自身免疫性糖尿病）（LADA），患者中也可以检出。可用于早期发现1型糖尿病。另外，在少数接受外源性胰岛素治疗患者中也可检测到IAA，说明存在胰岛素抵抗。临床上，如果胰岛素用量已经很大但血糖控制仍不理想，应检测IAA。

（2）ICA：胰岛B细胞破坏的免疫学标志，在1型糖尿病中阳性率很高，尤其是儿童1型糖尿病更高，可达90%以上，而在2型糖尿病中阳性率很低。所以，ICA在预测和诊断1型糖尿病方面具有高度的敏感度和特异度。ICA早在1型糖尿病前期即可出现，60%以上的ICA阳性者将在5年内发展为1型糖尿病，因此，ICA可作为1型糖尿病的早期筛查及诊断指标，亦可用于成人隐匿性自身免疫性糖尿病的诊断。在新诊断的1型糖尿病中，ICA阳性率可达90%以上，随着病程的延长，抗体水平逐渐下降，3～5年后阳性率可降至20%。

（3）GADA：胰岛B细胞的特异性抗体，在1型糖尿病发病前期和发病时多为阳性，在正常人群及2型糖尿病患者中多为阴性，故常用于1型糖尿病（包括成人隐匿性自身免疫性糖尿病）和2型糖尿病的鉴别诊断和预测。与其他自身抗体比较，GADA出现最早，持续时间最长（数年甚至10余年）且不易消失，敏感度和特异度最高，在糖尿病分型、病情发展预测、指导临床治疗方面具有重要价值。

（4）IA-2A：主要用于预测1型糖尿病的发病及确定高危者和糖尿病的分型。IA-2A在1型糖尿病中阳性率高，在2型糖尿病中阳性率低（约2%），可作为1型糖尿病的鉴别诊断依据。但在成人隐匿性自身免疫性糖尿病中，IA-2A阳性率（约6%）显著低于GADA，所以IA-2A诊断成人隐匿性自身免疫性糖尿病不如GADA敏感。

上述糖尿病自身抗体都有各自的优点和不足，因此在应用糖尿病自身抗体检查时一定要注意取长补短，联合检测，以提高阳性率，使其发挥最大的作用。

2.糖尿病自身抗体的意义

（1）指导糖尿病的临床分型：主要用于确定1型糖尿病。1型糖尿病在出现症状时有50%～60%至少其中一种抗体呈阳性。国内对已经明确类型的儿童糖尿病进行检测，发现90%的1型糖尿病患者自身抗体呈阳性，而2型糖尿病＜10%。免疫学检测在症状不典型的成人隐匿性自身免疫性糖尿病的诊断中有重大价值。

（2）在高危人群中筛查1型糖尿病：对1型糖尿病高危人群（主要指患者的一级亲属）做糖尿病自身抗体的筛查，可早期筛查1型糖尿病，提高干预。

（3）预测B细胞功能衰竭：一般来说，糖尿病初诊时，如果检查多种抗体呈阳性且滴度较高，则预示该患者胰岛功能衰竭速度较快。ICA呈阳性说明患者体内尚存一定数量的B细胞，ICA呈阴性提示B细胞已被破坏殆尽。

（4）预测临床疗效：患者胰岛移植时，若血清抗体由阴性转为阳性或滴度上升，提示胰岛移植引起自身抗原再次暴露于免疫系统，诱发自身免疫反应，此类患者移植成功率低；反之，则移植成功率较高。另外，在对1型糖尿病患者应用免疫抑制药实施免疫治疗时，自身抗体水平下降，说明免疫治疗有效，可在一定程度上阻断自身免疫对胰岛B细胞的破坏。

（二）遗传学检测

1. HLA基因检测　研究发现，T1DM的遗传度（遗传因素在疾病发生中所起作用的程度）为74%，而T2DM则为44%。迄今已鉴定出60余个T1DM易感基因位点，其中HLA-Ⅱ类基因是主效基因，尤其是HLA-DR和HLA-DQ基因贡献T1DM遗传易感性的40%～50%。T1DM

的 HLA 易感基因型存在种族差异。高加索人群 T1DM 患者易感基因型为 DR3/DR4、DR3/DR3、DR4/DR4，而中国 T1DM 患者常见的 HLA- Ⅱ 类易感基因型为 DR3/DR3、DR3/DR9、DR9/DR9。

2. 单基因突变糖尿病　基因检测是明确分型诊断的唯一手段。如线粒体亮氨酸 tRNA 3243 位 A 到 G 的突变、青少年发病的成年型糖尿病 1 ～ 14 型、新生儿糖尿病的点突变，具体见第 4 章。

四、糖尿病并发症检查

1. 糖尿病肾病相关检查　尿微量白蛋白、血清胱抑素、β_2 微球蛋白、24h 尿蛋白定量、肾病理检查。

2. 糖尿病视网膜病变相关检查　荧光血管造影、眼底光学相干断层成像（OCT）检查。

3. 糖尿病神经病变　神经肌电图及传导速度检查、末梢感觉定量检查、神经活检。

4. 心血管自主神经损伤的相关检查　休息时心率、立卧位时每分钟心率差、直立性低血压试验、瓦氏动作反应指数、核素扫描。

5. 胃肠自主神经功能检查　胃排空闪烁图、胃电图、测压法。

6. 膀胱功能检查　膀胱残余尿量测定、尿流动力学检测。

7. 糖尿病足相关检查　①周围神经病变检查：10g 尼龙丝触觉检查；震动感觉阈值检查；皮肤温度及刺痛检查。②压力测定和步态分析。③周围血管检查：足部动脉搏动触诊；经皮氧分压（$TcPO_2$）测定；踝肱指数（ABI）测定；血管彩色多普勒超声检查；血管造影，磁共振血管成像；细菌培养；X 线检查。

以上内容，具体见第 5 章。

第四节　诊断与分型

一、诊断

糖尿病的临床诊断应依据静脉血浆血糖，而不是毛细血管血的血糖检测结果。目前常用的诊断标准和分类有世界卫生组织（WHO，1999年）标准和美国糖尿病学会（2003 年）标准。2020 年《中国 2 型糖尿病防治指南（2020版）》糖尿病诊断标准和糖代谢分类标准仍采用WHO（1999年）标准，见表2-3、表2-4。

表2-3 糖尿病的诊断标准

诊断标准	静脉血浆葡萄糖或HbA1c水平
典型糖尿病症状（多饮、多尿、多食、体重下降）	
加上随机血糖	≥11.1mmol/L
或加上空腹血糖	≥7.0mmol/L
或加上OGTT 2h血糖	≥11.1mmol/L
或加上HbA1c	≥6.5%
无糖尿病典型症状者，需改日复查确认	

注：OGTT.口服葡萄糖耐量试验；HbA1c.糖化血红蛋白。典型糖尿病症状包括烦渴多饮、多尿、多食、不明原因体重下降；随机血糖指不考虑上次用餐时间，一天中任意时间的血糖，不能用来诊断空腹血糖受损或糖耐量减低；空腹状态指至少8h没有进食热量。

表2-4 糖代谢状态分类（WHO，1999年）

糖代谢状态	静脉血浆葡萄糖（mmol/L）	
	空腹血糖（FPG）	糖负荷后2h血糖（2hPPG）
正常血糖	<6.1	<7.8
空腹血糖受损（IFG）	≥6.1，<7.0	<7.8
糖耐量减低（IGT）	<7.0	≥7.8，<11.1
糖尿病	≥7.0	≥11.1

注：IFG和IGT统称为糖调节受损（IGR），也称糖尿病前期；空腹血糖正常参考范围下限通常为3.9mmol/L。

仅查空腹血糖，糖尿病的漏诊率较高，建议已达到糖调节受损的人群，应行OGTT检查。

2011年WHO建议具备条件的国家和地区采用HbA1c诊断糖尿病，诊断切点为≥6.5%。我国从2010年开始进行"中国糖化血红蛋白教育计划"，随后国家食品药品监督管理局发布了糖化血红蛋白分析仪的行业标准，国家卫生和计划生育委员会临床检验中心发布了《糖化血红蛋白实验室检测指南》，并实行了室间质量评价计划，我国的HbA1c检测标准化程度逐步提高。国内一些横断面研究结果显示，在中国成人中HbA1c诊断糖尿病的最佳切点为6.2%～6.5%。为了与WHO诊断标准接轨，推荐在采用标准化检测方法且有严格质量控制的医疗机构，可以将HbA1c≥6.5%作为糖尿病的补充诊断标准。但是，在以下情况下只能根据静脉血浆葡萄糖水平诊断糖尿病：镰状细胞病、妊娠（中期、晚期）、葡萄糖-6-磷酸脱氢酶缺乏症、艾滋病、血液透析、近期失血或输血、促红细胞生成素治疗等，不推荐采用HbA1c筛查囊性纤维化相关糖尿病。

此外，急性感染、创伤或其他应激情况下可出现暂时性血糖增高，若无明确的糖尿病病史，就临床诊断而言不能以此时的血糖值诊断糖尿病，须在应激消除后复查，再确定糖代谢状态。在上述情况下检测HbA1c有助于鉴别应激性高血糖和糖尿病。

二、分型

糖尿病作为整体并非单一病因的疾病，是一组由遗传、环境、行为等多因素复杂作用所致，包含多种病因和病理的、高度异质性的临床综合征群体。随着免疫学、分子遗传技术的发展和研究的深入，糖尿病的部分病因已比较明确。随着临床证据的积累和检测技术的进步，糖尿病分型诊断的方式在不断更新。1997年ADA和WHO根据病因分型，将糖尿病分为1型糖尿病（T1DM）、2型糖尿病（T2DM）、特殊类型糖尿病和妊娠期糖尿病（GDM）4种类型，这是目前临床应用最广泛、总体上最被公认的病因分型方法。我国《中国2型糖尿病防治指南（2020版）》也沿用WHO（1999年）的糖尿病病因学分型体系，将糖尿病分为上述4种类型。T1DM包括免疫介导型和特发性T1DM。特殊类型糖尿病包括如下几类。

1.胰岛B细胞功能单基因缺陷 葡萄糖激酶（*GCK*）基因突变［青少年发病的成人型糖尿病（MODY）2］；肝细胞核因子1α（*HNF1α*）基因突变（MODY3）；肝细胞核因子4α（*HNF4α*）基因突变（MODY1）；肝细胞核因子1β（*HNF1β*）基因突变（MODY5）；线粒体DNA 3243突变［母系遗传的糖尿病和耳聋（MIDD）］；钾离子通道*KCNJ11*基因突变［永久性新生儿糖尿病（PNDM）］；钾离子通道*KCNJ11*基因突

变［发育迟缓、癫痫和新生儿糖尿病（DEND）］；染色体6q24印迹异常［暂时性新生儿糖尿病（TNDM）］；ATP结合盒亚家族成员8（*ABCC8*）基因突变（MODY12）；胰岛素（*INS*）基因突变（PNDM）；*WFS1*基因突变（Wolfram综合征）；*FOXP3*基因突变（IPEX综合征）；*EIF2AK3*基因突变（Wolcott-Rallison综合征）。

2. 胰岛素作用单基因缺陷　胰岛素受体基因突变（A型胰岛素抵抗、矮妖精貌综合征、Rabson-Mendenhall综合征）；*PPARG*基因突变或*LMNA*基因突变（家族性部分脂肪营养不良）；*AGPAT2*基因突变或*BSCL2*基因突变（先天性全身脂肪营养不良）。

3. 胰源性糖尿病　纤维钙化性胰腺病、胰腺炎、创伤和（或）胰腺切除术、胰腺肿瘤、囊性纤维化、血色病等。

4. 内分泌疾病　库欣综合征、肢端肥大症、嗜铬细胞瘤、胰高血糖素瘤、甲状腺功能亢进症、生长抑素瘤、原发性醛固酮增多症等。

5. 药物或化学品所致糖尿病　糖皮质激素、某些抗肿瘤药、免疫检查点抑制剂、α干扰素等。

6. 感染　先天性风疹、巨细胞病毒、腺病毒、流行性腮腺炎病毒等。

7. 不常见的免疫介导性糖尿病　僵人综合征、胰岛素自身免疫综合征、胰岛素受体抗体等。

8. 其他与糖尿病相关的遗传综合征　Down综合征、Friedreich共济失调、Huntington舞蹈症、Klinefelter综合征、Laurence-Moon-Beidl综合征、强直性肌营养不良、卟啉病、Prader-Willi综合征、Turner综合征等。

T1DM、T2DM和妊娠期糖尿病是临床常见类型。T1DM病因和发病机制尚未完全明确，其显著的病理学和病理生理学特征是胰岛B细胞数量显著减少乃至消失所导致的胰岛素分泌显著下降或缺失。T2DM的病因和发病机制目前亦不明确，其显著的病理生理学特征为胰岛素调控葡萄糖代谢能力的下降（胰岛素抵抗）伴胰岛B细胞功能缺陷所导致的胰岛素分泌减少（相对减少）。特殊类型糖尿病是病因学相对明确的糖尿病。随着对糖尿病发病机制研究的深入，特殊类型糖尿病的种类会逐渐增加。

三、1 型糖尿病

1 型糖尿病特指因胰岛 B 细胞破坏而导致胰岛素绝对缺乏，具有酮症倾向的糖尿病，患者需要终身依赖胰岛素维持生命。

（一）1 型糖尿病的诊断

T1DM 主要依据临床表现而诊断，胰岛 B 细胞破坏所致的依赖胰岛素治疗是诊断 T1DM 的金标准。T1DM 目前尚无确切的诊断标准，主要根据临床特征来诊断。

支持 T1DM 诊断的临床特征包括①起病年龄：大多数患者 20 岁以前起病，但也可以在任何年龄起病；20 岁以前发病的患者中约 80% 是 T1DM。②起病方式：起病较急，多数患者的多食、多饮和多尿、体重下降 "三多一少" 症状较为典型，有部分患者直接表现为脱水、循环衰竭或昏迷等酮症酸中毒的症状。③治疗方式：依赖胰岛素治疗。

实验室检查。①起病初期的胰岛功能：目前尚无界定 T1DM 患者的 C 肽节点，通常认为刺激后 C 肽＜200pmol/L 提示胰岛功能较差；刺激后 C 肽＜600pmol/L 提示胰岛功能受损，应警惕 T1DM 或影响胰岛发育及分泌的单基因糖尿病的可能；刺激后 C 肽≥600pmol/L 提示胰岛功能尚可，诊断 2 型糖尿病（T2DM）的可能性大。②胰岛自身抗体：自身免疫性 T1DM 的关键指标，包括 GADA、IA-2A、IAA、ZnT8A 锌转运体 8 自身抗体等。③基因检测：HLA 易感基因型可以反映患者自身免疫发病风险，具有辅助诊断价值，中国 T1DM 患者常见的 HLA-Ⅱ类易感基因型为 DR3/DR3、DR3/DR9 和 DR9/DR9。

随着对糖尿病病理生理研究的逐渐深入，1 型糖尿病和 2 型糖尿病的鉴别诊断越来越难。以往用于鉴别的一些指标在两种类型糖尿病中的界限也逐渐变得模糊，如以下方面：①起病年龄方面。成年人起病的糖尿病患者中有 5%～15% 属于 1 型糖尿病，而青少年起病的 2 型糖尿病逐渐增加，多伴有肥胖。②起病过程方面。2 型糖尿病可以糖尿病酮症酸中毒起病，1 型糖尿病有部分患者隐匿起病，尤其是胰岛自身抗体阳性的成年人。③病理生理方面。部分 2 型糖尿病患者在病程中可出现继发性的自身免疫过程；而 1 型糖尿病患者可存在肥胖和胰岛素抵抗。

不能仅依据血糖水平进行糖尿病的分型。在糖尿病患病初期进行分型有时很困难。如果一时不能确定分型，可先做一个临时性分型，用于指导治疗，然后依据患者对治疗的初始反应及追踪观察其临床表现，再重新评估、分型。

（二）1型糖尿病的分型诊断

1.按病因分型

（1）自身免疫性，T1DM：符合T1DM诊断标准，且胰岛自身抗体阳性或胰岛抗原特异性T细胞阳性的患者属于自身免疫性T1DM。在病因上均存在胰岛的自身免疫破坏，若按起病方式，既可以骤然起病［如暴发性1型糖尿病（FT1DM）］，也可以急性起病（如经典型T1DM），还可缓慢发病［如LADA和青少年隐匿性自身免疫性糖尿病（LADY）］。在中国成年人中，缓发性T1DM（即LADA）患者约占所有T1DM的2/3。

（2）特发性T1DM：有15%～20%的患者体内一直检测不到胰岛自身抗体或其他的免疫学证据，可诊断为特发性T1DM。其特征表现为：①占T1DM的少部分，多数发生于非洲或亚洲国家的某些种族；②血液中没有发现胰岛B细胞自身免疫性损伤的免疫学证据，与HLA无关联；③有很强的遗传易感性；④由于胰岛B细胞分泌胰岛素不足，易发生糖尿病酮症酸中毒；⑤需要胰岛素治疗。

近年来随着基因检测等研究手段的普及，越来越多的报道证实，特发性T1DM其实是一类病因未明的糖尿病的暂时性诊断。《糖尿病分型诊断中国专家共识》建议：对于起病年龄＜20岁＋胰岛自身抗体阴性者，或起病在20～30岁＋胰岛自身抗体阴性＋起病时非肥胖者，应开展基因检测，以排查单基因糖尿病。如基因检测结果为阴性，且随访中C肽处于较低水平或C肽快速下降，则考虑诊断为特发性T1DM。

2.按起病方式分型

（1）经典性T1DM：诊断主要依据典型的临床表现，如发病年龄通常＜20岁，"三多一少"症状明显，以酮症或酮症酸中毒起病，体型非肥胖，血清C肽水平明显降低，依赖胰岛素治疗，且大多数有胰岛特异性自身抗体（如GADA、IA-2A等）。

（2）FT1DM：暴发性1型糖尿病（fulminant type 1 diabetes mellitus，FT1DM），由日本学者Imagawa于2000年首次提出，FT1DM的病因和发病机制尚不十分清楚，可能与HLA基因、病毒感染和自身免疫等因素有关。该病多见于东亚人群，起病急骤凶险，常有感染、药疹或妊娠等诱因，酮症酸中毒程度较重，胰岛在短期内被彻底破坏，很难恢复。虽然国外报道的FT1DM患者多数胰岛自身抗体呈阴性，但我国的患者约有50%伴有胰岛自身免疫（包括胰岛自身抗体或胰岛抗原反应性T细胞阳性）。患者可伴有胰酶、肌酶、转氨酶升高，具体机制未明。

目前国际上多采用2012年日本糖尿病学会制定的诊断标准：①糖尿病酮症或酮症酸中毒在高血糖症状后不久（约7天）发生（尿酮或血酮升高）；②初次就诊时血糖水平≥16.0mmol/L和糖化血红蛋白（HbA1c）≤8.7%；③尿C肽排泄＜10µg/d或空腹血清C肽水平＜0.3ng/ml（＜0.10nmol/L），静脉注射胰高血糖素负荷后（或餐后）C肽水平＜0.5ng/ml（＜0.17nmol/L）。如符合上述诊断标准的②和③，即使病程超过1周，也应高度怀疑为FT1DM，并完善胰岛自身抗体、胰酶、肌酶、转氨酶等相关检查辅助诊断。FT1DM患者糖化血清白蛋白和HbA1c的比值明显升高，可能有助于FT1DM与其他类型糖尿病相鉴别。

（3）缓发性T1DM：以发病年龄18岁为界，分为成人隐匿性自身免疫性糖尿病（latent autoimmune diabetes in adults，LADA）和青少年隐匿性自身免疫性糖尿病（latent autoimmune diabetes in youths，LADY）两种亚型。指临床早期不依赖胰岛素治疗，以胰岛B细胞遭受缓慢的自身免疫损害为特征的糖尿病类型。在遗传背景、自身免疫反应、胰岛功能衰退速度、临床代谢特征等方面，此型与经典的1型糖尿病和2型糖尿病均存在差异。LADA的归类、诊断标准及治疗一直存在争议，2019年WHO将其归为混合型糖尿病，认为LADA是一种独立的糖尿病类型；而美国ADA将其归为T1DM亚型。《成人隐匿性自身免疫糖尿病诊疗中国专家共识（2021版）》将LADA归类为自身免疫T1DM的缓慢进展亚型。疑似LADA人群的特征为：①有T1DM或自身免疫性疾病家族史；②体重指数（BMI）＜25kg/m^2（国际共识为27kg/m^2）；③起病年龄＜60岁。具备下述3项可以诊断为LADA：①发病年龄≥18岁；②胰岛自身抗体阳性，或胰岛自身免疫性T细胞阳性；③诊断糖尿病后6个月内不依赖胰岛素治疗。而＜18岁起病并具有上述②和③特征的青少年患者，可诊断为LADY。

近年来，随着生物制剂的广泛使用，一些药物不良反应事件的报道也不断增加。其中，γ干扰素和免疫检查点抑制剂等诱导的T1DM逐年增多，它们主要通过直接或间接的机制破坏胰岛B细胞，诱发T1DM，在病因上属于药物相关性T1DM（隶属于继发性T1DM），治疗方式与T1DM类似。

（三）1型糖尿病的诊断

1型糖尿病的鉴别诊断见表2-5。

表2-5　T1DM、T2DM及单基因糖尿病的鉴别要点

临床特征	T1DM	T2DM	单基因糖尿病
起病年龄	6月龄至成年人，多见于儿童、青少年	常见于青春期后，多见于中老年人	新生儿和青春期后
临床特点	多急性起病	多慢性起病	慢性或急性起病
存在自身免疫	是	否	否
酮症	常见	少见	新生儿常见
血糖	高	不定	不定
是否依赖胰岛素	绝对依赖	一般无须	不定
肥胖	少见	常见	与普通人群相似
黑棘皮	无	有	少见
占青少年糖尿病的比例	＞90%	＜10%	1%～6%
父母患糖尿病的比例	2%～4%	80%	60%～90%

1.2型糖尿病　部分糖尿病患者，其表型可能介于T1DM及T2DM之间，需综合起病年龄、起病方式、胰岛功能、有无肥胖、自身免疫因素和治疗方式等多方面来进行鉴别诊断。

2.单基因糖尿病　发病年龄较早，经常容易与T1DM混淆。

建议对具有以下特征之一者进行基因筛查：①6月龄前发病；②起病＜20岁且胰岛自身抗体阴性；③起病在20～30岁、胰岛自身抗体阴性、非肥胖；④持续轻度升高的空腹血糖和HbA1c；⑤新生儿期有高胰岛素性低血糖症；⑥母系遗传，伴听力受损、视神经萎缩或骨骼肌表现等；⑦与肥胖程度不符合的显著黑棘皮表现，有严重胰岛素抵抗；⑧合并先天性心脏病、胃肠道缺陷、脑畸形、视力听力异常、智力发育迟缓、生长发育障碍、严重腹泻、肾发育异常或其他自身免疫病等可疑与基因突变相关者。因基因检测开展尚未普及，建议仅在胰岛自身抗体

阴性且餐后C肽水平＞200pmol/L的单基因糖尿病疑诊患者中进行基因检测。

3. 未定型糖尿病 是指完善了胰岛功能、胰岛自身抗体和基因检测等结果但仍不能明确分型者，应注意与特发性T1DM相鉴别。

四、特殊类型糖尿病

（一）青年人的成年发病型糖尿病

青年人的成年发病型糖尿病（maturity onset diabetes of the young，MODY）是常染色体显性遗传糖尿病，占糖尿病患者人数的1%～5%。MODY发病常较为隐匿，发病初期很少出现明显代谢紊乱，临床表现和1型糖尿病及2型糖尿病均有重叠，且部分患者无典型的家族聚集表现或家系调查困难，临床常被误诊为T1DM或T2DM。随着对MODY临床特点认识的深入及分子生物学检测技术的迅速发展，越来越多的MODY患者被早期发现和诊断。

《中国2型糖尿病防治指南（2020版）》提出，目前通用的MODY诊断标准有以下3点：①家系内至少3代直系亲属均有糖尿病患者，且其传递符合常染色体显性遗传规律；②家系内至少有1个糖尿病患者的诊断年龄在25岁或以前；③糖尿病确诊后至少在2年内不需要使用胰岛素控制血糖。目前已鉴定出14个不同的MODY亚型，分别由14个不同的致病基因突变所致，MODY类型及特征见表2-6。*GCK*、*HNF1A*、*HNF4A*是最常见的MODY致病基因，其次是肝细胞核因子1B（*HNF1B*）基因，其余的致病基因都非常罕见。

（二）线粒体基因突变糖尿病

线粒体糖尿病（mitochondrial diabetes mellitus，MDM）是最为多见的单基因突变糖尿病，占中国成人糖尿病的0.6%。绝大多数线粒体基因突变糖尿病是由线粒体亮氨酸转运RNA基因［tRNALeu（UUR）］3243位的A→G（A3243G）突变所致。常见的临床表现为母系遗传、糖尿病和耳聋。

1. 临床特征

（1）母系遗传：女性患者的子女患病，而男性患者的子女均不患病。子代的基因变异率有高于母代的趋势，故发病年龄可明显早于母代。

表2-6　MODY各种亚型的致病基因与特征

MODY亚型	致病基因	患病率	蛋白功能	病理生理机制	临床特征	治疗
MODY1	HNF4A	较常见	转录因子	影响B细胞的成熟和功能	一过性新生儿低血糖常见，约50%出生时为巨大儿，对磺脲类药物敏感	磺脲类药物、DPP-4i
MODY2	GCK	常见	糖降解酶	影响B细胞对葡萄糖的感知	空腹血糖和糖化血红蛋白轻度升高，通常无症状，易在妊娠期发现	饮食干预
MODY3	HNF1A	常见	转录因子	影响B细胞的成熟和功能	肾糖阈降低，对磺脲类药物敏感，hs-CRP水平偏低	磺脲类药物和DPP-4i、GLP-1RA
MODY4	PDX1/IPF1	罕见	转录因子	影响B细胞的成熟和功能	纯合子表现为胰腺不发育	饮食干预、口服药物、胰岛素
MODY5	HNF1B	少见	转录因子	影响胰腺和肾脏的发育和功能	泌尿生殖系统畸形，胰腺内外分泌腺均受损，肝肾功能受损，神经精神系统异常	胰岛素
MODY6	NEUROD1	罕见	转录因子	影响B细胞的成熟和功能	部分患者可发生酮症中毒，另有部分患者则体型肥胖	口服药物、胰岛素
MODY7	KLF11	非常罕见	转录因子	影响B细胞的成熟和功能	不详	口服药物、胰岛素
MODY8	CEL	非常罕见	脂肪酶	蛋白错误折叠、易聚集等蛋白毒性	同时存在胰腺内外分泌功能缺陷	口服药物、胰岛素

续表

MODY 亚型	致病基因	患病率	蛋白功能	病理生理机制	临床特征	治疗
MODY9	PAX4	非常罕见	转录因子	影响 B 细胞的成熟和功能	不详	饮食干预、口服药物、胰岛素
MODY10	INS	罕见	激素	胰岛素原转录、表达、成熟和分泌等障碍/胰岛素作用缺陷	常见于新生儿糖尿病，极少数表现为 MODY	口服药物、胰岛素
MODY11	BLK	非常罕见	酪氨酸激酶	影响胰岛素的合成与分泌	常伴有肥胖	口服药物、胰岛素
MODY12	ABCC8	罕见	ATP 敏感钾通道调节亚基	影响 ATP 敏感钾通道的关闭	常见于新生儿糖尿病，极少数表现为 MODY，对磺脲类药物敏感	口服药物、胰岛素
MODY13	KCNJ11	非常罕见	ATP 敏感钾通道调节亚基	影响 ATP 敏感钾通道的关闭	常见于新生儿糖尿病，极少数表现为 MODY，对磺脲类药物敏感	口服药物（磺脲类药物首选）、胰岛素
MODY14	APPL1	非常罕见	丝氨酸/苏氨酸	引起 B 细胞分泌缺陷和外周胰岛素抵抗	不详	饮食干预、口服药物、胰岛素

注：MODY. 青少年起病的成人型糖尿病；HNF4A. 肝细胞核因子 4α 基因；GCK. 葡萄糖激酶基因；HNF1A. 肝细胞核因子 1α 基因；PDX-1/IPF1. 胰十二指肠同源盒因子基因/胰岛素启动子基因；HNF1B. 肝细胞核因子 1β 基因；NEUROD1. 神经源性分化因子 1 基因；KLF11. Krüppel 样转录因子 11 基因；CEL. 羧基酯脂肪酶基因；PAX4. 成对盒 4 基因；INS. 胰岛素基因；BLK. B 淋巴细胞激酶基因；ABCC8. ATP 结合盒亚家族 C 成员 8 基因；KCNJ11. 内向整流钾通道蛋白亚家 J 亚家族成员 11 号基因；APPL1. 磷酪氨酸酪氨酸衔接蛋白基因；hs-CRP. 超敏 C 反应蛋白；DPP-4i. 二肽基肽酶 IV 抑制剂；GLP-1RA. 胰高糖素样肽-1 受体激动剂。

（2）常伴有神经性耳聋：是本病的特征之一，常累及高频域，后期可累及低频域。

（3）发病较早（大多数患者发病年龄≤45岁），体形消瘦或正常。

（4）B细胞功能逐渐减退，胰岛素抵抗不明显，自身抗体呈阴性。

（5）其他与线粒体相关的合并症。①神经肌肉病变：患者可有MEALS综合征的表现，如癫痫、脑卒中样发作、小脑共济失调、肌无力、肌萎缩、血乳酸增高等。②心肌：表现为心肌病、传导阻滞等。③视网膜：不典型色素性视网膜病变，视网膜呈颗粒状"胡椒盐"样外观，某些区域有色素上皮萎缩，视力多不受影响。

2.筛查对象　《中国2型糖尿病防治指南（2020版）》推荐，对具有下列一种尤其是多种情况者应怀疑线粒体基因突变糖尿病：①在家系内糖尿病的传递符合母系遗传；②起病早伴病程中胰岛B细胞分泌功能明显进行性减退或伴体重指数低且胰岛自身抗体检测阴性的糖尿病患者；③伴神经性耳聋的糖尿病患者；④伴中枢神经系统表现、骨骼肌表现、心肌病、视网膜色素变性、眼外肌麻痹或乳酸酸中毒的糖尿病者或家族中有上述表现者。对疑似本症者首先应进行tRNALeu（UUR）A3243G突变检测。

参考文献

陈家伦，2011．临床内分泌学［M］．上海：上海科学技术出版社．

国家老年医学中心，中华医学会老年医学分会，中国老年保健协会糖尿病专业委员会，2021．中国老年糖尿病诊疗指南（2021年版）［J］．中华糖尿病杂志，13（1）：14-46．

中国老年型糖尿病防治临床指南编写组，中国老年医学学会老年内分泌代谢分会，中国老年保健医学研究会老年内分泌与代谢分会，等，2022．中国老年2型糖尿病防治临床指南（2022年版）［J］．中华内科杂志，61（1）：12-50．

中国内分泌相关专家小组，2022，青少年起病的成人型糖尿病筛查与诊治专家共识［J］．中华糖尿病杂，14（5）：423-432．

中国医师协会内分泌代谢科医师分会，2021．成人隐匿性自身免疫糖尿病诊疗中国专家共识（2021）［J］．中华医学杂志，101（38）：3077-3091．

中华医学会肾脏病学分会专家组，2021．糖尿病肾脏疾病临床诊疗中国指南［J］．中华肾脏病杂志，37（3）：255-304．

中华医学会糖尿病学分会，2021．中国2型糖尿病防治指南（2020年版）［J］．中华糖尿病杂志，13（4）：315-409.

中华医学会糖尿病学分会，2021. 中国血糖监测临床应用指南（2021年版）［J］. 中华糖尿病杂志，13（10）：936-948.

中华医学会糖尿病学分会，中国医师协会内分泌代谢科医师分会，中华医学会内分泌学分会，等,2022. 中国1型糖尿病诊治指南（2021版）［J］. 中华糖尿病杂志，14（11）：1143-1250.

第3章

糖尿病的规范化治疗

第一节　糖尿病治疗目标

一、2型糖尿病的血糖控制目标

2型糖尿病患者常合并代谢综合征的一个或多个，如高血压、血脂异常、肥胖等，其治疗策略应该是综合性的，包括血糖、血压、血脂、体重的控制，抗血小板治疗和改善生活方式等措施（表3-1）。

表3-1　中国2型糖尿病患者的综合控制目标

测量指标	目标值
毛细血管血糖（mmol/L）	
空腹	4.4～7.0
非空腹	＜10.0
糖化血红蛋白（%）	＜7.0
血压（mmHg）	＜130/80
总胆固醇（mmol/L）	＜4.5
高密度脂蛋白胆固醇（mmol/L）	
男性	＞1.0
女性	＞1.3
甘油三酯（mmol/L）	＜1.7
低密度脂蛋白胆固醇（mmol/L）	
未合并动脉粥样硬化性心血管疾病	＜2.6
合并动脉粥样硬化性心血管疾病	＜1.8
体重指数（kg/m²）	＜24

注：1mmHg = 0.133kPa。

（一）自我血糖监测

《中国2型糖尿病防治指南（2020版）》推荐一般成人T2DM患者SMBG的空腹血糖控制目标为4.4 ～ 7.0mmol/L，非空腹血糖目标为＜10.0mmol/L。空腹血糖和非空腹血糖目标也应个体化，老年患者、低血糖高风险患者、预期寿命较短、有严重并发症或合并症的患者可适当放宽。

（二）糖化血红蛋白

《中国2型糖尿病防治指南（2020版）》指出，HbA1c控制目标应遵循个体化原则，即根据患者的年龄、病程、预期寿命、合并症、并发症、对低血糖等不良反应的耐受性等因素实施分层管理，并对血糖控制的风险获益比、成本效益比等方面进行科学评估，以期达到最合理的平衡（表3-2）。

表3-2　血糖控制目标分层管理

目标分层	HbA1c（%）	适用人群
一般控制	＜7.0	大多数非妊娠成年2型糖尿病患者
严格控制（甚或尽可能接近正常）	＜6.5	年龄较轻、病程较短、预期寿命较长、无并发症、未合并心血管疾病的T2DM患者在无低血糖或其他不良反应情况下
宽松控制	＜8.0	年龄较大、病程较长、有严重低血糖史、预期寿命较短、有显著的微血管或大血管并发症，或有严重合并症的患者

（三）葡萄糖在目标范围内时间

葡萄糖在目标范围内时间（TIR）或称葡萄糖达标时间百分比，是指24h内葡萄糖在目标范围内（通常为3.9 ～ 10.0mmol/L）的时间（用min表示）或其所占的百分比，可由CGM数据或SMBG数据（至少每日7次血糖监测）计算。2019年发布的TIR国际共识推荐T1DM及T2DM患者的TIR控制目标为＞70%，但应高度个体化，同时关注低血糖及血糖波动。《中国老年糖尿病诊疗指南（2021年版）》，2型糖尿病患者的TIR控制目标为＞50%。

二、1型糖尿病的血糖控制目标

T1DM患者胰岛功能差，血糖波动大，更可能从CGM中获益，推荐首选其进行CGM。《中国1型糖尿病诊治指南（2021版）》建议如下。

（1）成人及有能力进行规律血糖监测的儿童或青少年T1DM患者，建议HbA1c＜7.0%；对于不能准确识别低血糖及低血糖发作较频繁，既往有严重低血糖或医疗资源落后地区的儿童或青少年T1DM患者，建议HbA1c＜7.5%；对于老年T1DM患者，建议HbA1c＜7.5%。

（2）存在血糖波动大、反复低血糖、无症状性低血糖或无法解释的高血糖的T1DM患者，应进行CGM。对大多数T1DM患者，TIR应＞70%，＜3.9mmol/L的葡萄糖低于目标范围时间（TBR）＜4%。老年或高风险T1DM患者＜3.9mmol/L的TBR应＜1%（表3-3）。

表3-3 T1DM的血糖控制目标

观察指标	控制目标
血糖	
空腹或餐前	4.0 ～ 7.0mmol/L
餐后	5.0 ～ 10.0mmol/L
睡前或凌晨	4.4 ～ 7.8mmol/L
HbA1c	＜7.0%[a]
TIR（3.9 ～ 10.0mmol/L）	＞70%[b]
TBR	
＜3.9mmol/L	＜4%[c]
＜3.0mmol/L	＜1%
TAR	
＞10.0mmol/L	＜25%
＞13.9mmol/L	＜5%[d]

注：TIR.葡萄糖在目标范围内时间；TBR.葡萄糖低于目标范围的时间；TAR.葡萄糖高于目标范围的时间。

a.以下情况建议HbA1c控制目标为＜7.5%：不能准确识别低血糖及低血糖发作较频繁，既往有严重低血糖或医疗资源落后地区的儿童或青少年，老年人。

b.老年人/高风险者建议TIR＞50%。

c.老年人/高风险者建议＜3.9mmol/L的TBR＜1%。

d.老年人/高风险者建议＞13.9mmol/L的TAR＜10%。

三、住院患者的血糖控制目标

住院患者的血糖监测主要采用便携式血糖仪进行床旁快速血糖检测，可在充分评估患者病情后制订相应的血糖控制目标。

（一）血糖控制目标分层

血糖控制目标分层可分为严格、一般、宽松3个标准，见表3-4。

表3-4　住院糖尿病患者的血糖管理目标分层（mmol/L）

血糖管理目标	空腹或餐前血糖	餐后2h或随机血糖
严格	4.4～6.1	6.1～7.8
一般	6.1～7.8	7.8～10.0
宽松	7.8～10.0	7.8～13.9

（二）不同病情患者血糖控制目标

不同病情患者的血糖控制目标见表3-5。

表3-5　不同病情患者血糖控制目标

病情分类		血糖控制目标
内分泌科	新诊断、非老年、无并发症及伴发疾病、降糖治疗无低血糖风险	严格
	低血糖高危人群[a]	宽松
其他内科疾病	心脑血管疾病高危人群[b]，同时伴有稳定心脑血管疾病	一般
	因心脑血管疾病入院	宽松
	糖皮质激素治疗	一般
	中重度肝肾功能不全	宽松
	特殊群体	
	75岁以上老年人	宽松
	预期寿命＜5年（如癌症等）	宽松
	精神或智力障碍	宽松

病情分类		血糖控制目标
外科手术	择期手术（术前、术中、术后）	
	大、中、小手术	一般
	器官移植手术	一般
	精细手术（如整形）	严格
	急诊手术（术中、术后）	
	大、中、小手术	宽松
	器官移植手术	一般
	精细手术（如整形）	严格
重症监护室（ICU）	胃肠内或胃肠外营养	宽松
	外科ICU	一般
	内科ICU	宽松

注：a.低血糖高危人群：糖尿病病程＞15年、存在无感知性低血糖病史、有严重伴发病如肝肾功能不全或全天血糖波动大并反复出现低血糖的患者。

b.心脑血管疾病高危人群：具有高危心脑血管疾病风险（10年心血管风险＞10%）者，包括大部分＞50岁的男性或＞60岁的女性合并一项危险因素者（即心血管疾病家族史、高血压、吸烟、血脂紊乱或蛋白尿）。

第二节　糖尿病教育和管理

糖尿病是一种长期慢性疾病，患者的日常行为和自我管理能力是影响糖尿病控制状况的关键因素之一，因此，糖尿病的控制不是传统意义上的治疗，而是系统的管理。

糖尿病自我管理教育和支持（DSMES）由糖尿病"自我管理"和"教育/支持"两部分组成，患者通过积极参与医疗团队指导，从中学习和掌握如何实施正确决策和自我管理行为，最终改善临床结局、健康状况和生活质量。

《中国2型糖尿病防治指南（2020版）》强调，糖尿病患者应接受DSMES，需掌握自我管理所需的知识和必要的技能。

一、教育和管理的形式

糖尿病自我管理教育的方式包括个体教育、集体教育、个体和集体教育相结合，以及远程教育，可以是大课堂式、小组式，也可以是个体式。小组式或个体化的教育针对性更强。教育内容包括饮食、运动、血糖监测和自我管理能力的指导。

1.小组教育 指糖尿病教育者针对多个患者的共同问题，同时与他们沟通并给予指导，每次教育时间为1h左右，患者人数以10～15人为佳。

2.大课堂教育 指以课堂授课的形式由医学专家或糖尿病专业护士为患者讲解糖尿病相关知识，每次课时1.5h左右，患者人数在50～200人，主要针对对糖尿病缺乏认识的患者及糖尿病高危人群。属于知识普及性质的教育。

3.个体教育 指糖尿病教育者与患者进行一对一的沟通和指导，适合一些需要重复练习的技巧学习，如自我注射胰岛素、自我血糖监测（SMBG）。

4.远程教育 为通过手机应用程序和互联网平台开展远程教育，宣传糖尿病自我管理相关知识，提高患者的自我管理技能。

根据患者需求和不同的具体教育目标，以及资源条件，可采取多种形式的教育，包括演讲、讨论、示教与反示教、场景模拟、角色扮演、电话咨询、联谊活动、媒体宣传等。

糖尿病的教育和指导应该是长期和及时的，特别是当血糖控制较差、需调整治疗方案时，或因出现并发症需进行胰岛素治疗时，必须给予具体的教育和指导。而且教育应尽可能标准化和结构化，并结合各地条件做到因地制宜。

二、教育管理的流程

糖尿病教育和管理应包含对教育对象的基本评估，确定需解决的问题，制订有针对性的目标及计划、实施的方案及效果评价。

1.糖尿病个体教育和小组教育流程 见图3-1。

2.糖尿病大课堂教育流程 见图3-2。

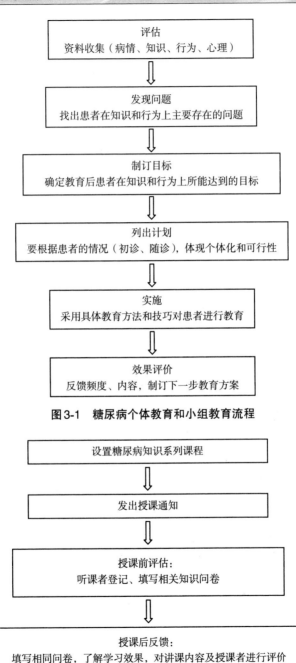

图3-1 糖尿病个体教育和小组教育流程

图3-2 糖尿病大课堂教育流程

三、糖尿病教育的基本内容

1.糖尿病的自然进程。

2.糖尿病的临床表现。

3.糖尿病的危害及如何防治急慢性并发症。

4.个体化的治疗目标。

5.个体化的生活方式干预措施和饮食计划。

6.规律运动和运动处方。

7.饮食、运动、口服药、胰岛素治疗及规范的胰岛素注射技术。

8.血糖测定结果的意义和应采取的干预措施。

9. SMBG、尿糖监测（当血糖监测无法实施时）和胰岛素注射等具体操作技巧。

10.口腔护理、足部护理、皮肤护理的具体技巧。

11.特殊情况应对措施（如疾病、低血糖、应激和手术）。

12.糖尿病妇女受孕计划及监护。

13.糖尿病患者的社会心理适应。

14.糖尿病自我管理的重要性。

四、糖尿病自我管理教育和支持的实施

1. **DSMES首要强调多学科团队**　每个糖尿病管理单位应有1名受过专门培训的糖尿病教育护士，设立专职糖尿病教育者的岗位，以保证教育的质量。共同照护模式是糖尿病管理模式中的一种高度有效形式。共同照护门诊的基本成员应包括专科医师、营养师、经认证的护理教育师及运动指导师。DSMES是一个持续的行为改变闭环，自我管理处方作为其实践工具和支持形式，需要多方团队与技术支持，联合实现规范化、系统化的糖尿病自我管理。

2. **DSMES的关键时间点**　包括：①新诊断糖尿病时；②每年进行健康评估和并发症防治时；③出现新的复杂因素影响自我管理时；④健康状态和照护发生改变时。

3. **DSMES的有效评估**　逐步建立定期随访和评估系统，以确保所有患者都能进行咨询并得到及时的正确指导。

五、糖尿病相关心理压力与应对

糖尿病合并相关痛苦、焦虑、抑郁等问题非常普遍，对治疗和预后影响巨大，应给予更多的关注。个性化的DSMES及心理干预能提高患者应对糖尿病相关问题的能力，更好地改善情绪障碍及糖代谢状态。一些用于生活幸福感、糖尿病相关痛苦、焦虑、抑郁的量表，如WHO-5、PAID、DDS、BAI、SAS、PHQ9、SDS等，可用于筛查及初步判定糖尿病严重程度。

糖尿病知识及技能的培训、多维度的社会心理支持是糖尿病患者应对心理压力的有效手段，需定期评估及调整，具体内容包括：①伴有焦虑、抑郁的糖尿病患者血糖控制难度及并发症发生风险均增加，应定期规范筛查，评估糖尿病相关并发症；②社会心理支持，如同伴支持模式有助于缓解糖尿病患者的心理压力，提高心理弹性，使患者拥有正确应对和良好适应的能力，降低糖尿病相关痛苦、抑郁等负性情绪的发生；③糖尿病患者若伴精神心理问题，需转诊精神专科治疗。

六、新技术在糖尿病教育管理中的应用

数字化健康应用程序及互联网、物联网技术的飞速发展推动了糖尿病教育管理的信息化和标准化，通过与传统的DSMES相结合，向个人提供有关知识和服务。智能手机设备和无线网络的进步增加了糖尿病患者对教育管理的接受程度和能力，计算机视觉/视频游戏、可穿戴设备，以及增强和虚拟现实技术的发展，为糖尿病教育管理提供了更多手段，为改善糖尿病患者的自我管理提供了更多的机会。

DSMES需要与时俱进，与传统的面对面教育相比，互联网远程医疗提供的在线糖尿病教育管理能惠及更多人群，患者就医更便捷且无交通成本。T2DM自我管理处方使得糖尿病教育管理的标准化和同质化成为可能。线上管理可作为线下管理的延伸，应鼓励患者加入线上管理系统，并且配备专职的线下和线上教育者，由专业组织培训并颁发培训合格的资质证书，从而规范线上管理方案。

第三节　医学营养治疗

医学营养治疗（MNT）是根据患者的医学状况、生活方式和个人因素制订个体化营养处方，是糖尿病管理中不可或缺的一部分，包括营养评估、诊断、干预及持续监测，以支持长期的生活方式改变，并根据需要修改干预措施。MNT是糖尿病综合治疗的基础，是预防和控制糖尿病必不可少的措施。

本节主要是对《中国糖尿病医学营养治疗指南（2022版）》提出的问题及推荐意见进行阐述。

一、医学营养治疗的目标

医学营养治疗通过调整营养素结构，控制血糖、改善胰岛素分泌、达到并维持理想体重并预防营养不良发生。MNT的目标是在保证患者正常生活和儿童青少年正常生长发育的前提下，纠正已发生的代谢紊乱，减轻胰岛B细胞负荷，从而延缓并减轻糖尿病及并发症的发生和发展，进一步提高其生活质量。

二、营养相关要素对糖尿病的影响及指南推荐建议

（一）个体化能量计划

78.2%的T2DM患者处于超重或肥胖状态，ADA推荐糖尿病患者采用任何有助于降低体重的方法，并在肥胖糖尿病管理中建议在原有热量需要的基础上减少500 ～ 750kcal/d（1kcal = 4.186kJ），以达到控制体重的目的，因此，限热量饮食是糖尿病饮食干预的方式之一。

根据限制程度可将限热量饮食分为低热量饮食（low calorie diet，LCD）和极低热量饮食（very low calorie diet，VLCD）。LCD通常指热量摄入控制在800 ～ 1500kcal/d，VLCD则指总热量摄入＜800kcal/d。根据限制时间的长短可分为短期（＜9天）和长期限食。

根据限制的连续性可将限热量饮食分为间歇性热量限制（intermittent energy restriction，IER）和持续性热量限制（continuous energy restriction，CER）。在IER的限食日，能量供给通常为正常需求的0 ～ 25%（＜800kcal/d）。IER短时间内依从性可达93%。IER期间可

能会导致低血糖发生，特别在注射胰岛素或服用磺酰脲类药物时更易出现。超重/肥胖的T2DM患者需在医护人员的指导下进行IER，尤其需要对调整用药、血糖监测频率、液体摄入等方面给予重视。

问题1：糖尿病患者适宜的热量范围是多少？

糖尿病患者应接受个体化热量平衡计划，以达到或维持理想体重，同时满足不同情况下营养需求的目标（B，强推荐）。

在我国2018年卫生行业标准《成人糖尿病患者膳食指导》及《中国2型糖尿病防治指南（2020版）》中，热量推荐摄入标准均建议采用通用系数方法，按照每天25～30kcal/kg根据理想体重（IBW）计算热量摄入，再根据身高、体重、性别、年龄、活动度、应激状况调整为个体化热量标准（表3-6）。

表3-6　成人糖尿病患者每日热量供给量 $[kJ/kg（kcal/kg）]$

劳动活动强度	体重过低	正常体重	超重/肥胖
重体力活动 （如搬运工）	188～209 （45～50）	167 （40）	146 （35）
中体力活动 （如电动安装）	167 （40）	125～146 （30～35）	125 （30）
轻体力活动 （如坐式工作）	146 （35）	104～125 （25～30）	84～104 （20～25）
休息状态 （如卧床）	104～125 （25～30）	84～104 （20～25）	62～84 （15～20）

注：标准体重参考WHO计算方法。男性标准体重（kg）=［身高（cm）-100］×0.9；女性标准体重（kg）=［身高（cm）-100］×0.9-2.5。根据我国提出的BMI的评判标准，BMI≤18.5kg/m² 为体重过低，18.5kg/m²＜BMI＜24.0kg/m² 为正常体重，24.0kg/m²≤BMI＜28.0kg/m² 为超重，BMI≥28.0kg/m² 为肥胖。

问题2：低热量饮食/极低热量饮食是否有助于T2DM患者的血糖管理？

（1）短期内（＜1年）LCD有助于超重/肥胖糖尿病患者的体重和血糖管理（A，强推荐）。

（2）VLCD短期内有助于改善T2DM患者的FPG（空腹血糖）、HbA1c、胰岛素抵抗、体重等指标（C，弱推荐），但可能发生低血糖等并发症，不推荐长期接受VLCD（C，强推荐）。

问题3：间歇性热量限制/持续性热量限制对T2DM患者糖脂代谢和体重有何影响？

IER/CER均有利于超重/肥胖T2DM患者的血糖和体重管理，IER较CER在体重管理上更有优势（B，弱推荐）。

（二）碳水化合物

对糖尿病患者而言，碳水化合物、脂肪及蛋白质等宏量营养素并无广泛适用的最佳供给比例，需在总能量控制的前提下根据患者的代谢状态（如血脂、肾功能等）进行个体化设定。

问题4：摄入碳水化合物的量对于控制血糖、胰岛素水平及并发症危险因素有何影响？

糖尿病患者每日碳水化合物供能比宜为45%～60%（B，强推荐）。限碳水化合物饮食，在短期（1年内）有利于T2DM患者的血糖控制，可轻微改善甘油三酯和HDL-C（高密度脂蛋白胆固醇）水平，未发现长期获益（B，弱推荐）。不推荐1型糖尿病患者选择极低碳水化合物饮食（C，强推荐）。

问题5：不同食物来源的碳水化合物对于控制血糖、胰岛素水平和并发症及其危险因素有无影响？

全谷物碳水化合物替换部分精制谷物有利于血糖、甘油三酯和体重的控制（B，强推荐）。

问题6：膳食纤维（非补充剂或额外添加）的含量和来源对于控制血糖及并发症有何影响？

高膳食纤维饮食（25～36g/d或12～14g/1000kcal），特别是保证可溶性膳食纤维摄入（10～20g/d），有助于控制T1DM和T2DM患者的血糖，降低全因死亡率（B，强推荐）。

问题7：特定碳水化合物（蔗糖、果糖）对于控制血糖、胰岛素水平等有何影响？

不推荐患者常规添加蔗糖。等热量替换/增加膳食中部分碳水化合物为蔗糖（30～50g）并不影响血糖控制或胰岛素敏感性（C，弱推荐）。等热量替换碳水化合物为高剂量添加性果糖＞50g，有升高甘油三酯的风险（C，弱推荐）。

（三）脂肪

问题8：T2DM患者每日膳食总脂肪及各类脂肪酸的推荐摄入量是多少？

推荐每日膳食总脂肪供能占总热量的20%～35%。强调脂肪的质量重于比例，限制饱和脂肪酸和反式脂肪酸的摄入，建议饱和脂肪酸摄入量不超过总热量的12%，反式脂肪酸不超过2%，适当增加多不饱和脂肪酸与单不饱和脂肪酸，以取代部分饱和脂肪酸（B，强推荐）。

问题9：糖尿病患者是否需要限制胆固醇摄入？

T2DM患者胆固醇摄入量不宜超过300mg/d（B，弱推荐）。

问题10：补充ω-3多不饱和脂肪酸对T2DM是否有利？

补充ω-3多不饱和脂肪酸有助于降低T2DM患者的TG水平，但对血糖控制的影响尚不明确（B，强推荐）。

（四）蛋白质

问题11：肾功能正常的糖尿病患者蛋白质摄入量占总摄入热量的比例是多少？增加蛋白质摄入是否有助于控制血脂和血糖？

肾功能正常的糖尿病患者蛋白质摄入宜占总热量的15%～20%（B，强推荐）。短期高蛋白饮食有助于改善超重和肥胖糖尿病患者的体重、血脂和血糖（B，弱推荐）。

问题12：乳清蛋白、大豆蛋白对糖尿病患者血糖及体重有何影响？

乳清蛋白有助于促进胰岛素分泌，改善糖代谢，保持肌肉含量，并在短期内更有助于控制体重（D，弱推荐），植物来源的蛋白质，尤其是大豆蛋白，相比于动物蛋白更有助于降低血脂水平（D，弱推荐）。

（五）维生素及微量元素

问题13：补充维生素E对于糖尿病患者有何影响？

维生素E补充对Hp2-2基因型的糖尿病患者可能有益，但安全性和长期疗效有待研究（D，弱推荐）。

问题14：补充叶酸对糖尿病患者有何影响？

补充叶酸可能有利于血糖稳态，降低胰岛素抵抗（C，弱推荐）。

问题15：糖尿病前期人群及糖尿病患者补充维生素D有何影响？

尚无证据表明糖尿病及糖尿病前期人群补充维生素D有延缓糖尿病发生或降低血糖的作用（C，弱推荐）。在特定情况下，大剂量补充维生素D可轻度降低血糖，但不建议以降血糖为目的常规补充维生素D（B，强推荐）。

问题16：复合维生素及矿物质联合补充对T2DM患者有何影响？

复合维生素及矿物质联合补充可能对T2DM合并肥胖者的血糖、血脂代谢有益，其有效性仍待进一步研究（C，弱推荐）。

问题17：补充铬是否对糖尿病有益？

铬缺乏可能与糖尿病的发生有关，但尚无一致性证据表明常规补充铬对糖尿病患者的血糖、血脂控制有益（C，弱推荐）。

（六）甜味剂

问题18：营养性甜味剂对控制血糖、胰岛素等有何影响？

成人T2DM患者短期摄入小剂量果糖甜味剂或阿洛酮糖并不升高餐后血糖（D，弱推荐）。在血糖控制达标的T2DM患者中，以木糖醇替代葡萄糖对餐后2h血糖无显著影响（C，弱推荐）。

问题19：非营养性甜味剂对控制血糖、胰岛素及体重有何影响？

甜菊糖苷、三氯蔗糖、阿斯巴甜、糖精等非营养性甜味剂对T2DM患者的FPG、HbA1c和BMI无显著影响（B，弱推荐）。

问题20：酒精及含酒精饮料对血糖控制有何影响？

酒精对T2DM患者血糖控制无益，但饮酒会增加T1DM患者低血糖风险，不建议糖尿病患者饮酒（B，强推荐）。

（七）植物化学物

问题21：植物化学物多酚对于T2DM患者调节血糖有何影响？

植物化学物多酚可能对糖尿病及并发症的防治有益（D，弱推荐），原花青素可能对血糖控制有益（B，弱推荐）。

问题22：大豆异黄酮对糖尿病患者的炎症及并发症有何影响？

大豆异黄酮对男性T2DM患者的血糖及血脂可能有益，大豆摄入量与T2DM的发病风险呈负相关（D，弱推荐）。

三、膳食结构

问题23：地中海饮食是否可以预防T2DM的发生，能否改善血糖、血脂控制，降低心血管疾病的风险？

地中海饮食有助于降低T2DM的发生风险，有助于控制T2DM患者血糖且有利于提高HDL-C、降低LDL-C（低密度脂蛋白胆固醇）和甘油三酯水平，进而降低心血管疾病的发生风险（A，强推荐）。

问题24：终止高血压膳食疗法饮食是否可以预防T2DM发生？能否改善T2DM的血糖和血脂，降低心血管疾病的风险？

DASH饮食可降低T2DM的发病风险，降低T2DM患者的空腹胰岛素水平，但对FPG和稳态模型评估胰岛素抵抗指数（HOMA-IR）无显著改善（B，弱推荐）。

四、益生元与益生菌

肠道菌群在T2DM的发生、发展过程中发挥重要作用。采用益生菌、益生元或合生元等物质对肠道菌群进行靶向性调节，已用于糖尿病的临床干预研究。益生菌是指以适当剂量服用时对宿主健康有益的活体微生物制剂；益生元是一类人体自身难以消化吸收但可以被某些肠道细菌发酵的膳食成分，主要包括低聚果糖、低聚半乳糖、乳果糖和阿拉伯木聚糖等；合生元则是将益生菌与对其生长有协同效应的特定益生元底物混合而成的制剂。这些物质可能通过促进短链脂肪酸产生诱导能影响血糖水平的肠道激素分泌，可通过增强免疫调节、增加抗炎细胞因子的产生、降低肠道渗透性和减少氧化应激等预防和延缓T2DM的发生、发展。

问题25：补充益生菌对T2DM患者的糖代谢有何影响？

补充特定益生菌可能改善T2DM患者的血糖控制（B，弱推荐）。

问题26：补充益生元能否帮助T2DM患者改善血糖控制？

补充特定益生元可以帮助T2DM患者改善血糖控制，降低炎症指标（C，弱推荐）。

问题27：补充合生元是否有利于T2DM患者改善血糖？

T2DM患者可以补充特定合生元以改善血糖，且与益生菌相比，补充合生元可能获得更好的代谢改善效果（C，弱推荐）。

问题28：补充益生菌/益生元/合生元对T1DM患者的血糖控制有何影响？

T1DM患者使用益生菌对血糖控制的影响尚不明确，但特定的合生元或益生元可能改善儿童的血糖控制（D，弱推荐）。

五、糖尿病营养教育与管理

问题29：糖尿病教育对糖尿病发病风险是否有影响？

糖尿病教育指导的生活方式干预有助于改善糖耐量，降低糖尿病患病率或延迟发病时间，并有助于降低糖尿病慢性并发症的发生（A，强推荐）。

问题30：糖尿病营养教育及运动指导对糖尿病患者体重及血糖控制是否产生影响？

糖尿病营养教育、饮食和运动的综合管理可使糖尿病患者体重降低、腰围减少、HbA1c及血糖水平下降，还可增加糖尿病患者营养知识和提高饮食质量，使其在血脂、血压等多方面获益（B，强推荐）。

（一）升糖指数和血糖负荷

升糖指数（GI）是反映不同种类食物对血糖影响大小的参数，而血糖负荷（GL）是GI值和给定食物量中所含有的可用碳水化合物总量的乘积，可用来评价摄入一定数量某种食物后对人体血糖影响的程度。长期摄入高GI/GL饮食会增加健康成人患T2DM的风险。

问题31：低升糖指数/血糖负荷饮食是否有助于糖尿病患者控制血糖？

高GI/GL饮食可显著增加健康人群患T2DM的风险。低GI/GL饮食在控制FPG、PBG（餐后2h血糖）和HbA1c方面比高GI/GL饮食更有效，同时不增加低血糖事件发生率（A，强推荐）。

问题32：低升糖指数/血糖负荷饮食是否有助于糖尿病患者并发症的控制？

低GI饮食对糖尿病并发症控制可能有益（C，弱推荐）。

（二）食物交换份

碳水化合物计数法是一种控制血糖的辅助饮食管理工具，其计算一日正餐和点心所摄入食物中含有的碳水化合物克数并与PBG水平相对准确地联系起来，适用于各种类型糖尿病（表3-7至表3-14）。

表3-7 食物交换份表

组别	食品类别	每份重量（g）	热量（kcal）	蛋白质（g）	脂肪（g）	碳水化合物（g）	主要营养素
一、谷薯组	1.谷薯类	25	90	2.0	—	20.0	碳水化合物膳食纤维
二、菜果组	2.蔬菜类	500	90	5.0	—	17.0	矿物质、维生素
	3.水果类	200	90	1.0	—	21.0	膳食纤维
三、肉蛋组	4.大豆类	25	90	9.0	4.0	4.0	蛋白质
	5.奶类	160	90	5.0	5.0	6.0	蛋白质
	6.肉蛋类	50	90	9.0	6.0		蛋白质
四、油脂组	7.硬果类	15	90	4.0	7.0	2.0	脂肪
	8.油脂类	10	90	—	10.0	—	脂肪

表3-8 谷、薯类食品的热量等值交换份表

食品名称	重量（g）	食品名称	重量（g）
大米、小米、糯米、薏米	25	干粉条、干莲子	25
高粱米、玉米碴	25	油条、油饼、苏打饼干	25
面粉、米粉、玉米面	25	烧饼、烙饼、馒头	35
混合面	25	咸面包、窝窝头	35
燕麦片、莜麦面	25	生面条、魔芋生面条	35
荞麦面、苦荞面	25	马铃薯	100
各种挂面、龙须面	25	湿粉皮	150
通心粉	25	鲜玉米（1中个带棒心）	200
绿豆、红豆、芸豆、干豌豆	25		

注：每份谷、薯类食品提供蛋白质2g，碳水化合物20g，能量90kcal（376kJ）。根茎类一律以净食部计算。

表3-9 蔬菜类食品的热量等值交换份表

食品名称	重量（g）	食品名称	重量（g）
大白菜、圆白菜、菠菜、油菜	500	白萝卜、青椒、茭白、冬笋	400
韭菜、茴香、茼蒿	500	倭瓜、南瓜、菜花	350
芹菜、苤蓝、莴苣笋、油菜苔	500	鲜豇豆、扁豆、洋葱、蒜苗	250
西葫芦、西红柿、冬瓜、苦瓜	500	胡萝卜	200
黄瓜、茄子、丝瓜	500	山药、荸荠、藕、凉薯	150
芥蓝菜、瓢菜	500	茨菇、百合、芋头	100
蕹菜、苋菜、龙须菜	500	毛豆、鲜豌豆	70
绿豆芽、鲜蘑、水浸海带	500		

注：每份蔬菜类食品提供蛋白质5g，碳水化合物17g，能量90kcal（376kJ）。每份蔬菜一律以净食部计算。

表3-10 肉、蛋类食品热量等值交换份表

食品名称	重量（g）	食品名称	重量（g）
热火腿、香肠	20	鸡蛋（1大个带壳）	60
肥瘦猪肉	25	鸭蛋、松花蛋（1大个带壳）	60
熟叉烧肉（无糖）、午餐肉	35	鹌鹑蛋（6个带壳）	60
熟酱牛肉、熟酱鸭、大肉肠	35	鸡蛋清	150
瘦猪、牛、羊肉	50	带鱼	80
带骨排骨	50	草鱼、鲤鱼、甲鱼、比目鱼	80
鸭肉	50	大黄鱼、黑鲢、鲫鱼	80
鹅肉	50	对虾、青虾、鲜贝	80
兔肉	100	蟹肉、水发鱿鱼	100
鸡蛋粉	15	水发海参	350

注：每份肉蛋类食品提供蛋白质9g，脂肪6g，能量90kcal（376kJ）。除蛋类为食品重量，其余一律以净食部计算。

表3-11　大豆类食品热量等值交换份表

食品名称	重量（g）	食品名称	重量（g）
腐竹	20	北豆腐	100
大豆	25	南豆腐（嫩豆腐）	150
大豆粉	25	豆浆	400
豆腐丝、豆腐干、油豆腐	50		

注：每份大豆及其制品提供蛋白质9g，脂肪4g，碳水化合物4g，能量90kcal（376kJ）

表3-12　奶类食品热量等值交换份表

食品名称	重量（g）	食品名称	重量（g）
奶粉	20	牛奶	160
脱脂奶粉	25	羊奶	160
乳酪	25	无糖酸奶	130

注：每份奶类食品提供蛋白质5g，脂肪5g，碳水化合物6g，能量90kcal（376kJ）。

表3-13　水果类食品热量等值交换份表

食品名称	食品重量（g）	食品名称	食品重量（g）
柿子、香蕉、鲜荔枝	150	李子、杏	200
梨、桃、苹果	200	葡萄	200
橘子、橙子、柚子	200	草莓	300
猕猴桃	200	西瓜	500

注：每份水果提供蛋白质1g，碳水化合物21g，能量90kcal（376kJ）。每份水果重量一律以市品部计算。

表3-14　油脂类食品热量等值交换份表

食品名称	重量（g）	食品名称	重量（g）
花生油、香油（1汤匙）	10	猪油	10
玉米油、菜籽油（1汤匙）	10	牛油	10
豆油（1汤匙）	10	羊油	10
红花油（1汤匙）	10	黄油	10

注：每份油脂类食品提供脂肪10g，能量90kcal（376kJ）。

问题33：对于T1DM患者采用碳水化合物计数法是否有助于血糖控制？

对于T1DM的儿童及成人患者，基于碳水化合物计数法的营养干预有助于提高血糖控制和提高生活质量（C，强推荐）。

问题34：碳水化合物计数法对于T2DM患者的血糖控制是否有帮助？

碳水化合物计数法可有效降低T2DM患者的血糖水平（B，弱推荐）。

六、糖尿病特殊人群

（一）儿童青少年糖尿病

目前推荐T1DM儿童和青少年患者的饮食都应在管理总热量的同时采取平衡膳食模式，每日三大宏量营养素的供能比分别为碳水化合物50%～55%、脂肪25%～35%、蛋白质15%～20%；推荐合并高脂血症的T1DM儿童和青少年，超重/肥胖的T1DM、T2DM儿童和青少年应在此基础上采取个体化热量摄入评估，如间接热量测定等，并且降低脂肪供能比至30%以内，并限制饱和脂肪的摄入比例至10%以内。此外，青少年糖尿病的营养管理应包括更多方面因素以保障其向成人阶段诊疗的顺利过渡，需要内分泌、营养、药学、护理等多学科合作，以及家庭、学校、社会的共同参与。

问题35：儿童青少年T1DM患者不同的饮食模式对血糖及代谢有何影响？

基于平衡膳食原则的低GI、高膳食纤维的灵活饮食模式，同时强调规律进餐，有助于T1DM患者的血糖管理（B，强推荐）。不推荐儿童青少年T1DM患者采用高脂肪饮食（脂肪供能比＞35%），适度提高单不饱和脂肪酸摄入比例的平衡膳食可改善血脂和血糖（B，强推荐）。

问题36：蛋白质摄入对儿童青少年T1DM患者的代谢和胰岛素治疗有何影响？

不推荐在儿童青少年T1DM患者中采用高蛋白高脂肪饮食（蛋白质供能比≥25%）（B，强推荐）。

问题37：维生素D对于儿童青少年T1DM患者有何影响？

维生素D治疗有助于改善合并维生素D缺乏儿童青少年T1DM患者的血糖和血脂水平，降低并发症风险；建议常规监测维生素D水平并及时补充（C，强推荐）。

问题38：营养减重干预对于超重和肥胖的儿童青少年T1DM和T2DM患者的血糖有何影响？

超重和肥胖的儿童青少年T1DM和T2DM患者需要通过营养减重干预改善肥胖和血糖水平（C，强推荐）。

（二）妊娠期糖尿病

有研究显示，健康饮食模式有助于预防GDM的发展，营养治疗、身体活动与胰岛素治疗相结合是常规治疗方法，同时多学科综合治疗可降低GDM相关新生儿并发症的发生风险。通过监测血糖动态变化，调整营养、运动、药物方案，可以保证患者妊娠期正常营养需求和血糖的持续达标。

问题39：妊娠期补充叶酸是否有利于降低妊娠期糖尿病的风险？

妊娠前和妊娠早期在平衡膳食的基础上每日额外补充400μg叶酸，有利于降低GDM的风险，但如果叶酸补充超过800μg，还可能增加GDM风险（B，弱推荐）。

问题40：妊娠期摄入植物蛋白是否有利于降低妊娠期糖尿病的风险？

妊娠期饮食应平衡蛋白质的摄入量及种类，增加豆类、坚果等植物蛋白有利于降低GDM风险（B，强推荐）。

问题41：低升糖指数饮食对妊娠期糖尿病血糖控制有何影响？

低GI饮食有助于GDM的血糖控制（C，弱推荐）。

问题42：糖尿病特定营养制剂能否改善妊娠期糖尿病的临床结局？

糖尿病特定营养制剂有助于改善GDM患者血糖水平及围生期结局，并降低发生低血糖及热量摄入不足的风险（C，弱推荐）。

问题43：妊娠期糖尿病患者是否需要补充膳食纤维？

GDM患者在妊娠期间补充膳食纤维，有助于调节血糖水平，改善临床结局（B，强推荐）。

问题44：妊娠期糖尿病患者是否需要补充微量营养素？

GDM患者应维持良好的微量营养素摄入，必要时补充适合妊娠期的微量营养素复合制剂（C，弱推荐）。

（三）老年糖尿病

问题45：老年糖尿病患者应摄入多少能量为宜？

老年糖尿病患者推荐的热量摄入为每日25～30kcal/kg，对于营养不良或有营养风险的老年患者，热量的摄入量需提高（B，强推荐）。

问题46：增加蛋白质摄入对老年糖尿病患者有何影响？

足量蛋白质摄入可改善老年糖尿病患者的虚弱状态，预防肌肉减少症发生（B，强推荐）。

多项老年营养指南建议老年糖尿病患者蛋白摄入量为每日1.0～1.2g/kg，对于营养不良或存在营养风险的患者，建议蛋白摄入量为每日1.2～1.5g/kg，肌肉减少症或恶病质老年人的蛋白质摄入量至少为每日1.5g/kg，终末期肾衰竭的患者除外。

问题47：老年糖尿病患者是否需要补充维生素和微量元素？

老年糖尿病患者应维持适量的维生素和微量元素摄入，尤其增加维生素D及钙的充足摄入（C，强推荐）。

（四）糖尿病前期

问题48：在糖尿病前期进行生活方式干预是否有助于延缓T2DM发病及并发症的发生？

在糖尿病前期进行生活方式干预可延缓T2DM的发病，降低心血管事件、微血管并发症及心血管和全因死亡率（A，强推荐）。

问题49：对于超重/肥胖的糖尿病前期人群，减重是否可以减少T2DM发生？

对于超重和肥胖的糖尿病前期人群，建议体重减轻7%～10%，以减少T2DM发生（B，强推荐）。

问题50：在糖尿病前期人群中，精准营养治疗是否有利于血糖管理及预防T2DM发生？

结合个体生物学数据（如微生物组、基因组和代谢组）、生活方式因素（如睡眠和锻炼）信息等的个性化饮食有助于糖尿病前期、肥胖等T2DM患者及高危人群的PBG控制（B，弱推荐）。

七、糖尿病相关并发症与医学营养治疗

（一）代谢手术与营养

问题51：T2DM患者行代谢术后是否需要补充蛋白质？

推荐T2DM患者根据代谢手术营养管理指南进行蛋白质补充，术后蛋白质摄入量应满足60～120g/d（C，弱推荐）。

问题52：T2DM患者代谢术后是否需要补充铁？

推荐T2DM患者代谢术后（尤其是女性、Roux-en-Y胃旁路术术后）定期监测铁代谢指标，一旦出现铁缺乏，应及时予以补充。补充可采用硫酸亚铁、富马酸亚铁或葡萄糖酸铁辅以维生素C，口服剂量为150～200mg/d（B，强推荐）。

问题53：T2DM患者代谢术后是否需要补充钙和维生素D？

针对T2DM患者，《中国2型糖尿病防治指南（2020版）》指出，代谢手术可能引起营养障碍风险，应酌情补充多种维生素及微量元素。因此，该指南建议所有代谢术后均进行维生素D筛查，并预防性补充维生素D制剂。推荐袖状胃切除术、Roux-en-Y胃旁路术术后剂量要求为每日口服钙制剂1200～1500mg；维生素D制剂3000U。

问题54：T2DM患者代谢术后是否需要补充维生素B？

推荐T2DM患者代谢术后常规监测维生素B_{12}水平，对于出现维生素B_{12}缺乏的患者，推荐口服甲基维生素B_{12}（1000μg/d）至水平达标。对于出现维生素B_1缺乏症状的患者，推荐口服补充维生素B_1 100mg 2次/天或3次/天至症状消失（C，强推荐）。

问题55：T2DM患者代谢术后是否需要补充维生素A？

推荐T2DM患者代谢术后监测维生素A水平，对于维生素A缺乏者补充5000～10 000U/d（C，弱推荐）。

问题56：T2DM患者如何预防代谢术后低血糖？

对于出现代谢术后低血糖的T2DM患者，建议采用少食多餐、高纤维素、低GI膳食，或低碳水化合物高蛋白膳食（C，弱推荐）。

问题57：如何通过围手术期营养管理促进T2DM患者的代谢手术效果？

围手术期血糖监测、药物与饮食调节可有效控制血糖，降低手术风险，改善手术预后（B，强推荐）。

由于禁食、压力、感染、糖皮质激素的使用等，围手术期血糖变化很大。术前糖尿病控制不佳（HbA1c＞7.5%）可能预示着糖尿病缓解率降低。不仅如此，糖尿病患者HbA1c升高与并发症发生率高、心肌梗死、术后早期感染的风险增加均有关。而HbA1c＜5%则表明患者可能反复出现严重低血糖发作，应进行充分调整后再进行手术。因此，术前出现的血糖异常均应予以积极治疗。建议术前血糖的控制目标：在无低血糖晕厥的前提下，HbA1c≤8%，FPG≤5.6mmol/L，餐后2h血糖≤7.8mmol/L。

术前结构化锻炼计划和低热量饮食（1350kcal/d）的应用可以减少手术难度和术后并发症。改变饮食结构后应及时检测血糖和调整降血糖药物以避免低血糖发作。术后则建议患者分阶段重新进食，先食用液体、果泥和软性食物，然后是常规固体食物，在两餐之间喝水。避免饮用含糖饮料和高GI的碳水化合物。

问题58：T2DM患者代谢术后应如何进行长期营养管理？

T2DM患者代谢术后须由专业的营养团队对其进行长期营养指导，包括制订饮食计划、进行运动指导、协助患者养成良好饮食习惯及生活作息规律（B，强推荐），T2DM患者减重术后应以高纤维含量的谷物和水果为主要碳水化合物来源，增加新鲜蔬菜摄入，减少高热量、高脂肪食物的摄入（C，弱推荐）。

问题59：对于代谢术后糖尿病缓解效果不佳者，应如何进行营养管理？

医学营养治疗联合药物治疗可帮助控制血糖，对于顽固性高血糖或代谢疾病复发者，可考虑行修正手术，但尚缺乏循证医学证据（C，弱推荐）。

（二）创伤及围手术期血糖控制

问题60：合并应激性高血糖应选择何种营养支持方式？

合并应激性高血糖宜首选肠内营养（B，强推荐）。

问题61：应激性高血糖可以使用糖尿病特定肠内营养制剂吗？

应激性高血糖患者宜使用糖尿病特定肠内营养制剂（B，强推荐）。

问题62：危重症患者发生应激性高血糖时血糖目标应该控制在何种范围？

危重症患者血糖达到10.0mmol/L时建议开始进行胰岛素治疗，其目标为控制血糖在7.8～10.0mmol/L。应定期监测血糖，防止低血糖风险（需要干预的低血糖水平为<3.9mmol/L）（A，强推荐）。

（三）肠外肠内营养支持

糖尿病合并急性疾病或应激时更易出现营养不良，其营养支持原则与非糖尿病一致，但应选择适宜的配方，关注碳水化合物、脂肪、蛋白质的比例与结构，更好地管理血糖。与肠外营养相比，肠内营养对血糖代谢的影响更轻，可作为糖尿病营养支持的首选方法，便于长期营养治疗和综合管理。

问题63：糖尿病住院患者的营养风险/营养不良高于非糖尿病住院患者吗？

糖尿病住院患者的营养风险/营养不良发生率更高，应常规进行营养筛查与评估（B，强推荐）。

问题64：糖尿病特定肠内营养制剂对血糖的影响优于全营养型标准配方制剂吗？

糖尿病肠内营养制剂对胰岛素需要量、FPG、HbA1c的影响优于标准配方制剂（B，强推荐）。

配方的改良多采用将缓释淀粉（木薯淀粉、谷物淀粉）替代全部麦芽糖糊精、提高果糖含量、增加膳食纤维等方式，但供能比控制在45%～60%。也可通过增加MUFA提高脂肪供能比，或提高蛋白质供能比等方式减少碳水化合物供能比获得血糖改善。系统评价和RCT（随机对照试验）研究也提示，使用高单不饱和脂肪酸的糖尿病适用型配方或高蛋白型的糖尿病配方时，PBG和胰岛素的峰值、增量反应、曲线下面积均优于标准肠内营养制剂配方。

问题65：糖尿病实施特定肠内营养治疗是否有卫生经济学改善？

规范应用糖尿病特定肠内营养制剂配方可减少医疗资源耗费（B，强推荐）。

（四）糖尿病肾病及透析期

对于糖尿病肾病患者不同阶段能量和蛋白质的推荐量，目前尚缺乏直接的临床研究数据支持，可参照国内外相关指南。

非透析期每日热量推荐量为35kcal/kg，肥胖者建议每日减少250～500kcal；营养状况良好的老年患者热量每日可减少为30～35kcal/kg。慢性肾脏病（chronic kidney disease，CKD）1～2期患者每日蛋白质推荐量为0.8g/kg，CKD 3～5期患者每日蛋白质推荐量为0.6g/kg。

透析期（包括血液透析及腹膜透析）热量推荐量为每日35kcal/kg（腹膜透析需要减去腹膜透析液中所含葡萄糖被人体吸收的500～700kcal/d）。血液透析的蛋白质推荐量为每日1.0～1.2g/kg；腹膜透析中，无残余肾功能者蛋白质推荐量为每日1.0～1.2g/kg，有残余肾功能者为每日0.8～1.0g/kg。低蛋白饮食对于糖尿病肾病患者的肾功能或预后的影响目前存在争议，需要进一步的多中心RCT研究来得出相关结论，建议在营养（医）师的监测和指导下施行低蛋白饮食。

问题66：糖尿病肾病患者如何预防营养不良？

糖尿病肾病患者在进行低蛋白质饮食时，更容易发生营养不良，建议可通过摄入充足能量来预防营养不良（C，弱推荐）。对于已存在营养不良的糖尿病肾病患者，蛋白质摄入量越低，其死亡风险越高，并不建议执行低蛋白饮食（C，弱推荐）。行透析治疗的糖尿病患者常比非糖尿病患者的每日热量摄入低，应谨慎使用限制性方案（D，弱推荐）。

问题67：合并营养不良的糖尿病肾病患者应该如何改善营养状况？

合并营养不良的糖尿病肾病患者应优先选择口服营养补充，肾病适用型营养补充剂在改善营养不良的同时，能避免增加磷酸盐结合剂使用及电解质紊乱（C，弱推荐）。

问题68：合并高磷血症的糖尿病肾病患者如何改善血磷状况？

对于合并高磷血症的糖尿病肾病患者，调整饮食无效后可选择适宜的磷结合剂以控制高血磷水平（B，弱推荐）。

问题69：糖尿病肾病需要常规补充维生素D或其类似物吗？

对于维生素D缺乏的糖尿病肾病，口服补充维生素D_3对改善血清维生素D状态和血脂异常有益（C，弱推荐）。对于能否改善糖尿病肾病的蛋白尿和肾功能尚无统一结论，不推荐常规使用（C，弱推荐）。

（五）糖尿病并发脂代谢紊乱

问题70：膳食脂肪酸来源对T2DM患者脂代谢有何影响？

降低膳食饱和脂肪酸有利于降低T2DM患者心血管疾病风险。饱和脂肪酸摄入量不超过总热量的10%，反式脂肪酸不超过总热量的1%，尚不支持糖尿病患者常规使用ω-3膳食补充剂改善血脂紊乱（C，强推荐）。

问题71：膳食来源的胆固醇对糖尿病患者心血管事件发生的影响？

对于合并脂代谢异常的糖尿病患者，可减少胆固醇摄入量（C，强推荐）。

《中国2型糖尿病合并血脂异常防治专家共识》建议，膳食中胆固醇摄入量＜300mg/d。

（六）糖尿病合并神经病变

问题72：补充维生素 B_{12} 衍生物（甲钴胺）是否对糖尿病神经病变有改善作用？

维生素 B_{12} 的衍生物（甲钴胺）可改善糖尿病自发性肢体疼痛、麻木、神经反射及传导障碍，并且甲钴胺联合 α-硫辛酸较单纯甲钴胺治疗的效果更显著（C，弱推荐）。

问题73：α-硫辛酸是否对糖尿病神经病变有改善作用？

α-硫辛酸可能改善神经感觉症状和神经传导速度，改善神经电生理改变，减轻及延缓神经损害的发展，并且口服补充与注射剂型的临床疗效相当（C，弱推荐）。

问题74：补充维生素 D 是否对糖尿病神经病变有改善作用？

补充大剂量维生素 D 可能有利于改善 T2DM 患者神经病变症状，改善生活质量（D，弱推荐）。

（七）糖尿病足

糖尿病足的营养状况与感染严重程度和临床结局独立相关，营养不良是糖尿病足患者预后不良的危险因素，较多临床研究显示糖尿病足接受营养治疗、补充特定营养素可促进糖尿病足创面愈合。

问题75：补充精氨酸等药理作用的氨基酸是否对糖尿病足溃疡愈合有影响？

补充精氨酸等药理作用的氨基酸可能促进糖尿病足溃疡愈合（C，弱推荐）。

问题76：补充维生素 D 是否对糖尿病足溃疡愈合有影响？

补充大剂量维生素 D 可能促进糖尿病足溃疡愈合（C，弱推荐）。

问题77：补充锌是否对糖尿病足溃疡愈合有影响？

补充锌可能促进糖尿病足溃疡愈合（D，弱推荐）。

问题78：补充镁是否对糖尿病足溃疡愈合有影响？

补充镁可能促进糖尿病足溃疡愈合（D，弱推荐）。

八、药物治疗与营养

问题79：GLP-1 受体激动剂是否有助于合并肥胖/超重的 T2DM 患者减重？

GLP-1 受体激动剂可促进合并肥胖/超重的 T2DM 患者体重下降

（A，强推荐）。

问题80：GLP-1受体激动剂影响机体的肌肉状况吗？

GLP-1受体激动剂结合热量限制及严格的生活方式干预可能导致糖尿病患者的肌肉和去脂体重减少，但其单独影响肌肉的效应尚无定论（B，弱推荐）。

问题81：SGLT2i可以降低体重吗？

SGLT2i（钠-葡萄糖协同转运蛋白2抑制剂）可促进糖尿病患者发生体重下降及以体脂肪减少为主要特征的体成分变化（B，强推荐）。

问题82：SGLT2i会影响机体的骨代谢吗？

SGLT2i对机体的骨代谢影响尚无定论，卡格列净、达格列净可能促进骨密度减低、骨量丢失，钙、磷、维生素D的营养状况尚需要在用药过程中密切观察（C，弱推荐）。

问题83：应用SGLT2i的糖尿病患者是否需要进行特殊的膳食管理？

SGLT2i可促进葡萄糖经肾脏排泄，从而反馈性减少胰岛素产生并促进胰高血糖素分泌，趋于促进糖异生及酮体生成。建议避免极低热量摄入，并维持碳水化合物供能比不低于每日膳食热量的40%，以免诱发正常血糖型或高血糖型糖尿病酮症酸中毒（B，弱推荐）。

问题84：二甲双胍是否会引起维生素B_{12}缺乏？

长期服用二甲双胍（超过2年）或剂量超过1500mg/d的糖尿病患者应常规进行维生素B_{12}筛查，监测和预防维生素B_{12}缺乏（A，强推荐）。

综上所述，医学营养治疗在糖尿病综合治疗和管理中具有重要地位，应该贯穿糖尿病治疗的全过程。由营养医师或其他专职卫生专业人员执行医学营养治疗可减轻糖尿病患者体重、改善血糖控制、预防和延缓心血管疾病发生、减少药物用量，并可以降低直接医疗成本、提高生活质量，同时还可以延缓发生T2DM，甚至缓解T2DM。

第四节　运动治疗

运动锻炼在2型糖尿病患者的综合管理中占重要地位。规律运动可增加胰岛素敏感性、改善体脂成分及提高生活质量，有助于控制血糖、减少心血管危险因素，而且对糖尿病高危人群一级预防效果显著。

一、糖尿病运动治疗的理论基础

1.糖尿病与运动密切相关（RCT研究）

（1）超过80%的2型糖尿病与肥胖及身体惰性有关，缺少运动本身就是糖尿病的发病因素之一。

（2）每天进行规律的体育运动，糖尿病发病的相对危险性下降15%～60%。

2.运动治疗糖尿病的机制

（1）运动改善2型糖尿病个体的胰岛素敏感性。

（2）改善患者的骨骼肌功能。

（3）改善脂肪和蛋白质代谢。

3.运动对糖尿病患者的双面作用

（1）正面作用：①规律的有氧运动有利于控制血糖，改善血脂异常，减轻体重，减少心血管病危险因素；②对糖尿病高危人群的一级预防效果显著；③系统、长期中等强度的有氧运动对防治糖尿病心肌病变、脑血管病变、肾病变、眼底病变等多种并发症有非常重要的意义；④坚持运动也能明显改善糖尿病患者的心理状态。

（2）负面作用：①治疗不充分的患者，不适当的运动可使患者血循环中的胰岛素水平不足、胰岛素对抗激素水平升高，可使血糖进一步升高，产生酮体过多，诱发酮症酸中毒；②运动有诱发低血糖的风险；③对已有一定程度的慢性并发症患者，不适当的运动可使并发症恶化；④退行性骨关节病加重，可发生骨折。

所以，治疗小组应对每一位患者分析其运动的益处和风险，应参考患者的具体情况、病情、用药情况，制订合理可行的运动方案。

二、糖尿病运动治疗的原则及指南推荐

1.运动治疗宜在相关专业人员指导下进行。运动前进行必要的健康评测和运动能力评估，有助于保证运动治疗的安全性和科学性。健康评估包括糖尿病代谢情况及并发症的评估；循环系统如血压、心率、心电图、下肢血管超声检查；肝肾功能、肺功能检查；运动器官、骨关节、足的检查。

2.运动强度和频率：成年T2DM患者每周至少150min（如每周运动

5天、每次30min）中等强度（50% ～ 70%最大心率，运动时有点费力，心跳和呼吸加快但不急促）的有氧运动。即使进行短时的体育运动（如10min），累计30min/d，也是有益的。

3.运动形式：有氧运动为主，抗阻运动为辅。中等强度的体育运动包括健步走、太极拳、骑车、乒乓球、羽毛球和高尔夫球等。较高强度的体育运动包括快节奏舞蹈、有氧健身操、游泳、骑车上坡、足球、篮球等。

4.如无禁忌证，每周最好进行2 ～ 3次抗阻运动（两次锻炼间隔≥48h），锻炼肌肉力量和耐力。锻炼部位应包括上肢、下肢、躯干等主要肌肉群，训练强度宜中等。联合进行抗阻运动和有氧运动可获得更大程度的代谢改善，如快走、慢跑、骑自行车、游泳、爬楼梯及中等强度的有氧体操（如医疗体操、健身操、木兰拳、太极拳）等。

5.运动时间：饭后1 ～ 1.5h，早餐后运动效果最好，晨练不宜过早、不宜空腹。

6.养成健康的生活习惯。培养活跃的生活方式，如增加日常身体活动、打破久坐行为、减少静坐时间，将有益的体育运动融入日常生活中。

7.严重低血糖、糖尿病酮症酸中毒等急性代谢并发症、合并急性感染、增殖性视网膜病变、严重心脑血管疾病（不稳定型心绞痛、严重心律失常、短暂性脑缺血发作）等情况下禁忌运动，病情控制稳定后方可逐步恢复运动。

8.T2DM患者只要感觉良好，一般不必因高血糖而推迟运动。如果在进行剧烈的体力活动时血糖＞16.7mmol/L，则应谨慎，确保补充充足的水分。

运动处方的制订需遵循个体化原则。运动项目要与患者的年龄、病情、喜好及身体承受能力相适应，并定期评估，适时调整运动计划。运动可穿戴设备的使用（如计步器）有助于提升运动依从性。运动前后要加强血糖监测，运动量大或激烈运动时应建议患者临时调整饮食及药物治疗方案，以免发生低血糖。运动中要注意及时补充水分。

三、糖尿病运动的管理

1.全方位管理　记录运动日记，提升运动依从性；养成健康的生活习惯，培养活跃的生活方式，如增加日常身体活动，减少静坐时间，将有益的体育运动融入日常生活中。运动时应携带糖尿病救助卡、糖果、点心等，以防发生低血糖。

2.运动治疗的监测和调整　运动前后要加强血糖监测，运动量大或激烈运动时应建议患者临时调整饮食及药物治疗方案，以免发生低血糖。

（1）若血糖＜5.5mmol/L，在运动前至少吃1份碳水化合物食物（15g碳水化合物）。

（2）若血糖＞13.9mmol/L，运动前休息片刻，因运动可使血糖变得更高。

（3）若血糖＞16.7mmol/L，不要运动。

（4）在运动多的当晚，睡前最好测试血糖，因为有可能会出现延迟的血糖改变。

运动应遵循循序渐进、由少到多、由轻到重、由稀至繁、周期性原则，恢复性原则。

四、有助于患者坚持运动的方法

1.选择自己喜爱的运动方式和较为方便的时间。

2.结伴运动，相互照顾、鼓励和督促。

3.制订切实可行的运动计划。

4.在运动前和运动过程中定期记录体重，体重减轻也可以成为一个激励因素。

五、运动治疗的特殊问题

1.糖尿病视网膜病变　避免接触性运动、屏气和升高血压的运动（如举重、拳击），防止眼底出血和视网膜脱离。

2.糖尿病合并外周血管病变　关节退行性病变、足部溃疡者应避免容易引起足部外伤的运动，如跑步等。

3.糖尿病合并妊娠和妊娠糖尿病患者　进行适当运动，可选择散步、做广播操、孕妇体操、游泳等运动形式；运动时间不要超过15min，妊娠后期避免仰卧位运动。

4.糖尿病合并冠状动脉粥样硬化性心脏病　较低运动强度，每次

20 ～ 45min，最长不超过 1h，每周 3 ～ 4 次；运动前 2h 不饱餐、不饮用兴奋性饮料；应进行准备活动，结束时不要骤然停止；出现身体不适时应立即停止运动，必要时就医。

5.糖尿病合并高血压　血压＞ 180/120mmHg 时不能运动；血压＜ 160/100mmHg 时建议在专业人员的监督下进行放松训练和有氧训练；血压＜ 130/80mmHg 时运动强度可由低等逐渐过渡到中等，避免憋气动作或高强度的运动，防止血压过度增高。

6.糖尿病合并肾病　适当运动对于降低糖尿病肾病患者尿微量清蛋白有积极作用；低强度、低运动量至中强度运动；避免憋气或高强度运动，防止血压过度增高，注意监测血压、尿液检查、肾功能、电解质和酸碱平衡。

六、预防运动中不良事件的发生

1.避免空腹运动，随身携带糖果和饮料，预防低血糖。

2.运动时间不宜过长，及时补充食物。

3.胰岛素注射时间与运动时间相隔 1h 以上。

4.随身携带疾病介绍卡。

5.不舒服时，及时与医师取得联系。

七、运动时并发症的处理

1.并发症加重　停止运动，并根据病情做出相应处理。

2.低血糖处理　立即进食。

3.运动创伤的处理　冷冻包扎，就近送医。

第五节　血糖监测

血糖监测是糖尿病管理的重要内容，血糖监测结果可以反映糖尿病患者糖代谢紊乱的程度，有助于制订合理的降血糖方案，评价降血糖治疗效果，指导调整治疗方案。

临床常用的血糖监测方法包括毛细血管血糖监测、糖化血红蛋白（glycosylated hemoglobin A1c，HbA1c）、糖化白蛋白（glycated albumin，GA）和动态血糖监测（continuous monitoring，CGM）等，其中毛细血管血糖监测是血糖监测的基本形式，包括患者自我血糖监测（self-monitoring of blood glucose，SMBG）及在医院内进行的即时检测（point-of-care testing，POCT）。HbA1c是反映既往2～3个月血糖水平的公认指标，GA和CGM可以反映短期血糖水平，是上述监测方法的有效补充。以下内容主要是对《中国血糖监测临床应用指南（2021年版）》的总结和概括。

一、毛细血管血糖监测

毛细血管血糖监测包括SMBG及在医疗机构内进行的POCT两种模式，它能反映实时血糖水平，评估生活事件（饮食、运动、情绪及应激等）及疾病、药物对血糖的影响，有助于提高治疗的有效性、安全性，提高患者的生活质量。

1. SMBG　是糖尿病综合管理和教育的组成部分，建议所有糖尿病患者均需行SMBG。SMBG可以帮助糖尿病患者更好地了解自己的血糖控制状态，为其提供一种积极参与糖尿病管理、按需调整行为及药物干预、及时向医务工作者咨询的手段，提高患者对治疗的依从性。

2. 医院内血糖监测　《医疗机构便携式血糖检测仪管理和临床操作规范》明确指出血糖仪属于POCT设备，应将其纳入医疗机构POCT管理的一部分，并应建立、健全血糖仪临床使用管理的相关规章制度，对医疗机构所使用的血糖仪性能提出了相应的要求。在同一医疗站点、诊室或病区，原则上应当选用同一型号的血糖监测系统，避免因不同系统间性能差异而导致检测结果偏差。

随着信息化技术的发展，医疗机构内血糖监测逐步采用专用的智能血糖监测系统，系统能识别患者的身份信息，自动传输血糖结果，不需要操作者记录、抄写或手动输入血糖值，在提高工作效率的同时可以避免人为差错。而且所有血糖结果和血糖仪质控结果均可追溯，为实现院内血糖管理提供了基础。

3. 毛细血管血糖监测的影响因素

（1）血糖仪的准确度和精密度：医疗机构所使用的血糖仪应遵从准确度和精密度的要求。

1）对准确度的要求：当血糖浓度＜5.5mmol/L时，至少95%的检测结果差异在±0.83mmol/L的范围内；当血糖浓度≥5.5mmol/L时，至少95%的检测结果差异在±15%的范围内。

2）对精密度的要求：当血糖浓度＜5.5mmol/L时，标准差＜0.42mmol/L；当血糖浓度≥5.5mmol/L时，变异系数＜7.5%。

（2）干扰因素

1）检测方法影响：采用葡萄糖氧化酶的血糖监测系统容易受到氧气的影响。采用葡萄糖脱氢酶的血糖监测系统，因为联用的辅酶不同而易受到其他糖类物质的干扰，如木糖、麦芽糖、半乳糖等。

2）血细胞比容：在相同的血浆葡萄糖水平，随着血细胞比容的增加，全血葡萄糖检测值会逐步降低。具有血细胞比容校正功能的血糖仪可使这一差异值降至最低程度。

3）其他干扰物：对乙酰氨基酚、维生素C、水杨酸、尿酸、胆红素、甘油三酯等内源性和外源性物质。当血液中存在大量干扰物时，血糖值会有一定的偏差。

（3）导致毛细血管血糖与静脉血糖差异的因素：通常血糖仪采用毛细血管全血，而实验室检测的是静脉血浆或血清葡萄糖。采用血浆校准的血糖仪，空腹时的检测数值与实验室数值较接近，餐后或服糖后毛细血管葡萄糖会略高于静脉血糖。若用全血校准的血糖仪，空腹时检测数值较实验室数值低12%左右，餐后或服糖后毛细血管葡萄糖与静脉血浆血糖较接近。

（4）操作人员及实验室因素：消毒剂、采血量、采血部位、是否挤压手指、温度、湿度、血糖试纸等可影响血糖检测的数值。

1）导致数值偏高的因素：使用碘酊或碘伏消毒；情绪紧张。

2）导致数值偏低的因素：使用75%乙醇消毒，消毒液未擦干净；采手指血时挤压组织。

另外，储藏试纸时不要温度过高或放在冰箱里，应保持试纸干燥；将检测试纸插入仪器后，一定要在2min内完成操作，试纸开瓶后要在3个月内用完，否则对监测结果有影响。在应用血糖仪时，还应注意做好该仪器的保养和质控工作。

4.毛细血管血糖监测原则　毛细血管血糖监测方案与频率需根据患者病情和治疗的实际需求制订相应的个体化监测方案。血糖监测可以选择一天中的不同时间点，包括三餐前、三餐后2h、睡前及夜间（一般为凌晨2：00～3：00）（表3-15）。

表3-15　血糖监测时间点的适用范围

时间	适用范围
餐前	空腹血糖较高，有低血糖风险时（老年人、血糖控制较好者）
餐后2h	空腹血糖已得到良好控制，但糖化血红蛋白仍不达标者；了解饮食和运动对血糖的影响
睡前	注射胰岛素的患者，特别是晚餐前注射胰岛素的患者
夜间	经治疗血糖已接近达标，但空腹血糖仍较高；或疑有夜间低血糖者
其他	出现低血糖症状时应及时监测血糖；剧烈运动前后宜监测血糖

采用生活方式干预控制糖尿病的患者，可通过血糖监测了解饮食和运动对血糖的影响，并做出相应调整。使用口服降血糖药的患者可每周监测2～4次空腹或餐后2h血糖。使用胰岛素治疗的患者应该更为积极地监测不同时间段的血糖，注射基础胰岛素的患者应更关注空腹血糖，注射预混胰岛素的患者应更关注空腹和晚餐前血糖。若怀疑有低血糖时，应随时加测血糖。若末梢血糖测定值与静脉血浆血糖测定值之间的误差增大，应及时关注。此外，应根据需要加测运动前或特殊行为（如驾驶）前的血糖。针对特殊人群，如围手术期患者、低血糖高危人群、危重症患者、老年患者、1型糖尿病及妊娠期糖尿病等患者，应实行个体化监测方案（表3-16）。

表3-16　不同治疗方案人群毛细血管血糖监测的原则

不同治疗方案人群	监测原则
生活方式干预者	可根据需要有目的地通过血糖监测了解饮食控制和运动对血糖的影响，从而调整饮食和运动方案
使用口服降血糖药者	可每周监测2～4次空腹血糖或餐后2h血糖
基础胰岛素治疗者	应监测空腹血糖
预混胰岛素治疗者	应监测空腹和晚餐前血糖
特殊人群	个体化的监测方案

5.患者教育　包括规范化的血糖测试和记录、血糖监测结果的解读，使用者的操作技术是影响血糖测量结果精准性的关键因素。

（1）血糖测试和记录的注意事项

1）严格按照血糖仪操作说明书进行操作，并在血糖仪产品适宜的操作温度范围内进行测量。

2）揉擦或按摩准备采血的部位（如指腹侧面），用75%乙醇消毒待干或用肥皂和温水将手洗干净，并用清洁的纸巾或棉球擦干双手（尤其是采血部位），将采血部位所在的手臂自然下垂，使用适当的采血器获得足量的血样，切勿以过度挤压采血部位的方式获得血样，以免大量组织间液混入血样而影响血糖测试结果。

3）测试时建议一次性吸取足量的血样量（使用某些满足二次加样设计的血糖仪，也应在规定时间内追加足量血样）。

4）在测试中不要按压或移动血糖试纸和血糖仪。

5）测试后记录血糖测试结果，如果测试结果可疑，建议重新测试一次。若仍有疑问，及时咨询医护人员。

（2）血糖仪的维护和保养注意事项

1）保持血糖仪清洁，电池工作状态正常，避开强磁场环境。

2）新买的血糖仪、启用新的试纸条及血糖仪更换电池后，需要用随血糖仪所带的模拟液或质控液进行仪器检测。

3）当血糖仪结果与临床情况或HbA1c不符时，或怀疑血糖仪不准确时，可及时联系制造商进行校准检测。

（3）血糖数据管理：血糖日志应包含血糖、饮食、运动等多方面信息。有条件时可进行电子数据管理，借助血糖管理软件下载血糖数据，显示血糖记录册、血糖趋势图、14天图谱等，全面评价血糖控制趋势，以及药物、饮食和运动对血糖的影响，指导治疗方案的优化。随着互联网技术的发展及手机、电脑等终端设备的应用和普及，医疗领域中应用信息化手段的场景越来越多，基于网络实施的移动医疗呈快速发展趋势。移动医疗在糖尿病管理方面主要有短信息和智能手机应用程序两种方式。无论是短信息还是智能手机应用程序，均可记录患者的血糖监测状况。

（4）毛细血管血糖的局限性：由于血糖仪检测技术和采血部位的限制，毛细血管血糖监测方法存在一些局限性。采血部位局部循环差，如在休克、重度低血压、糖尿病酮症酸中毒、糖尿病高血糖高渗状态、重度脱水及水肿等情况下，不建议使用毛细血管血糖监测；针刺采血可能引起患者不适感；操作不规范可能影响血糖测定结果的准确度；监测频率不足时，对平均血糖、血糖波动或低血糖发生率的判断应谨慎；过于频繁的监测可能导致某些患者产生焦虑情绪等。

6. 医院信息化血糖管理系统　由医院用智能血糖仪、血糖管理软件、数据传输系统三部分组成（图3-3）。在内分泌病区医师工作站设血糖管理数据接收终端，与医院信息管理系统（HIS）连接。糖尿病患者入院后即可通过HIS获取相关信息，如所在病区、床号、住院号、诊断等；智能血糖仪用于床边快速血糖测定，数据线用于血糖数据实时上传，血糖值同步上传数据终端；血糖管理软件自动分析患者血糖数据，通过不同的颜色设置标注血糖情况，如正常/高血糖/低血糖，并按照不同的时间段如空腹、早餐后2h等形成图形、表格等，形成图文报告，医师可依据报告快速分析患者血糖波动趋势，及时调整降血糖方案。目前较多大型综合医院均已实现了医院信息化管理，而自动化、智能化、数字化、信息化血糖检测是糖尿病患者院内外血糖管理的发展趋势，数据化血糖监测系统的应用可有效服务于临床，通过血糖数据的准确采集、数据下载、存储与数据分析，为临床诊疗方案的确定提供大样本的数据支持，同时简化工作流程，建立全院高血糖快速高效的会诊模式，在改善医疗服务水平和质量方面发挥了重要的作用。

7. 无创葡萄糖监测技术　由于血糖监测频次较高，传统的静脉采血或手指尖采血测血糖的方法是有创操作，可能造成疼痛等不适，影响糖尿病患者的生活质量及自我监测的积极性和依从性。近年来无创葡萄糖监测设备纷纷问世，包括采用近红外、红外、拉曼等光谱技术，经皮透析技术，基于代谢热及多参数算法技术，以夹手指、夹耳垂等检测方式获取葡萄糖结果。然而，只有少数仪器获得上市许可，并逐步用于主动健康监测和家庭SMBG。无创葡萄糖监测系统的准确度及血糖数值变化的延迟性是临床应用面临的最大挑战。

二、糖化血红蛋白

糖化血红蛋白（HbA1c）可以反映过去2～3个月的平均血糖水平，大量循证医学证据表明，HbA1c与糖尿病慢性并发症风险关系密切，是目前评估糖尿病患者长期血糖控制状况的公认标准。

（一）HbA1c的临床应用

1. 评估糖尿病患者的血糖控制状况　根据《中国2型糖尿病防治指

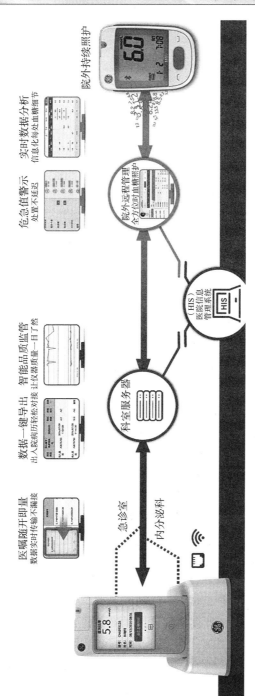

图3-3 医院信息化血糖管理系统

南（2020版）》建议，在治疗之初至少每3个月检测1次，一旦达到治疗目标，可每6个月检测1次。

2.诊断糖尿病 2010年ADA将HbA1c≥6.5%纳入糖尿病的诊断标准。2011年WHO首次推荐在有条件的地方将HbA1c检测作为糖尿病的辅助诊断手段，HbA1c 6.5%为诊断糖尿病的临界值。近年来，我国的HbA1c检测标准化程度逐步提高，国内一些横断面研究结果显示，在中国成人中，HbA1c诊断糖尿病的最佳切点为6.2%～6.5%。为了与WHO诊断标准接轨，《中国2型糖尿病防治指南（2020版）》推荐，在采用标准化检测方法且有严格质量控制的医疗机构，可以将HbA1c≥6.5%作为糖尿病的补充诊断标准。但是，在以下情况，如镰状细胞病、妊娠期、葡萄糖-6-磷酸脱氢酶缺乏症、艾滋病、血液透析、近期失血或输血，以及促红细胞生成素治疗等，只能根据静脉血浆葡萄糖水平诊断糖尿病，不推荐采用HbA1c筛查囊性纤维化相关糖尿病。

（二）HbA1c检测的优势和局限性

1.优势 HbA1c是一个非常稳定的化学成分，变异性小，加之标准的检测方法，稳定性有保证。HbA1c能反映长期的血糖情况，不受短期饮食、运动等生活方式变化的影响。留取样本也更方便，无需患者空腹，可以在任意时间采血，不受进餐影响。

2.局限性 HbA1c检测结果对调整治疗后的评估存在"延迟效应"，不能精确反映患者低血糖的风险，也不能反映血糖波动的特征。

（三）影响HbA1c的因素

1.与检测方法无关的影响因素 主要是指影响红细胞生成和寿命的因素，影响血红蛋白糖基化的因素，以及血红蛋白的结构改变等。任何引起红细胞生成下降、寿命延长的因素（如铁缺乏、维生素B_{12}缺乏、脾切除等）都会使HbA1c的浓度增高；反之，任何引起红细胞生成加快、寿命缩短的因素（如使用促红细胞生成素、铁剂、维生素B_{12}、慢性肝病、脾大等）都可使HbA1c浓度降低。此外，因妊娠期红细胞转换速度呈生理性加快，妊娠期女性的HbA1c水平相较于非妊娠期女性略降低。

2.与检测方法的特异性和抗干扰性有关的因素 如糖化血红蛋白前体、高HbF（血红蛋白F）、氨甲酰化血红蛋白、高胆红素和高甘油三酯等，以及血红蛋白病或异常血红蛋白（如HbC、HbD、HbE、HbS）等。此外，个别检测方法受到某些药物的影响，如常年使用大剂量维生素C、维生素E，大剂量水杨酸盐、促红细胞生成素、抗反转录病毒药物等均可使HbA1c检测结果降低。

三、糖化白蛋白

1.糖化血清蛋白（glycated serum protein，GSP）和糖化白蛋白（GA）GSP是血中葡萄糖与血清蛋白（约70%为白蛋白）发生非酶促反应的产物。因其结构类似果糖胺，故又将GSP测定称为果糖胺测定。由于白蛋白在体内的半衰期较短（17～19天），所以GSP水平能反映糖尿病患者检测前2～3周的平均血糖水平。GSP测定方法简易、省时且不需要特殊设备，可广泛用于基层医疗单位。GSP测定是反映血清中总的糖化血清蛋白质，其值易受血液中蛋白浓度、胆红素、乳糜和低分子物质等的影响；同时由于血清中非特异性还原物质也可发生此反应，加之不同蛋白组分的非酶糖化反应率不同，故GSP特异性差，目前逐渐被GA取代。

GA是在GSP基础上进行的定量测定，是利用血清糖化白蛋白与血清白蛋白的百分比来表示GA的水平，去除了血清白蛋白水平对检测结果的影响，因此较GSP更精确。目前主要的GA检测方法是液态试剂的酶法。

2. GA的参考值　GA在临床应用的时间相对较短，目前尚缺乏公认的正常值。国内学者开展了GA正常参考值的研究，2009年上海交通大学附属第六人民医院开展了全国10个中心的临床协作研究，最终入选了380例20～69岁正常人群并初步建立中国人GA正常参考值为10.8%～17.1%。同期北京地区的研究显示GA正常参考值为11.89%～16.87%。

3. GA的临床应用

（1）评价短期血糖控制情况：通常认为GA测定可反映患者近2～3周的平均血糖水平，是评价患者短期血糖控制情况的良好指标，尤其是糖尿病患者治疗方案调整后的疗效评价，如短期住院治疗的糖尿病患者，GA比HbA1c更具有临床参考价值。

（2）辅助鉴别应激性高血糖：国内研究提示，应用GA鉴别隐匿性糖尿病和应激性高血糖的切点为17.5%。

（3）筛查糖尿病：上海交通大学附属第六人民医院的研究提示，与HbA1c相似，GA同样适用于糖尿病的筛查，GA≥17.1%时可以筛查出大部分未经诊断的糖尿病患者，同时检测空腹血糖和GA可以提高糖尿病筛查率。GA升高是提示糖尿病高危人群需行口服葡萄糖耐量试验检查的重要指征，尤其是对于空腹血糖正常者，其意义更为明显。当然，GA能否作为糖尿病筛查指标仍需进一步的前瞻性流行病学研究加以明确。

4. GA的优势　血清白蛋白的葡萄糖结合位点多，GA形成速度更快，效率更高；同时，血清白蛋白更新速度快（半衰期短），是较HbA1c更灵敏的血糖控制指标。此外，在某些特殊人群（如糖尿病终末期肾病透析患者），特别是对于进行血液透析等影响红细胞寿命的糖尿病患者，HbA1c检测值会低估患者的实际血糖水平，而此时GA测定不受影响，提示在这部分患者中，GA较HbA1c更能反映血糖控制的情况。

5. 影响GA检测结果的因素

（1）白蛋白的更新速度：在同样的血糖水平下，血白蛋白更新速度加快的个体GA水平较低，血白蛋白更新速度降低的个体GA水平较高。因此，在评估伴有白蛋白转化异常临床疾病（如肾病综合征、甲状腺功能异常、肝硬化）糖尿病患者的GA水平时需考虑到这些因素。

（2）体脂含量：体重指数是影响GA水平的重要因素，与之呈负性影响，其原因尚不明确，可能与肥胖者白蛋白更新速度、分解代谢速度加快及炎症等因素有关。因此，临床应用GA时，需注意在体脂含量增多或中心型肥胖的人群中，GA可能低估其实际血糖水平。

（3）甲状腺激素：甲状腺激素能够促进白蛋白的分解，也会影响血清GA的水平。甲状腺功能亢进可使测定结果降低，甲状腺功能减退可使测定结果升高。即便在甲状腺功能正常的人群中，GA也和血清游离三碘甲状腺原氨酸及游离甲状腺素呈负相关。

四、1,5-脱水葡萄糖醇

具体内容见第2章第三节。

五、动态血糖监测

动态血糖监测（CGM）是指通过葡萄糖传感器连续监测皮下组织间液的葡萄糖浓度变化的技术，可以提供更全面的血糖信息，了解血糖变化的特点。与传统监测方法相比，CGM主要的优势在于能发现不易被传统监测方法所探测到的隐匿性高血糖和低血糖，尤其是餐后高血糖和夜间无症状性低血糖。

1. CGM的原理　CGM主要由葡萄糖传感器、发射器、记录仪或显

示器、传感器辅助置入装置和分析软件等部分组成。目前大多数CGM
应用电化学原理，通过固定在置入皮下组织中传感器上的生物酶，如葡
萄糖氧化酶，测量组织间液中的葡萄糖浓度，传感器上的生物酶与组织
间液中的葡萄糖反应产生的电信号，CGM的记录仪或显示器，将电信
号转化为葡萄糖浓度，并最终形成CGM监测数据和图谱。

2. CGM的分类

（1）回顾性CGM：无法实时显示佩戴者的葡萄糖水平，需在监
测结束后下载相关数据方可进行分析，因此又称为盲式CGM。回顾性
CGM有助于分析评价佩戴者血糖变化的趋势和特点，从而对治疗方案
及生活方式进行针对性调整，尤其适用于1型糖尿病、胰岛素强化治疗
的2型糖尿病及血糖波动大的患者。此外，这一特点避免了监测期间医
患对血糖进行过多干预，能较客观地反映佩戴者日常生活状态下的血糖
情况。因此，回顾性CGM是开展CGM相关临床研究的重要手段。利用
回顾性CGM，国内一项全国多中心研究建立了中国人群CGM的正常参
考范围，推荐将24h平均血糖值<6.6mmol/L、平均血糖波动幅度（mean
amplitude of glycemic excursion，MAGE）<3.9mmol/L及血糖标准差
（standard deviation，SD）<1.4mmol/L作为中国人CGM正常参考范围。

（2）实时CGM（real-time CGM，rt-CGM）：与回顾性CGM相比，
实时CGM的主要特点包括：①提供即时血糖信息；②提供高血糖或低
血糖报警；③显示葡萄糖变化趋势（用箭头表示）从而实现预警功能，
有利于进行及时的血糖调节，但在决定调整治疗方案前应该使用血糖仪
测定血糖进一步证实。因此，实时CGM特别适用于血糖波动大、低血
糖风险高，尤其是反复夜间低血糖、无感知性低血糖的患者。大量研究
显示，在使用胰岛素治疗的糖尿病患者中使用实时CGM，可显著降低
其HbA1c水平。目前尚无证据支持实时CGM对单纯生活方式干预或口
服降血糖药物治疗的糖尿病患者具有改善血糖控制作用。

（3）按需读取式CGM（intermittently viewed CGM，iCGM）：扫描
式CGM（flash glucose monitoring，FGM），又称瞬感CGM，属于按需读
取式CGM，包括置入皮下的传感器和触屏阅读器两部分。其主要技术
原理与传统CGM相似，通过传感器监测组织间液的血糖浓度，系统每
15分钟自动记录一次血糖数值，最长可佩戴14天。与实时CGM（连续
显示实时血糖值）不同，FGM是采用工厂校准原理，免指血校正。使用

时将触屏阅读器置于传感器上方（4cm之内），即可获取当前血糖数据，并提供既往8h及24h的动态血糖曲线。此外，监测数据下载后系统软件可生成数种报告，包括动态血糖图谱（AGP，需要≥5天的监测数据才能形成）、每日血糖结果总结及血糖波动趋势等。但该设备不具备低/高血糖预警和报警功能。目前仅有雅培公司的瞬感CGM系统被美国FDA批准应用于临床。目前研究结果表明，使用按需读取式CGM可以显著改善患者低血糖、血糖波动、TIR，且使用者满意度较高，但目前尚缺乏应用FGM能改善T1DM、T2DM患者HbA1c水平的证据。

3. CGM的临床应用　与SMBG相比，CGM可以提供更全面的血糖信息，了解血糖波动的趋势，发现不易被传统监测方法所检测到的高血糖和低血糖。

CGM适用情况如下。

（1）T1DM。

（2）需要胰岛素强化治疗的T2DM患者。

（3）在SMBG指导下使用降血糖治疗的T2DM患者，仍出现下列情况之一者：①无法解释的严重低血糖或反复低血糖，无症状性低血糖、夜间低血糖；②无法解释的高血糖，特别是空腹高血糖；③血糖波动大；④出于对低血糖的恐惧，刻意保持高血糖状态的患者。

（4）妊娠期糖尿病或糖尿病合并妊娠。

（5）患者教育：CGM可帮助患者了解运动、饮食、应激、降血糖治疗等导致的血糖变化，提高患者依从性，促进医患双方更有效地沟通。

（6）其他：合并胃轻瘫、特殊类型糖尿病、其他伴有血糖变化的内分泌疾病患者也可进行CGM，以了解血糖变化特征。

4. CGM应用注意事项　目前大多数CGM系统要求每日至少进行1～4次的毛细血管血糖监测以进行校准。在CGM监测期间，应翔实记录饮食、运动、药物治疗等事件。佩戴CGM期间须远离强磁场，不能进行磁共振成像（MRI）、X线、CT等影像学检查以防干扰。手机使用不影响CGM仪器的工作。

5. CGM图谱解读

（1）动态血糖图谱（ambulatory glucose profile，AGP）：国际TIR共识推荐使用AGP作为CGM标准化的报告形式。AGP将多日的葡萄糖数据叠加并以24h的时间维度呈现，通过百分位数（包括第5、25、50、

75、95百分位数）体现葡萄糖在某一时间点的日间变异程度。在解读AGP结果时应着重分析血糖的变化规律和趋势，并尽量查找造成血糖异常波动的可能原因，而不是"纠结"个别时间点的绝对血糖值。此外，每次的监测数据仅反映既往短时间（如3～14天）的血糖控制情况，不能将此时间窗扩大化。

对于CGM图谱的解读和分析，建议第一步看低血糖风险，第二步看高血糖，第三步看血糖波动（包括日内血糖波动及日间血糖波动特点），分析原因并给予相应的调整措施。

（2）CGM参数

1）CGM标准化报告核心参数：CGM应用国际共识推荐的14个参数作为CGM标准化报告中的核心指标，其中，TIR、高血糖时间（time above range，TAR）、低血糖时间（time below range，TBR）等10个参数对血糖控制的临床评估有较大价值（表3-17）。

表3-17 TIR国际共识推荐的CGM标准化报告核心参数

序号	参数	备注
1	CGM佩戴天数	推荐佩戴14天
2	CGM使用时间占比	推荐14天中使用70%以上
3	平均血糖	无
4	GMI	无
5	血糖波动	使用CV评价
6	TAR［葡萄糖水平＞13.9mmol/L的时间（占比）］	2级高血糖
7	TAR［葡萄糖水平10.1～13.9mmol/L的时间（占比）］	1级高血糖
8	TIR［葡萄糖水平3.9～10.0mmol/L的时间（占比）］	无
9	TBR［葡萄糖水平3.0～3.8mmol/L的时间（占比）］	1级低血糖
10	TBR［葡萄糖水平＜3.0mmol/L的时间（占比）］	2级低血糖

注：TIR.葡萄糖在目标范围内时间；CGM.动态血糖监测；GMI.血糖管理指数；TAR.高血糖时间；TBR.低血糖时间；CV.变异系数；GMI由CGM监测期间所得平均血糖值通过公式推算得到的糖化血红蛋白，GMI（%）＝3.31＋0.023 92×平均血糖（单位为mg/dl），GMI（mmol/mol）＝12.71＋4.705 87×平均血糖（单位为mmol/L）。

2）TIR及控制目标值：TIR是指24h内葡萄糖在目标范围（成人非妊娠状态通常为3.9～10.0mmol/L）内的时间（用min表示）或其所占的百分比（用%表示）。最近的多项观察性研究发现，TIR与糖尿病微血管并发症、心血管疾病的替代标记物、妊娠结局，以及全因死亡及心血管死亡显著相关，提示TIR可作为评估血糖控制的有效指标。2019年发布的TIR国际共识推荐T1DM及T2DM患者的TIR控制目标为＞70%，但应高度个体化，同时关注低血糖及血糖波动。《中国2型糖尿病防治指南（2020版）》也推荐应将TIR纳入血糖控制目标。

TIR、TAR及TBR的推荐控制目标见表3-18。

表3-18　成人T1DM、T2DM、老年及高危糖尿病患者
TIR、TBR及TAR推荐控制目标值

糖尿病人群	TIR		TBR		TAR	
	葡萄糖范围（mmol/L）	控制目标占比（每日时间）	葡萄糖范围（mmol/L）	控制目标占比（每日时间）	葡萄糖范围（mmol/L）	控制目标占比（每日时间）
T1DM、T2DM	3.9～10.0	＞70%（＞16h 48min）	＜3.9	＜4%（＜1h）	＞10.0	＜25%（＜6h）
			＜3.0	＜1%（＜15min）	＞13.9	＜5%（＜1h 12min）
老年、高危糖尿病[a]	3.9～10.0	＞50%（＞12h）	＜3.0	＜1%（＜15min）	＞13.9	＜10%（＜2h 24min）

注：TIR.葡萄糖在目标范围内时间；TBR.低血糖时间；TAR.高血糖时间；T1DM和T2DM特指成人非妊娠状态患者。

a.高危糖尿病患者包括高龄、并发症及合并症多、需要特殊护理等临床情况的患者。

SMBG数据亦可用于计算TIR，但一般要求检测点至少为7点（三餐前后＋睡前的血糖）。

总之，血糖监测是糖尿病管理不可或缺的部分，目前常用的血糖监测指标各有所长，所反映的血糖内涵不尽相同，不能互相替代（表3-19）。应根据患者的临床状况合理选用监测方法，并将不同的监测手段进行有机联合，取长补短，全面了解患者血糖的动态变化，为临床决策

提供依据。

表3-19 常用血糖监测方式的特点及临床应用

血糖监测方式	临床意义	临床应用
毛细血管血糖	反映实时血糖水平	血糖监测的基本形式。根据患者病情和治疗的实际需求制订个体化监测方案与频率
HbA1c	反映既往2～3个月血糖水平	是制订糖尿病患者降血糖方案、评估慢性并发症发生风险的重要依据。HbA1c≥6.5%是糖尿病的补充诊断标准
GA	反映既往2～3周血糖水平	评价短期血糖情况，可以辅助鉴别应激性高血糖
CGM	反映连续、全面的血糖信息	了解血糖波动的趋势和特点，发现不易被传统监测方法所探测到的隐匿性高血糖和低血糖，尤其是餐后高血糖和夜间无症状性低血糖

注：HbA1c.糖化血红蛋白；GA.糖化白蛋白；CGM.动态血糖监测。

第六节 非胰岛素降血糖药物

高血糖的药物治疗多基于纠正导致血糖升高的两个主要病理生理改变——胰岛素抵抗和胰岛素分泌受损。根据作用效果的不同，口服降血糖药可分为以促进胰岛素分泌为主要作用的药物〔磺酰脲类、格列奈类、二肽基肽酶Ⅳ（DPP-4）抑制药〕和通过其他机制降低血糖的药物，如双胍类、噻唑烷二酮类（TZD）、α-糖苷酶抑制药、SGLT2抑制药及最新上市的葡萄糖激酶激活剂等。

在2型糖尿病的自然病程中，胰岛B细胞功能随着病程的延长而逐渐下降，胰岛素抵抗的程度变化不大。因此，随着2型糖尿病病程的进展，对外源性血糖控制手段的依赖逐渐增大。临床上常需要多种口服药物或口服药与胰岛素、GLP-1受体激动药的联合治疗。

一、二甲双胍

（一）临床地位和使用时机

二甲双胍最早在1957年正式应用于临床治疗糖尿病，在我国也已有30余年的临床应用经验。二甲双胍具有良好的疗效、安全性、卫生经济学证据，以及心血管保护相关的证据，并且具有多种降血糖之外的作用，已被国内外多个指南推荐为2型糖尿病控制高血糖的基础治疗药物。

二甲双胍是控制高血糖的基础治疗药物：系统评价结果显示，二甲双胍可使T2DM患者的HbA1c降低1.0%～1.5%（扣除安慰剂效应）。在糖化血红蛋白基线值相似的条件下，最佳有效剂量（2000mg/d）二甲双胍的降血糖疗效优于其他口服降血糖药。二甲双胍可与其他任何降血糖药物联合治疗，以进一步改善血糖控制；与胰岛素联合治疗还可以减少胰岛素用量，从而降低胰岛素治疗带来的体重增加和低血糖风险。二甲双胍还具有许多降血糖之外的作用。

二甲双胍具有良好的安全性和耐受性，单独使用不增加低血糖的发生风险，其胃肠道不良反应多为一过性的；在掌握好禁忌证的前提下，长期使用二甲双胍不增加高乳酸血症或乳酸酸中毒风险；与其他降血糖药物相比，二甲双胍具有良好的成本效益。因此，国内外多个指南推荐二甲双胍作为T2DM控制高血糖的基础用药。

在没有胰高血糖素样肽-1受体激动剂（glucagon-like peptide-1 receptor agonist，GLP-1RA）或钠-葡萄糖协同转运蛋白2抑制剂（sodium-glucose cotransporter 2 inhibitor，SGLT2i）心肾保护强适应证的情况下，建议二甲双胍作为T2DM的首选一线降血糖药物，并一直保留在糖尿病治疗方案中。因改善心肾临床结局需要优先使用GLP-1RA和（或）SGLT2i治疗时，二甲双胍可作为联合治疗方案首选的降血糖药物。

临床研究结果显示，二甲双胍在正常体重、超重和肥胖的T2DM患者中降血糖疗效相当，不良反应相似，且在超重和肥胖患者中的减重效果更佳。

（二）作用机制

二甲双胍改善高血糖的主要机制为作用于肝脏，抑制糖异生，减少肝糖输出；作用于外周组织（肌肉、脂肪），提高胰岛素敏感性，增加对葡萄糖的摄取和利用，促进肌肉糖原合成，降低游离脂肪酸；作用于肠道，抑制肠壁细胞摄取葡萄糖，促进葡萄糖向肠道排泄，提高GLP-1水平。

（三）剂量和剂型

1.最小、最大及最佳使用剂量　二甲双胍的降血糖效果与剂量呈正相关。500mg/d可降低HbA1c 0.6%，2000mg/d可降低HbA1c 2%，且胃肠道反应与剂量1000mg/d或1500mg/d的差异无统计学意义。二甲双胍起效的最小推荐剂量为500mg/d，最佳有效剂量为2000mg/d。成人普通片可用的最大剂量为2550mg/d，缓释剂型推荐最大剂量为2000mg/d。

2.剂量调整原则——"小剂量起始，逐渐加量"　二甲双胍可在进餐时或餐后立即服用，缓释剂型每天1次，晚餐时或餐后立即服用。可采用简化的剂量方案，即起始剂量为500mg，每天2次，如无明显胃肠道反应，2周后可增加剂量至1000mg，每天2次。从二甲双胍普通片转换为缓释片时，推荐相同剂量转换。根据患者状况进行个体化治疗，每日总剂量为1500～2550mg，分2～3次服用。老年人及肝、肾功能不全患者需要调整剂量。

3.二甲双胍的不同剂型

（1）单一成分：①二甲双胍普通片，250mg/片，500mg/片，850mg/片。②二甲双胍缓释片或胶囊，500mg/片，500mg/粒。③二甲双胍肠溶片或胶囊，250mg/片，250mg/粒。④二甲双胍粉剂。

（2）复方制剂：由磺酰脲类或DPP-4抑制剂或TZD或SGLT2抑制剂等组成。

（3）不同剂型的区别：不同剂型二甲双胍的主要区别在于给药后溶出和释放方式不同，相同剂量的制剂之间降血糖疗效无差异。普通片在胃内崩解释放，肠溶片和胶囊在肠道崩解释放，缓释片和缓释胶囊在胃肠道内缓慢溶出、释放。相较于普通片，缓释制剂具有更少的腹胀和腹泻不良反应，患者依从性更高。

（四）安全性

1.常见不良反应　主要不良反应为胃肠道反应（腹泻、恶心、呕吐、胃胀、乏力、消化不良、腹部不适）及头痛，多为一过性，常见于治疗的早期（绝大多数发生于前10周），随治疗时间延长，可逐渐耐受或消失。小剂量开始，逐渐加量，适时调整剂量，非缓释制剂分次随餐服用是减少不良反应的有效办法。如果增加剂量后发生严重的胃肠道反应，可以降至之前较低的剂量，耐受后再尝试增大剂量。

二甲双胍仅在高血糖时才会发挥降血糖作用，血糖正常时无降血糖作用，单药治疗不会发生低血糖。

2.对维生素B_{12}吸收的影响　长期服用二甲双胍可引起维生素B_{12}缺

乏。建议维生素B_{12}摄入或吸收不足的患者在开始服用二甲双胍治疗前及治疗后每年监测1次维生素B_{12}水平，若缺乏应适当补充，尤其是合并贫血和周围神经病变的患者。

3.是否损伤肝、肾　二甲双胍本身几乎不增加肝、肾功能损害的风险。二甲双胍主要以原形由肾从尿中排除，清除迅速，12～24h可清除约90%。二甲双胍清除率约为肌酐清除率的3.5倍，且经肾小管排泄是二甲双胍清除的主要途径，因此对肾没有损害。但肾功能损害患者易发生二甲双胍和乳酸蓄积。

二甲双胍通过胃肠道吸收进入血液循环，几乎不与血浆清蛋白结合，不经过肝代谢，不竞争肝P450酶，在体内也不降解，而是直接作用于肝和肌肉，减少肝糖异生，增加肌肉内葡萄糖酵解。因此，二甲双胍无肝毒性，在推荐剂量范围内用药的肝功能正常者，不会造成肝损伤。但肝功能受损者使用二甲双胍时应谨慎，肝功能受损会限制乳酸的清除能力，建议血清转氨酶超过3倍正常上限时应避免使用二甲双胍。

4.二甲双胍与乳酸酸中毒　二甲双胍与乳酸酸中毒发生风险间的关系尚不确定；在掌握好禁忌证的情况下，长期使用二甲双胍不增加乳酸酸中毒的风险。

5.与非降血糖药的相互作用

（1）阿米洛利、地高辛、吗啡、普鲁卡因胺、奎尼丁、奎宁、雷尼替丁、氨苯蝶啶、甲氧苄胺嘧啶和万古霉素等经肾小管排泌的阳离子药物会影响肾功能或二甲双胍分布，应密切监测血糖并调整二甲双胍和（或）相互作用的剂量。

（2）同时服用噻嗪类药物或其他利尿药、糖皮质激素、吩噻嗪、甲状腺制剂、雌激素、口服避孕药、苯妥英钠、烟酸、拟交感神经药、钙通道阻滞药和异烟肼等可引起血糖升高的药物时，需密切监测血糖。而停用这些药物后，要密切注意低血糖的发生；合用氯磺丙脲的患者在换用二甲双胍的最初2周要密切监测血糖。

（3）二甲双胍有增加华法林的抗凝血倾向。

（4）树脂类药物，如苏合香、血竭、乳香等与二甲双胍合用可减少其吸收。

6.二甲双胍与饮酒　服用二甲双胍时应避免饮酒。酒精可以抑制肝糖原分解和体内糖原异生。服用二甲双胍的糖尿病患者如果大量饮酒，特别是空腹饮酒，会加重抑制糖异生反应和肝糖原分解，从而导致更严重的低血糖。在肝肾功能受损或伴有可导致机体缺氧疾病的情况下，服用二甲双胍期间饮酒，将导致乳酸酸中毒的风险显著增加。

（五）对心血管系统的影响

多项随机对照临床试验、前瞻性观察性研究和大型meta分析均显示长期使用二甲双胍与心血管疾病和心血管死亡风险降低相关。二甲双胍目前已被证实可以降低血糖、改善非酒精性脂肪性肝病（NAFLD）和胰岛素抵抗（IR）、减轻体重、改善血脂和抗凝血等，还可以直接改善血管内皮细胞功能、增加血流量，从而通过减少心血管疾病的危险因素达到保护心血管目的。

2型糖尿病合并动脉粥样硬化性心血管疾病或心血管高危因素、心力衰竭、慢性肾脏病时，二甲双胍与具有心血管或肾脏获益证据的GLP-1RA或SGLT2i联合治疗，有助于血糖控制达标和降低心血管疾病发生的风险。

（六）对糖尿病的预防作用

多个糖尿病预防研究结果显示，二甲双胍能够显著降低糖尿病前期人群发生糖尿病的风险，具有长期有效性和良好的成本效益。美国糖尿病学会发布的《糖尿病诊疗标准（2023版）》推荐：糖尿病前期成人应考虑使用二甲双胍预防T2DM，尤其是年龄25～59岁、体重指数≥35kg/m^2、空腹血糖≥6.1mmol/L、HbA1c≥6.0%的成人及既往有妊娠糖尿病的女性。

目前我国尚未批准二甲双胍用于预防糖尿病。二甲双胍在糖尿病前期人群中长期应用的有效性和安全性证据较为充分，糖尿病高危人群或具有健康需求、有经济和医疗条件的成人，可以考虑在生活方式干预的同时使用二甲双胍预防糖尿病。

（七）降血糖之外的益处

1.改善血脂　二甲双胍能够改善脂肪的合成与代谢，降低总胆固醇和低密度脂蛋白胆固醇水平，而保持或轻度增加高密度脂蛋白胆固醇水平。

2.多囊卵巢综合征（PCOS）　我国尚未批准二甲双胍用于治疗多囊卵巢综合征。2018年版《多囊卵巢综合征中国诊疗指南》推荐二甲双胍可用于下列情况：①PCOS伴胰岛素抵抗的患者；②PCOS不孕、氯米芬抵抗患者促性腺激素促排卵前的预治疗。研究表明，二甲双胍用于PCOS患者除可改善胰岛素抵抗和代谢异常外，还可诱导排卵，恢复月经，且在妊娠初期停止服用二甲双胍不会增加流产率。二甲双胍的使用与子代肥胖风险增加相关，PCOS合并妊娠患者慎用。

3. NAFLD 二甲双胍对NAFLD患者的肝血清酶谱、炎症、脂肪变性和纤维化有改善作用。2018年版《非酒精性脂肪性肝病防治指南》指出，尽管二甲双胍对NAFLD并无治疗作用，但其可以改善IR、降低血糖和辅助减肥，建议用于NAFLD患者T2DM的预防和治疗。

4. 降低肿瘤发生风险 糖尿病可能是多种肿瘤，如乳腺癌、结（直）肠癌、胰腺癌、子宫内膜癌等的危险因素。研究显示，二甲双胍可通过激活AMPK通路抑制肿瘤的发生、发展。meta分析显示，二甲双胍治疗与肺癌、前列腺癌、直肠癌、乳腺癌等多种恶性肿瘤的发生风险降低相关。

5. 二甲双胍与认知功能 二甲双胍对认知功能的影响目前尚不明确。基础研究显示，二甲双胍可通过AMPK信号通路激活下游的神经干细胞中的非典型PKC-CBP通路，促进新神经元的生长，或对神经系统损伤具有修复作用。前瞻性观察性研究显示，二甲双胍的使用与老年T2DM患者认知功能减退的发生风险降低相关。回顾性队列研究显示，二甲双胍的使用与T2DM患者发生帕金森病的风险降低相关。

6. 二甲双胍与新型冠状病毒感染 现有研究证据表明，服用二甲双胍的糖尿病患者感染新型冠状病毒后具有潜在的获益。确诊新型冠状病毒感染的糖尿病患者，若疑似存在或已明确为低氧血症和重症感染时，需要考虑停用二甲双胍。

（八）特殊人群中二甲双胍的使用

1. 老年人 对于肾功能正常的老年T2DM患者，在无GLP-1RA或SGLT2i心肾保护强适应证的情况下，二甲双胍仍是首选的降血糖药物，且没有具体的年龄限制。若老年患者已出现肾功能不全，建议3～6个月检查1次肾功能，并根据估算的肾小球滤过率调整二甲双胍的剂量。

2. 儿童青少年糖尿病 二甲双胍是目前唯一一个获批用于10岁及以上儿童和青少年T2DM的口服降血糖药，每日最高剂量不超过2000mg，不推荐用于10岁以下的儿童。2023年版ADA指南建议，肾功能正常的儿童和青少年T2DM患者当HbA1c＜8.5%时，使用二甲双胍作为起始治疗；如果HbA1c≥8.5%或随机血糖≥13.9mmol/L伴有明显的高血糖症状且无酮症酸中毒，推荐首选基础胰岛素治疗，同时启用二甲双胍，并从小剂量开始逐渐增加到治疗剂量。

3. 妊娠糖尿病　我国尚无二甲双胍在孕妇中应用的适应证。对于计划妊娠或已经妊娠的患者，降糖药物首选胰岛素。对于存在严重胰岛素抵抗、增加胰岛素剂量难以有效控制血糖的孕妇，可在知情同意的基础上加用二甲双胍。

4. 哺乳期妇女　二甲双胍可通过乳汁排泄，在哺乳期间不推荐服用二甲双胍，结束哺乳后可恢复使用。

5. 肾功能不全患者　二甲双胍本身对肾功能无不良影响，但因二甲双胍以原形从肾脏排泄，对于已出现肾功能不全的患者，二甲双胍蓄积和发生乳酸酸中毒的风险增加，开始治疗前及治疗后应至少每年检查1次肾功能。建议根据患者的eGFR水平调整二甲双胍的使用剂量。二甲双胍在估算肾小球滤过率（eGFR）＜45ml/（min·1.73m^2）的患者中慎用或减量使用，在eGFR＜30ml/（min·1.73m^2）的患者中禁用。

6. 肝功能不全患者　肝功能严重受损会限制乳酸的清除能力，建议血清转氨酶超过3倍正常值上限时避免使用。

7. 造影或全身麻醉术前患者　患者在造影检查前和检查时建议停用二甲双胍，在检查完成至少48h后且复查肾功能无恶化的情况下可恢复使用。在接受常规、脊髓或硬膜外麻醉的手术时建议停用二甲双胍，术后至少48h或恢复进食且肾功能经评估稳定后可以重新开始治疗。

8. 1型糖尿病　我国尚未批准二甲双胍用于1型糖尿病治疗，但对于10岁以上的超重或肥胖1型糖尿病患者，可以在知情同意情况下酌情使用。

9. 心力衰竭　二甲双胍在急性及失代偿性心力衰竭患者中应避免使用。

（九）二甲双胍的禁忌证

1. 严重的肾功能不全。

2. 可能影响肾功能的急性病情，如脱水、严重感染、休克等。

3. 可造成组织缺氧的疾病（尤其是急性疾病或慢性疾病的恶化），如失代偿性心力衰竭、呼吸衰竭、近期发作的心肌梗死和休克。

4. 严重感染和外伤、外科大手术，临床有低血压和缺氧等。

5.对该药任何成分过敏者。

6.任何急性代谢性酸中毒，包括酮症酸中毒、乳酸酸中毒。

7.肝功能不全、急性酒精中毒、酗酒。

8.维生素B_{12}、叶酸缺乏未纠正者。

（十）二甲双胍为基础的固定复方制剂治疗

2型糖尿病是一种多因素相关的进展性疾病，单药治疗经常难以有效满足临床需求。VERIFY研究显示，早期联合治疗在维持血糖控制或延缓疾病进展方面优于当前采用的阶梯治疗。随着T2DM病情的进展，60%以上的患者都需要2种以上药物的联合治疗。《中国2型糖尿病防治指南（2020版）》推荐，当单药治疗血糖不达标时，应及时采用不同作用机制的药物联合治疗。对于血糖明显升高的新发T2DM患者，推荐两种降血糖药物起始联合治疗。二联治疗方案已成为目前中国最常用的口服降血糖药物治疗模式。

我国已上市五大类以二甲双胍为基础的FDC（固定复方制剂），包括二肽基肽酶Ⅳ抑制剂（DPP-4i）/二甲双胍FDC、钠-葡萄糖协同转运蛋白（又称钠-葡萄糖耦联转运体）2抑制剂（SGLT2i）/二甲双胍FDC、噻唑烷二酮类/二甲双胍FDC、格列奈类/二甲双胍FDC、磺酰脲类/二甲双胍FDC，被证明能够有效控制血糖、提高用药安全性和患者依从性、降低医疗花费。

1.降血糖药物FDC应用优势　①覆盖多重高血糖病因；②简化治疗方案；③促进合理用药；④克服临床惰性；⑤提高患者依从性。

2.口服降血糖药物FDC应用的基本原则

（1）作用机制互补，增强疗效，血糖易达标，保护胰岛B细胞功能，覆盖多重高血糖病因。

（2）药代动力学互不影响。

（3）不良反应无叠加，并尽可能减少不良反应的发生。

（4）考虑低血糖风险、对体重的影响和治疗花费。

（5）考虑患者个体化降血糖目标和简化治疗方案。

（6）有助于提高治疗依从性和患者满意度。

3.DPP-4i/二甲双胍FDC

（1）疗效：可兼顾空腹血糖和餐后血糖，不增加低血糖风险，对体重影响中性或小幅度减轻体重，胃肠道不良反应少。

（2）DPP-4i/二甲双胍FDC建议使用人群：①新诊断T2DM患者，HbA1c高于个体化目标1.5%或≥7.5%，用于早期联合治疗或起始联合治疗。②二甲双胍单药治疗HbA1c不达标患者的替换治疗方案。③现有治疗方案血糖控制虽然达标，但每天服药次数≥3次或存在低血糖发作，可以换用DPP-4i/二甲双胍FDC，特别是老年患者。④如果使用DPP-4i/二甲双胍FDC治疗后血糖不达标，患者有超重或肥胖、高血压、动脉粥样硬化性心血管疾病（ASCVD）、慢性肾脏病、心力衰竭等，建议加用SGLT2i联合治疗；如果伴有胰岛素抵抗和高胰岛素血症，建议加用噻唑烷二酮类或泛过氧化物酶增殖体激活受体激动剂；如果空腹C肽＜1.1ng/ml或低于实验室检查正常范围的最低值，建议加用基础胰岛素。

（3）不良反应：较少，接受二甲双胍单药治疗的患者相似。

（4）禁忌证：①有二甲双胍使用禁忌证患者；②1型糖尿病；③对该类药物过敏者。

（5）注意事项：①有心力衰竭高风险患者避免使用沙格列汀/二甲双胍FDC；②在急性胰腺炎发病期间避免使用此类FDC；③如HbA1c＜6.0%，此类FDC剂量可以减为半量使用。

4. SGLT2i/二甲双胍FDC

（1）疗效：可协同降糖，同时减轻体重、降低血压、降低尿酸。

（2）SGLT2i/二甲双胍FDC建议使用人群：①合并ASCVD及高危风险，或伴有超重/肥胖、高血压、心力衰竭、CKD者，优先选择恩格列净/二甲双胍FDC。②SGLT2i/二甲双胍FDC治疗后血糖如不达标，可根据不同情况分别联合GLP-1RA、DPP-4i、噻唑烷二酮类或泛过氧化物酶增殖体激活受体激动剂或基础胰岛素。③二甲双胍单药治疗HbA1c不达标患者的替换治疗方案。

（3）不良反应：①泌尿生殖系统感染，但多为轻度或中度；②具有利尿作用，可能引起血容量不足（头晕、乏力、低血压等）；③胰岛功能较差或碳水化合物进食过少可能引起血糖正常型酮症酸中毒。

（4）禁忌证：①有二甲双胍使用禁忌证患者；②1型糖尿病；③泌尿生殖系统感染未治愈者；④血容量不足，血压偏低者，BMI＜18.5kg/m^{2}者。

（5）注意事项：①服用SGLT2i/二甲双胍FDC，除合并HF患者，每天应增加饮水量800～1000ml，既促进排尿，又防止血容量下降，高血压患者血压＜120/75mmHg时，可适当减少降压药物剂量；②每次排尿结束后建议使用卫生消毒纸巾将尿道口擦拭干净，防止葡萄糖局部残留；③尿酮体阳性（＋）时无须停药，尿酮体阳性（＋＋）及以上时要查明原因，必要时停药。

5.噻唑烷二酮类/二甲双胍FDC

（1）噻唑烷二酮类/二甲双胍FDC建议使用人群：①用于伴明显胰岛素抵抗的T2DM患者；②空腹C肽＞1.1ng/ml或大于正常参考范围下限、非超重（BMI＜24kg/m²）的T2DM患者；③二甲双胍单药治疗HbA1c不达标患者的替换治疗方案；④此类FDC治疗后血糖如不达标，根据不同情况分别联合GLP-1RA、DPP-4i、SGLT2i或基础胰岛素。

（2）不良反应：①水肿、体重增加；②在极少数患者与骨折、心力衰竭风险增加有关。

（3）禁忌证：①有二甲双胍使用禁忌证患者；②心力衰竭，纽约心脏病协会心功能分级Ⅱ级及以上；③严重骨质疏松和有骨折病史的患者。

（4）注意事项：①与胰岛素联用时，低血糖风险增加，注意调整减少胰岛素剂量；②用药后如发生水肿，可减少钠盐摄入，必要时使用螺内酯和SGLT2i改善水肿，严重水肿不消退时考虑停药；③用药后新发心力衰竭者应考虑停药。

6.格列奈类/二甲双胍FDC

（1）建议使用人群：用于空腹C肽＞1.1ng/ml或大于正常参考范围下限、体形较瘦（BMI＜18.5kg/m²）的T2DM患者。

（2）不良反应：低血糖、体重增加。

（3）禁忌证：①有二甲双胍使用禁忌证患者；②对格列奈类药物过敏者；③1型糖尿病或空腹C肽＜0.5ng/ml的T2DM患者；④伴有急性并发症（酮症酸中毒/高渗状态）、感染、外伤、重大手术等应激情况。

（4）注意事项：①如果对二甲双胍无胃肠道不适反应，考虑在餐前即刻服用；②随餐用药，低血糖的风险和程度低于磺酰脲类药物；③不可与磺酰脲类药物合用。

7.磺酰脲类/二甲双胍FDC

（1）建议使用人群：用于空腹C肽＞1.1ng/ml或大于正常参考范围下限、体形消瘦（BMI＜18.5kg/m²）的T2DM患者。

（2）不良反应：低血糖，体重增加。

（3）禁忌证：①有二甲双胍使用禁忌证患者；②1型糖尿病或空腹C肽＜0.5ng/ml的T2DM患者；③伴有急性并发症（酮症酸中毒/高渗状态）、感染、外伤、重大手术等应激情况；④严重肝、肾功能不全，对该类药物有过敏史者。

（4）注意事项：①从小剂量起始，谨防低血糖；②老年人及肝、肾功能不全患者更容易引发严重低血糖，应避免使用；③不可与格列奈类药物合用。

8.降血糖药物FDC在T2DM特殊人群中使用的注意事项

（1）肝、肾功能不全患者

1）对FDC中的任一组分存在禁忌证时，不能使用FDC。

2）单组分使用需要根据肝、肾功能调整剂量时，不适合使用FDC。

3）肝功能受损，尤其是血清转氨酶超过3倍正常上限、严重肝功能不全、失代偿期肝硬化等患者，避免使用FDC。

（2）老年人群

1）使用FDC时，建议从小剂量开始，根据个体化治疗目标，逐步调整至合适剂量以控制血糖。

2）老年患者的估算肾小球滤过率下降会降低肾脏对二甲双胍的清除率，因此需注意监测肾功能，并根据估算的肾小球滤过率调整剂量。

3）避免处方磺酰脲类/二甲双胍FDC和格列奈类/二甲双胍FDC。

（3）特殊时期或特殊人群：不推荐FDC用于1型糖尿病、18岁以下儿童和青少年T2DM、糖尿病酮症酸中毒、高渗高血糖综合征、妊娠期和哺乳期妇女。

（4）围手术期人群：建议术前3～4天停用SGLT2i/二甲双胍FDC，其他口服降血糖药FDC应在计划手术当日早晨停药。若术后进食状况良好，则可恢复术前FDC治疗方案。

综上，口服降血糖药FDC的降血糖疗效优于其中任一等剂量的单药，更适合于HbA1c较高而需要早期联合治疗的T2DM患者。未来，口服降血糖药FDC将是糖尿病用药治疗的趋势，国际国内正在研发并上市三联FDC，如DPP-4i/SGLT2i/二甲双胍FDC和非二甲双胍的三联复方TZD/DPP-4i/SGLT2i，随着更多三联FDC的上市，治疗方案将化繁为简，有望使T2DM患者血糖达标率进一步提高，同时降低高血糖的不良代谢记忆效应和并发症的发生率，改善患者的预后结局。

二、磺酰脲类药物

（一）作用机制

通过刺激胰岛B细胞分泌胰岛素，增加体内的胰岛素水平，其作用部位是胰岛素B细胞膜上的ATP敏感的钾离子通道（KATP），KATP由内向整流型钾离子通道（Kir）和磺酰脲类受体（SUR）组成，磺酰脲类药物与SUR结合，关闭Kir，导致细胞内钾离子外流减少，细胞膜除极，激活电压依赖性钙离子通道，Ca^{2+}内流及细胞内Ca^{2+}浓度增高，激活胞吐现象，使胰岛素分泌增加。近年来也发现磺酰脲类药物还可以通过不依赖KATP的途径刺激胰岛素分泌。格列美脲可能具有葡萄糖依赖性的促进胰岛素分泌作用。

（二）临床应用

磺酰脲类药物可使HbA1c降低1.0% ～ 1.5%（去除安慰剂效应后），是临床上治疗T2DM的常用口服药物之一。长期的临床应用和大量的循证医学证据均表明，磺酰脲类药物不仅降血糖作用强，还可减少或延缓T2DM慢性并发症的发生，特别是微血管病变。

新一代的磺酰脲类药物具有降血糖作用强、不良反应少等优势，包括格列美脲、格列齐特、格列吡嗪、格列喹酮、格列本脲等。格列喹酮、格列吡嗪普通剂型属于短效制剂，作用时间较短；格列美脲、格列吡嗪控释剂、格列齐特（及缓释片）、格列本脲为中、长效制剂，作用时间较长。短效药物需每日3次给药，中、长效药物每日给药1 ～ 2次即可。

以餐后血糖升高为主的患者，宜选择短效制剂；以空腹血糖升高为主的患者或空腹、餐后血糖均高者，宜选择中、长效制剂。服用磺酰脲类药物时宜从小剂量开始，据血糖监测结果逐渐调整剂量，一般每1 ～ 2周调整一次。任何一种磺酰脲类药物的每日用量不应超过最大剂量。

不常规推荐磺酰脲类药物联合胰岛素治疗T2DM，胰岛细胞尚有部分分泌功能的T2DM患者可考虑使用磺酰脲类药物联合基础胰岛素治疗，但需特别注意体重增加和低血糖。

（三）特殊人群用药

1.肝功能不全　丙氨酸转氨酶（ALT）＞8～10倍参考值上限或ALT＞3倍参考值上限且血清总胆红素（TBIL）＞2倍参考值上限时禁用。伴有肝性脑病、腹水或凝血障碍的失代偿性肝硬化患者禁用。

2.肾功能不全　格列本脲本身及其代谢产物均具有降血糖活性，肾功能不全的患者使用容易发生严重低血糖。格列喹酮、格列齐特及格列吡嗪代谢产物均为非活性物质，尤其是格列喹酮，其代谢产物仅5%经肾脏排泄，受肾功能的影响很小，其可用于轻、中度肾功能不全的糖尿病患者。格列齐特缓释片具有肾脏保护作用，可降低患者蛋白尿和肾脏事件风险。磺酰脲类药物在T2DM合并肾功能不全患者中的使用推荐见表3-20。

表3-20　磺酰脲类药物在T2DM合并肾功能不全患者中的使用推荐

药物	肾功能不全使用范围
格列本脲	eGFR≥60ml/（min·1.73m²），可以使用；eGFR＜60ml/（min·1.73m²），禁用
格列吡嗪	eGFR≥60ml/（min·1.73m²），可以使用；eGFR30～59ml/（min·1.73m²），减量；eGFR＜30ml/（min·1.73m²），禁用
格列美脲	eGFR≥60ml/（min·1.73m²），无须调整剂量；eGFR45～59ml/（min·1.73m²），减量；eGFR＜45ml/（min·1.73m²），禁用
格列齐特	eGFR≥60ml/（min·1.73m²），可以使用；eGFR45～59ml/（min·1.73m²），减量；eGFR30～44ml/（min·1.73m²），证据有限；eGFR＜30ml/（min·1.73m²），禁用
格列喹酮	eGFR≥30ml/（min·1.73m²），可以使用；eGFR15～29ml/（min·1.73m²），证据有限，谨慎使用；eGFR＜15ml/（min·1.73m²），禁用

3.老年患者　宜选择降血糖作用温和，作用时间短、低血糖风险小的药物，避免使用格列本脲。

4.禁用人群　妊娠期糖尿病、儿童和青少年T2DM及T1DM。

（四）禁忌证

对磺胺类药物过敏、1型糖尿病、2型糖尿病晚期胰岛B细胞功能极差、糖尿病酮症酸中毒、高渗高血糖综合征、严重感染、严重肝或肾损伤、外伤、大手术和妊娠、哺乳期等患者。

（五）不良反应

1. 低血糖反应　最常见而重要的不良反应；作用时间长的药物引起的低血糖持续时间长、停药后仍可反复发作，往往需要观察数日，必要时住院治疗。增加低血糖事件的主要因素有高龄、饮酒、合并肝肾疾病、药物过量、药物相互作用等。

2. 体重增加　但超重或肥胖并不是治疗的适应证。剂型改良后的磺酰脲类药物及格列美脲对体重影响较小。

3. 皮肤过敏反应　磺酰脲类药物与磺胺类药物可发生交叉过敏反应，有磺胺类药物过敏史者应禁用磺酰脲类药物。

4. 消化系统　少数患者出现上腹不适、恶心、食欲缺乏、消化不良等，偶见肝损伤、胆汁淤积性黄疸。

5. 心血管系统　理论上可导致高胰岛素血症和体重增加，对心血管系统间接造成不良影响，也可能对心血管系统的离子通道和电生理有某些直接的不利作用，但是否增加心血管系统疾病的发病率和病死率，仍需进行有关基础研究和临床研究。

（六）其他药物对磺酰脲类药物作用的影响

1. 增强降血糖作用的药物　阿司匹林、保泰松、吲哚美辛；乙醇、H_2 受体阻滞药、抗凝血药；丙磺舒、别嘌醇；利血平、胍乙啶、可乐定。

2. 降低其降血糖作用的药物　苯巴比妥、利福平、噻嗪类利尿药、呋塞米、β 受体阻滞剂、糖皮质激素、雌激素、苯妥英钠等。

（七）磺酰脲类药物失效

1. 原发性失效　从未服用过磺酰脲类药物的糖尿病患者，在严格控制饮食和运动治疗的情况下，口服磺酰脲类药物至最大剂量，连续4～6周仍效果不佳，空腹血糖＞10mmol/L称为原发性失效。近年认为这些患者很可能是未被识别的成人隐匿性自身免疫性糖尿病。

2. 继发性失效　原来用磺酰脲类药物能有效地控制血糖，而于治疗后1～3年失效者称为继发性治疗失效，每年发生率为5%～10%。

失效原因：①饮食控制不佳、体力活动少、精神紧张或有突发疾病（感染、手术、外伤、急性心肌梗死等）、合用升血糖药（糖皮质激素、β 受体阻滞剂）等，有关因素去除后可改善血糖控制；②一部分可能属于未被识别的成人隐匿性自身免疫性糖尿病；③高血糖毒性作用，指高血糖引起胰岛素抵抗性进一步增加，B 细胞功能进一步恶化、磺酰脲类药物吸收减少等；④磺酰脲类药物抵抗性，指长期使用磺酰脲类药物后B细胞选择性对磺酰脲类药物无反应，药物剂量较大时更易发生；⑤B细胞功能进一步恶化和（或）胰岛素抵抗进一步加重。

三、噻唑烷二酮类

噻唑烷二酮类（TZD）主要通过增加靶细胞对胰岛素作用的敏感性而降低血糖。临床试验显示，TZD可使HbA1c下降1.0%～1.5%。TZD与二甲双胍均具有降低胰岛素抵抗的作用，但作用机制不同，前者主要促进外周组织摄取葡萄糖，后者主要抑制肝糖输出。目前在我国上市的TZD主要有罗格列酮（4～8mg/d）和吡格列酮（15～30mg/d）。

（一）适应证

1. 2型糖尿病　主要适用于伴有胰岛素抵抗的2型糖尿病，可单独应用，也可与磺酰脲类药物、双胍类或胰岛素联用。

2. 非酒精性脂肪性肝炎（NASH）《2017年美国非酒精性脂肪性肝病的诊断与管理指南》和中华医学会肝病学分会《非酒精性脂肪性肝病防治指南（2018版）》中均提出，对于肝组织活检证实的NASH患者，无论是否合并2型糖尿病，吡格列酮均可改善肝脏病理组织学改变，但对于未经组织活检证实为NASH的NAFLD患者，目前尚无充分数据支持吡格列酮的应用。

（二）不良反应及注意事项

1. 水钠潴留　可能与血管扩张、毛细血管内皮细胞通透性增加有关。

2. 体重增加　与水钠潴留、脂肪细胞增加有关。

3. 肝毒性　虽然罗格列酮、吡格列酮没有表现出明显的肝毒性，但早期的曲格列酮曾引起致死性肝损伤，所以TZD使用前后应定期检查肝功能。

注意事项：活动性肝病或转氨酶升高超过正常上限2.5倍者禁用。介于正常值及2.5倍者应查明原因，有肝病临床症状者不用，无症状者必要时在密切观察下慎用。用药过程中第1年每2个月查肝功能1次，以后亦定期检查，如ALT大于正常高限2.5～3倍即停药；如仅轻度上升应密切观察，有疑问时即停用。

4. 低血糖　TZD为抗糖尿病药，单独应用时极少引起低血糖，但与胰岛素或胰岛素促泌剂联合使用时可增加低血糖发生的风险。

5.骨折　与其他降血糖药相比，TZD类引起骨折的风险增加，骨折多发生于外周骨和髋部，椎骨较少。绝经后女性及老年患者骨折发生较多，大剂量用药者较多，疗程多在1年以上。严重骨质疏松和有骨折病史的患者禁用。

（三）新型胰岛素增敏剂

过氧化物酶体增殖物受体（PPAR）有三个亚型，分别为PPARα、PPARβ、PPARγ，其中PPARγ与血糖调节相关，而PPARα、PPAR β与血脂调节相关。

其中PPARγ主要表达于脂肪组织及免疫系统，与脂肪细胞分化、机体免疫及胰岛素抵抗关系密切，与动脉粥样硬化、糖尿病、肿瘤等疾病也密切相关。PPARγ激活使机体外周组织对胰岛素的敏感性增加，包括增加肌肉组织摄取和利用葡萄糖，减少肝脏糖异生，使脂肪分解减少，合成增加，促进脂肪细胞重构等。目前传统的TZD类胰岛素增敏剂（罗格列酮、吡格列酮）就是通过激动PPARγ来发挥降血糖、降血脂作用的。

西格列他钠为我国自主研发的世界首个上市的PPAR全激动剂，从药理作用上看，西格列他钠与TZD类药物有相似之处，但作用更全面，还可以调节血脂。用药安全性方面，西格列他钠对PPAR的α、β、γ三个亚型均有激活作用，可以平衡三个亚型的糖脂调节作用，避免了单一激活γ亚型所带来的潜在副作用。

Ⅲ期临床试验结果显示，西格列他钠降低糖化血红蛋白水平达1.52%，可提高胰岛素敏感性、降低甘油三酯水平，升高高密度脂蛋白胆固醇水平，在降血糖同时调节脂质紊乱。在安全性方面，使用西格列他钠时体重增加、水肿不良事件整体发生率低，耐受性良好。

西格列他钠规格及用法：每片16mg，单药治疗的推荐剂量为32mg（2片），每日1次，口服，不受饮食限制。对于需加强血糖控制且耐受32mg每日1次的患者，剂量可增加至48mg，每日1次。

四、格列奈类

（一）降血糖机制

胰岛素促泌剂主要通过关闭胰岛B细胞膜上ATP依赖性钾离子通道

而促进胰岛素分泌。瑞格列奈是苯甲酸衍生物而无磺酰脲基团，因而与受体结合的位点与磺酰脲类药物不同。其与受体的结合快且解离快（快开-快闭），从而起效迅速、作用持续时间短。其"快开"作用刺激胰岛素分泌的模式与食物引起的生理性早期相胰岛素分泌相似，可以有效地增强早期相（第一时相）胰岛素分泌，从而对降低餐后血糖具有独特优势。它的"快闭"作用不会同时导致基础胰岛素或第二时相胰岛素分泌的升高，能够预防高胰岛素血症。

目前临床上应用的格列奈类药物主要有瑞格列奈片、那格列奈片和米格列奈钙片。本类药物禁忌证与磺酰脲类药物相同。

（二）格列奈类药物的优势

1.显著降低餐后血糖　中国2型糖尿病患者中，伴有餐后血糖升高患者的比例大，达标率低且危害严重；胰岛素第一时相缺失是餐后血糖升高的主要原因，且出现于2型糖尿病早期；格列奈类药物可快速恢复第一时相，降低餐后血糖。以格列奈为基础的单药联合二甲双胍或甘精胰岛素治疗方案，适用于不同血糖水平的2型糖尿病患者。

《中国2型糖尿病患者餐后高血糖管理专家共识》也推荐格列奈类药物作为降低餐后血糖的常用药物。

2.低血糖风险小　在血糖控制相近的前提下，格列奈类药物严重低血糖的发生率比磺酰脲类药物明显降低。

3.给药方式灵活　随餐服用，漏餐停用，使得制订个体化给药方案成为可能，尤其适用于用餐不规律者及不易记住服药时间的老年患者应用。

4.肝、肾安全性高　2019版《2型糖尿病合并慢性肾脏病患者口服降糖药治疗中国专家共识》推荐，瑞格列奈和那格列奈在慢性肾脏疾病1～5期的患者中使用时无须调整剂量。

瑞格列奈对肝的安全性较高，试验表明，有明显肝损伤的人群使用瑞格列奈的药效学及安全性，与正常人应用无显著性差异，但仍禁用于重度肝功能异常患者。《那格列奈临床应用中国专家共识》也提出，对于轻、中度肝损伤的患者无须调整剂量。

5.其他　格列奈类药物尤其适用于新诊断者及老年患者。

五、α-糖苷酶抑制药

（一）作用机制

α-糖苷酶抑制药通过抑制碳水化合物在小肠上部的吸收而降低餐后血糖。阿卡波糖是第一个针对餐后血糖的药物，且是唯一提供控制餐后血糖可获得心血管收益证据的降血糖药，适用于以碳水化合物为主要食物成分和餐后血糖升高的患者，可单独用药或与其他降血糖药合用。1型糖尿病患者在胰岛素治疗的基础上加用此类药物有助于降低餐后血糖。包括中国人在内的2型糖尿病人群中开展的临床研究的系统评价显示α-糖苷酶抑制药可使HbA1c降低0.5%，并能使体重下降。

（二）种类

国内上市的 α-糖苷酶抑制药有阿卡波糖、伏格列波糖和米格列醇。

1.阿卡波糖　主要抑制α-淀粉酶，每次50～100mg，每天3次，口服。

2.伏格列波糖　主要抑制麦芽糖酶及蔗糖酶，每次0.2～0.3mg，每天3次，口服。

3.米格列醇　每次50～100mg，每天3次，口服。

α-糖苷酶抑制药应在进食第一口食物后立即服用。

（三）使用注意事项

1.不适宜人群　本类药物不宜用于胃肠功能紊乱者、孕妇、哺乳期妇女和儿童，肝、肾功能不全者慎用。1型糖尿病患者不宜单独使用。

2.常见不良反应　胃肠道反应，如腹胀、排气等。从小剂量开始，逐渐加量是减少不良反应的有效方法。

3.低血糖　单独服用本类药物通常不会发生低血糖，并可减少餐前反应性低血糖的风险；在老年患者中使用无须调整服药的剂量和次数，亦不增加低血糖发生风险，且耐受性良好。合用α-糖苷酶抑制药的患者如果出现低血糖，治疗时需使用葡萄糖或蜂蜜，而食用蔗糖或淀粉类食物纠正低血糖的效果差。

（四）阿卡波糖的临床应用

阿卡波糖虽然在欧美国家应用较少，但被中国和日本等东方国家的广大医师和患者普遍接受，成为临床最常用的口服降血糖药物之一。

高碳水化合物饮食更多影响餐后血糖，而高蛋白、高脂肪饮食习惯更多影响空腹血糖。我国糖代谢异常患者中80%以上存在餐后高血糖，这与中国人的饮食结构以碳水化合物为主有关，因此阿卡波糖更适合中国人群。

α-糖苷酶抑制剂可与双胍类、磺酰脲类、TZD或胰岛素联合使用。在冠心病伴IGT的人群中进行的研究显示，阿卡波糖不增加受试者主要复合心血管终点事件风险，但能减少IGT向糖尿病转变的风险。

六、胰高血糖素样肽降血糖药

（一）肠促胰素的概念

在血糖变化水平相同的情况下，与静脉注射葡萄糖相比，口服葡萄糖可引起更多的胰岛素分泌，此现象称为肠促胰素效应。这种进食或摄入葡萄糖后肠道分泌的参与糖代谢调控的肽类激素称肠促胰素。肠促胰素引起的胰岛素分泌能力占全部胰岛素分泌量的50%～70%，且该作用具有葡萄糖浓度依赖性，血糖越高，作用越强，所以在调节血糖的同时，引起低血糖的风险很低。

目前已明确有两种肠促胰素：胰高血糖素样肽（GLP-1）和葡萄糖依赖的促胰岛素肽（GIP）。其中GLP-1调节血糖作用明显强于GIP。GLP-1半衰期很短，进入血液循环后迅速被DPP-4降解。基于GLP-1的降血糖药目前有两大类：GLP-1受体激动药和DPP-4抑制剂。基于GLP-1的药物为2型糖尿病的治疗提供了新的选择。

（二）GLP-1的作用机制

1.胰腺作用

（1）促进胰岛素分泌：GLP-1通过与B细胞的GLP-1受体结合激活cAMP依赖的PKA信号通路，从而刺激胰岛素前体基因表达而合成胰岛素。

（2）抑制胰高血糖素分泌：通过直接作用于胰岛A细胞或通过兴奋胰岛B细胞分泌胰岛素而间接地抑制胰高血糖素分泌。

（3）保护胰岛B细胞，增加胰岛B细胞的数量。

2.胰腺外作用

（1）作用于中枢神经系统：抑制食欲，增加饱腹感，从而减少摄食，对肥胖的2型糖尿病患者有益。

（2）延缓胃排空和肠道蠕动，并可抑制胃酸和五肽胃泌素的分泌，从而减轻餐后血糖波动和减轻体重，但剂量较大时可引起消化道不良反应。

（3）作用于心血管系统：降低收缩压，改善心肌缺血和心肌收缩功能。

（4）作用于肝、肾：抑制肝糖生成，降低肝酶、降低血脂，改善肝功能。

（5）增加肥胖者的钠排泄、减少H^+分泌、降低肾小球高滤过，从而可能对肾起保护作用。

（三）GLP-1受体激动药

1.作用机制　GLP-1受体激动药（GLP-1RA）通过模拟天然GLP-1激活GLP-1受体而发挥作用，且不易被DPP-4快速降解，延长半衰期，增加活性GLP-1在体内的浓度。GLP-1受体激动药主要通过外源性补充GLP-1以使体内的GLP-1水平达到药理浓度而发挥作用，其降血糖效果显著，降低HbA1c的幅度为0.8%～1.5%。

2.分类　根据分子结构特点，GLP-1RA可分为基于人GLP-1结构的GLP-1RA和基于exendin-4结构的GLP-1RA，前者包括利拉鲁肽、度拉糖肽及贝那鲁肽、司美格鲁肽，其氨基酸序列与人GLP-1的同源性较高（≥90%），其中贝那鲁肽与人GLP-1的同源性为100%；后者包括艾塞那肽、艾塞那肽微球（周制剂）、利司那肽及聚乙二醇洛塞那肽，其氨基酸序列与人GLP-1的同源性约为50%。

根据药代动力学特点，GLP-1RA可分为短效、长效及超长效制剂，短效制剂包括贝那鲁肽、艾塞那肽及利司那肽，一般需要每日1～3次皮下注射；长效制剂包括利拉鲁肽，需要每日1次皮下注射；超长效制剂包括度拉糖肽、艾塞那肽周制剂及聚乙二醇洛塞那肽、司美格鲁肽，一般需要每周1次皮下注射。短效制剂对延迟胃排空作用较强，餐后血糖降低明显。长效制剂对延迟胃排空的作用较弱，但通过刺激胰岛素分泌和抑制胰高血糖素分泌，对空腹血糖的降低作用明显。

目前我国已批准7种GLP-1RA用于临床治疗T2DM（表3-21）。

表3-21 中国获批的GLP-1RA用于治疗T2DM的用法、用量和适应证

药物名称	用法用量	适应证					
		单药治疗	联合二甲双胍	联合磺酰脲类	联合二甲双胍和磺酰脲类	联合胰岛素	降低T2DM合并CVD患者的MACE
艾塞那肽	5～10μg，2次/天，早、晚餐前60min内皮下注射	-	√	√	√	-	-
利拉鲁肽	0.6～1.8mg，1次/天，任意时间皮下注射[a]	-	√	√		-	√
贝那鲁肽	0.1～0.2mg，3次/天，餐前5min皮下注射	-	√				
利司那肽	10～20μg，1次/天，任何一餐前60min内皮下注射[a]	-	√	√	√	√	-
艾塞那肽微球	2mg，1次/周，任意时间皮下注射[a]	-	√	√	√		
度拉糖肽	0.75～1.5mg，1次/周，任意时间皮下注射[a]	√	√	√	√	-	尚待审批[b]
聚乙二醇洛塞那肽	0.1～0.2mg，1次/周，任意时间皮下注射[a]	√	√	-	-		
司美格鲁肽	0.25～1.0mg，1次/周，任意时间皮下注射	-	√	√	√		√

注：GLP-1RA.胰高血糖素样肽-1受体激动剂；T2DM.2型糖尿病；CVD.心血管疾病；MACE.主要不良心血管事件；数据来源于药品说明书。

a.建议在每天或每周相对固定的时间注射。

b.具有降低T2DM合并CVD或多种心血管危险因素患者发生MACE风险的证据。

"√"为有适应证；"-"为无适应证。

3. GLP-1RA治疗T2DM的降血糖疗效和安全性 GLP-1RA单药治疗可以显著降低T2DM患者的糖化血红蛋白（HbA1c），同时具有减重作用，单独使用发生低血糖的风险小，安全性良好。因此，在二甲双胍存在禁忌证或不耐受时，GLP-1RA可以作为T2DM患者（尤其是超重或肥胖患者）的起始降血糖治疗药物选择之一。

《胰高糖素样肽-1（GLP-1）受体激动剂用于治疗2型糖尿病的临床

专家共识》（以下简称共识）推荐：GLP-1RA可以单独使用，也可以作为除DPP-4i以外的其他降血糖药物单药或联合治疗血糖控制不达标时的二联或三联用药选择之一。在含有磺酰脲类或胰岛素的二联或三联降血糖治疗方案中，加用GLP-1RA时，建议减少磺酰脲类或胰岛素的剂量或停用其中一个降血糖药物，以减少低血糖发生风险。

基础胰岛素/GLP-1RA复方制剂保留了各自药代动力学特征和疗效，每天1次，用药简便。德谷利拉鲁肽注射液（IDegLira）和甘精胰岛素利司那肽注射液（iGlarLixi）在我国已获批上市。IDegLira：口服降糖药血糖控制不佳患者推荐起始剂量为10剂量单位；GLP-1RA治疗或含基础胰岛素成分的胰岛素治疗血糖控制不佳推荐起始剂量为16剂量单位；基础胰岛素联合GLP-1RA治疗的患者，根据血糖和既往基础胰岛素剂量调整该药的剂量或等剂量转换。iGlarLixi：在患者所需甘精胰岛素剂量基础上进行滴定，以注射笔（Ⅰ）为起始，当日需剂量＞20剂量单位时需使用注射笔（Ⅱ）。

4. GIP/GLP-1RA双受体激动剂　GIP和GLP-1RA同属于肠促胰素，在生理状态下受肠道中营养物质刺激，由小肠K细胞分泌，GIP受体（GIP receptor，GIPR）的激活不仅能产生部分与GLP-1R激活类似的生物学效应（如中枢食欲抑制、增加外周胰岛素敏感性等），还能作用于脂肪组织，调节脂质储存和脂肪分解。

替尔泊肽是目前首个GIP/GLP-1双受体激动剂，结构基于天然GIP序列，经修饰可选择性结合并激活GIP受体和GLP-1R。替尔泊肽10mg降血糖效果显著，降低糖化血红蛋白2.37%，另一个特点是显著降低体重，目前已获国内外减肥适应证。替尔泊肽为周制剂，使用方法为第1～4周起始剂量2.5mg，每周一次皮下注射，之后每4周增加2.5mg，逐步滴定到15mg或最大耐受剂量并长期维持。

替尔泊肽副作用主要是胃肠道反应［恶心、呕吐和（或）腹泻］，多为轻、中度，通常发生在剂量递增期间，并随着时间的推移而减少。其他可能的不良反应还包括与磺酰脲类降血糖药或胰岛素合用时低血糖风险增加，淀粉酶、脂肪酶升高，胆石症，心率加快，过敏反应，注射部位皮肤反应和超敏反应、急性胰腺炎等，但发生率均较低，用药注意事项同GLP-1RA。

5. GLP-1RA对心血管和肾脏结局的影响　基于目前已完成的CVOT

研究结果，在我国已获批的GLP-1RA中，利拉鲁肽和度拉糖肽显示出了心血管保护作用，而利司那肽和艾塞那肽的心血管效应则为中性。贝那鲁肽和聚乙二醇洛塞那肽目前尚缺乏CVOT研究数据。共识推荐：对于合并ASCVD或心血管风险极高危的T2DM患者，无论基线HbA1c或个体化HbA1c目标值如何，建议联合具有心血管获益证据的GLP-1RA，以降低心血管事件风险。

美国心脏病学会和美国心力衰竭学会共同发布的关于T2DM和HF的科学声明认为，GLP-1RA可以用于具有HF风险的T2DM患者，但不能预防HF；T2DM合并HFrEF患者在失代偿期使用GLP-1RA时需谨慎。

meta分析显示，GLP-1RA可显著降低T2DM患者不良肾脏结局风险（17%），但其肾脏保护作用主要是由减少尿白蛋白排泄量所驱动的。从心血管保护和改善血糖控制的角度出发，T2DM合并慢性肾脏疾病（CKD）患者可以考虑使用GLP-1RA治疗。

2023年欧洲心脏病学会（ESC）颁布的糖尿病患者心血管疾病管理指南明确建议，对于T2DM和ASCVD患者，降糖治疗应首选GLP-1RA和（或）SGLT2i，以降低CVD风险，这与是否需要控制血糖无关，也与以前是否应用二甲双胍无关。需额外血糖控制的患者应考虑使用二甲双胍。

6. GLP-1RA在T2DM特殊人群中的应用及注意事项

（1）肾功能不全患者：大多数GLP-1RA可用于轻、中度肾功能不全患者，利拉鲁肽和度拉糖肽可用于肌酐清除率＞15ml/min的重度肾功能不全患者，但终末期肾病患者禁用。

（2）肝功能不全患者：利拉鲁肽可用于轻、中度肝功能不全患者，利司那肽和度拉糖肽可全程用于肝功能不全患者。

（3）老年患者：GLP-1RA可以用于65岁以上的T2DM患者。

（4）青少年和儿童患者：利拉鲁肽具有用于10岁以上儿童T2DM治疗的临床研究证据，但我国尚未批准任何GLP-1RA用于治疗18岁以下儿童和青少年T2DM患者。

（5）不推荐GLP-1RA用于妊娠期或哺乳期妇女、合并严重胃肠道疾病、有胰腺炎病史或高风险的T2DM患者。

7. GLP-1RA的禁忌证

（1）对该类产品活性成分或任何其他辅料过敏者。

（2）有甲状腺髓样癌病史或家族史患者。

（3）多发性内分泌腺瘤病2型患者。

8. GLP-1RA不良反应及应对

（1）胃肠道反应：恶心、呕吐、腹泻等胃肠道反应较常见，一般随着治疗时间的延长而逐渐减轻。临床使用可从小剂量起始，逐渐加量，不耐受者应停药并及时更改为其他治疗方案。GLP-1RA所致的胃肠道反应可能会加重T2DM合并严重胃肠道疾病（如重度胃轻瘫、炎性肠病）患者的胃肠道不适，故此类患者不推荐使用。

（2）低血糖：GLP-1RA单独使用极少发生低血糖，但与其他降血糖药物（如磺酰脲类、胰岛素）联用时低血糖的发生风险增加。如果患者已经采用不包含GLP-1RA在内的二联或三联降血糖治疗方案且HbA1c已达标，而基于患者合并症情况（如合并ASCVD、CKD或肥胖）需要加用GLP-1RA时，可以考虑停用一个二甲双胍以外的降血糖药物或减少其剂量。

（3）急性胰腺炎：虽然meta分析和CVOT研究均显示，与安慰剂相比，GLP-1RA治疗并未增加急性胰腺炎的发生风险，但临床使用中曾报告与GLP-1RA治疗相关的急性胰腺炎不良事件。因此，出于安全性考虑，不推荐有胰腺炎病史或高风险的T2DM患者使用GLP-1RA。

（四）DPP-4抑制药

1. 作用机制　DPP-4抑制药通过抑制DPP-4活性而减少GLP-1在体内的失活，在生理范围内增加有活性的GLP-1水平。以葡萄糖浓度依赖的方式促进胰岛素释放，降低胰高血糖素水平，发挥降低空腹血糖、餐后血糖和糖化血红蛋白的作用。

目前在国内上市的DPP-4抑制药有西格列汀、沙格列汀、维格列汀、利格列汀和阿格列汀。

2. 降血糖疗效　我国2型糖尿病患者中的临床研究结果显示DPP-4抑制药的降血糖疗效（减去安慰剂效应后）：可降低HbA1c 0.4% ～ 0.9%。

3. 不良反应和禁忌证

（1）不良反应：主要不良反应有鼻咽炎、头痛、上呼吸道感染、低血糖等，低血糖发生率较磺酰脲类低。很少见的不良反应有超敏反应、血管神经性水肿、肝酶升高、腹泻、咳嗽、淋巴细胞绝对数降低等。在DPP-4抑制药中进行的3项随机、双盲、安慰剂对照的心血管结局研究

CVOT（TECOS、CAVOR、EXAMINE）均显示，DPP-4抑制药既不增加也不降低心血管事件发生风险。

（2）禁忌证：已知对药物或药物中任何一成分过敏者禁用。

4.注意事项

（1）DPP-4抑制药不能用于1型糖尿病或糖尿病酮症酸中毒患者；不推荐用于妊娠期、哺乳期妇女及儿童。

（2）在肝、肾功能不全患者中的应用：利格列汀在肝肾功能不全患者中使用时无须调整剂量。肾功能不全患者使用西格列汀、沙格列汀、阿格列汀和维格列汀时，应注意调整剂量（具体见特殊疾病的血糖管理）。

（3）超敏反应：西格列汀、沙格列汀、利格列汀和阿格列汀上市后有报道出现严重超敏反应（速发型过敏反应、血管神经性水肿、剥脱性皮肤损害），如怀疑有超敏反应者，应停止使用。维格列汀在临床中使用未观察到皮肤损伤的发生率升高，但在合并糖尿病皮肤并发症患者中使用的经验有限，建议观察皮肤病变。

维格列汀、沙格列汀在NYHA Ⅰ～Ⅱ级的充血性心力衰竭患者中的治疗经验有限，应慎用，不推荐在Ⅲ～Ⅳ级充血性心力衰竭患者中使用。

维格列汀、沙格列汀含有乳糖，半乳糖不耐受遗传性疾病、乳糖酶缺乏症或葡萄糖-半乳糖吸收不良患者禁用。

（4）药物相互作用：西格列汀或利格列汀在与磺酰脲类药物或胰岛素联用时低血糖风险增加，应减少磺酰脲类药物或胰岛素的剂量。沙格列汀与CYP3A4/5抑制药（如酮康唑、阿扎那韦、克拉霉素、茚地那韦、伊曲康唑、萘法唑酮、奈非那韦、利托那韦、沙奎那韦和泰利霉素）合用时，应将沙格列汀的剂量限制为2.5mg/L。

七、钠-葡萄糖协同转运蛋白2（SGLT2）抑制剂

（一）全新的非胰岛素依赖降血糖机制

SGLT2i是一类近年受到高度重视的新型口服降血糖药物，可抑制肾脏近曲小管对葡萄糖的重吸收，降低肾糖阈，从而促进尿糖的排出。正常情况下，成人每天经肾小球滤过的葡萄糖为180g/d，但葡萄糖又被肾小管上的SGLT2重吸收。SGLT2i通过抑制SGLT2减少肾脏对葡萄糖和钠的重吸收，使70～80g/d葡萄糖从尿液排泄，从而发挥降血糖作用，并有一定的降压作用。SGLT2i可降低HbA1c 0.5%～1.2%，减轻体重

0.6 ～ 3.0kg，降低收缩压3 ～ 5mmHg，降低血尿酸约50μmol/L。

SGLT2i直接作用于肾脏，具有独立于胰岛B细胞功能、非胰岛素依赖性降血糖的独特作用机制，不会刺激胰岛素分泌或增加低血糖发生风险。

（二）SGLT2i在糖尿病患者中的临床应用

目前在我国上市的SGLT2i有达格列净、恩格列净、卡格列净和艾托格列净。

SGLT2i可单用或联合其他降血糖药物治疗成人T2DM，目前在T1DM、青少年及儿童中无适应证。

SGLT2i单药治疗不增加低血糖风险，但与胰岛素或胰岛素促泌剂联用时则增加低血糖风险。因此，SGLT2i与胰岛素或胰岛素促泌剂联用时应下调胰岛素或胰岛素促泌剂的剂量。

SGLT2i在轻、中度肝功能受损（Child-Pugh A、B级）患者中使用无须调整剂量，在重度肝功能受损（Child-Pugh C级）患者中不推荐使用。SGLT2i不用于eGFR ＜ 30ml/（min·1.73m^2）的患者。

（三）SGLT2i在心力衰竭患者中的应用

EMPA-REG、OUTCOM CANVAS和DECLARE-TIMI58三项COVT研究均表明SGLT2i对糖尿病患者具有良好的心血管安全性，尤其是可降低心力衰竭住院风险。近年来，SGLT2i在心力衰竭患者中改善心血管结局的证据日益增加，为心力衰竭的治疗提供了新选择。

SGLT2i治疗心力衰竭的机制主要归为两大类：调节血流动力学（利尿、降压、促红细胞生成）和心脏代谢重构（改善心肌能量代谢、调节心肌离子稳态、抑制心室重构）。

目前SGLT2i已经被推荐为治疗心力衰竭的新四联药物之一。《心力衰竭SGLT2抑制剂临床应用的中国专家共识》推荐：①2型糖尿病无论是已有心血管疾病还是心血管高危的患者，都应该使用SGLT2i预防心力衰竭住院；②对于有症状的慢性HFrEF患者，无论是否有2型糖尿病，建议使用SGLT2i来减少心力衰竭住院率和心血管死亡率；③对于无糖尿病、体重指数（BMI）＞22kg/m^{2}的中国心力衰竭患者，建议使用SGLT2i治疗心力衰竭，增加临床获益；④对于急性心力衰竭或心力衰竭恶化患者，待病情稳定后，建议尽早使用SGLT2i治疗心力衰竭，增加临床获益；⑤对于有症状的慢性HFpEF患者，SGLT2i有助于降低心力衰竭住院率和心血管死亡率。

给药时机：对于尚未接受规范心力衰竭治疗的患者，通常可采用三步法启动药物治疗：第一步，同时开始使用β受体阻滞剂和SGLT2i，β受体阻滞剂是治疗HFrEF最有效的药物，尤其是在减少心血管死亡方面；SGLT2i在降低心力衰竭住院方面有显著作用，这种作用可能会降低β受体阻滞剂使用后发生心力衰竭恶化的短期风险。第二步，评估患者对血压和肾功能的耐受性，在第一步的1～2周添加血管紧张素受体脑啡肽酶抑制剂（ARNI）。第三步，评估患者血钾和肾功能的耐受性后，在第二步的1～2周添加盐皮质激素受体拮抗剂（MRA）。

（四）SGLT2i是具有明确肾脏获益的降血糖药物

近年来多项研究表明，SGLT2i具有独立于降血糖之外的肾脏保护作用，能显著降低肾脏复合终点风险。《中国2型糖尿病防治指南（2020版）》推荐：无论HbA1c水平是否达标，对于T2DM合并ASCVD、ASCVD高风险、心力衰竭或慢性肾脏病患者，建议首先联合有心血管疾病和慢性肾脏病获益证据的GLP-1RA或SGLT2i。

（五）SGLT2i常见不良反应的识别、预防和处理

1.肾功能损伤　随机试验和真实世界研究数据表明，开始使用SGLT2i的患者可能出现eGFR一过性下降，其定义为4周内eGFR下降幅度与基线相比 > 10%，应与急性肾损伤区分，通常不需要处理。如eGFR的下降幅度很大（与基线相比 > 30%），则需要警惕并调整剂量。因此，在启动SGLT2i治疗后至少4周内需要监测eGFR。若eGFR下降的患者同时服用肾素-血管紧张素-醛固酮系统（RAAS）抑制剂、利尿剂和SGLT2i，则需谨慎使用这些药物。若已使用RAAS抑制剂，并在至少2周后监测患者的eGFR，如eGFR $\geq$ 20ml/（min·1.73m^2），则再启用SGLT2i。

2.生殖器和泌尿道感染　尿糖增加导致泌尿生殖道感染风险增加。在使用SGLT2i之前，为了规避风险，应准确、有针对性地记录以前可能发生的泌尿生殖道感染和（或）存在的风险因素，6个月内反复发生泌尿生殖道感染的患者不推荐使用SGLT2i。患者应加强泌尿生殖器卫生，充分冲洗，应避免过量使用抗生素。在使用SGLT2i的过程中，尤其是使用的第1个月，需密切关注患者是否出现感染的症状（尿频、尿急、尿痛、血尿、发热、腰痛、下腹部不适等），及时就医并做相关检查以明确有无感染，如有感染，建议专科治疗并暂停使用SGLT2i。

3.血糖正常的糖尿病酮症酸中毒（euglycemic diabetic ketoacidosis, EDKA）　EDKA的特点是轻度高血糖（<13.9mmol/L）、酮症和代谢性酸中毒，它继发于胰岛素缺乏，导致过度的脂肪分解，增加脂肪酸氧化，从而产生酮体。EDKA与SGLT2i的使用有关。在使用SGLT2i期间，如患者出现和EDKA相关的症状，如腹痛、恶心、呕吐、乏力、呼吸困难等，需考虑患者是否出现EDKA并及时进行血、尿酮体和血气分析以明确诊断。一旦诊断EDKA，立即停用SGLT2i。SGLT2i不应用于1型糖尿病患者或自身免疫性糖尿病患者。为预防EDKA，在患者禁食、脱水等情况下暂停SGLT2i；择期手术或计划的剧烈运动前至少24h停止应用SGLT2i；服用SGLT2i时，避免饮酒、长时间禁食、极低碳水化合物或生酮饮食。

4.下肢截肢　CANVAS研究发现使用卡格列净治疗会增加下肢截肢的风险，其他研究尚未证实SGLT2i治疗是否与患者下肢截肢有关。尽管如此，对于有截肢危险因素的患者，特别是既往有截肢史或足溃疡、神经病变或周围血管疾病患者，建议谨慎使用SGLT2i。

5.低血压　SGLT2i可诱导渗透性利尿，并可导致易感患者低血压。美国处方信息对SGLT2i均给予低血压警告。在使用SGLT2i之前，应评估和治疗患者的容量状态。肾功能下降、老年人和基线收缩压较低的患者开始使用SGLT2i时应谨慎。使用时应监测血压，调整同时服用的利尿剂和影响血压的药物剂量。

八、葡萄糖激酶激活剂——多格列艾汀

葡萄糖激酶（GK）是人体重要的葡萄糖传感器，分布在胰腺、肝脏和肠道等主要血糖调控器官，通过感知体内血糖水平的变化，调控胰岛素、胰高糖素、GLP-1等的分泌和肝糖原的合成与分解，在维持人体血糖稳态中发挥核心作用。T2DM患者的GK表达量及其活性下降，导致血糖稳态失调，血糖升高。

多格列艾汀是异位变构GK全激活剂，作用于胰岛、肠道的内分泌细胞及肝脏等器官中的GK靶点，通过"葡萄糖浓度依赖"的方式结合于GK的活性调节位点以提高GK活性，从而提升葡萄糖磷酸化转化速率。异位变构全激活的结合方式在修复GK活性的同时稳定了GK活性

构型，对T2DM患者下降的GK感应机体血糖变化能力、受损的葡萄糖刺激的胰岛素和GLP-1分泌能力及肝糖原储备能力，均起到改善作用。因此，多格列艾汀具有改善胰岛B细胞功能、减低胰岛素抵抗、重塑T2DM患者血糖稳态的作用。

以下T2DM人群可以使用多格列艾汀，包括：①经过生活方式干预3个月血糖不达标者，可起始该药单药治疗；②经二甲双胍治疗血糖控制不达标者，可启用该药与二甲双胍联合治疗；③新诊断、初始HbA1c≥7.5%且<9.0%者，可考虑该药与二甲双胍起始联合治疗。推荐剂量为75mg，每日2次，早餐前和晚餐前1h内服用。

特殊人群使用：妊娠期、哺乳期、18岁以下儿童和青少年T2DM患者不建议使用。75岁以下的老年T2DM患者可安全使用。由于该药主要经肝脏CYP3A4代谢清除，原形经肾脏清除<10%，故不同程度肾功能不全患者（尚未进行透析）服用本品时无须调整剂量；轻度肝损害（Child-Pugh A级）患者无须调整剂量，中、重度肝功能损害患者暂不推荐使用。

第七节　胰岛素的治疗

一、胰岛素的基础知识

胰岛素是控制高血糖的重要手段。1型糖尿病患者需依赖胰岛素维持生命，2型糖尿病患者当口服降血糖药效果不佳或存在口服药使用禁忌时，仍需使用胰岛素，以控制高血糖并减少糖尿病并发症的发生危险。而且2型糖尿病患者胰岛B细胞功能随病程进展逐渐恶化，故随病程进展，大部分2型糖尿病患者似乎最终均需胰岛素治疗。

与口服药相比，胰岛素治疗涉及更多环节，如药物选择、治疗方案、注射装置、注射技术、自我血糖监测、根据血糖监测结果调整胰岛素的剂量等。与口服药治疗相比，胰岛素治疗需要医务人员与患者间更多的合作，并且需要患者掌握更多的自我管理技能。

（一）胰岛素的分泌与血糖的关系

人体的血糖依赖两部分胰岛素分泌调控：一是基础状态的胰岛素分泌，它能使人体在基础非进餐状态下的血糖维持在一个正常的水平；二是餐时的胰岛素分泌，使人体在进餐后1h血糖很少超过8mmol/L，并在餐后2h回落到接近于空腹状态的血糖水平。基础状态下，生理性的胰岛素分泌约是每小时1U，在高血糖的刺激下，胰岛素的分泌能够达到每小时5U左右，在低血糖状态下（＜1.7mmol/L），内源性胰岛素基本停止分泌。

因此，接受胰岛素治疗的患者如果胰岛功能明显缺乏，在胰岛素治疗时要同时注意补充餐后和基础胰岛素的不足。

（二）胰岛素治疗适应证的扩展

对于1型糖尿病、糖尿病的各种急性并发症、有严重合并症、肝肾功能不全、妊娠及继发于胰腺切除或破坏引起的糖尿病，使用胰岛素治疗的意见一致。但在2型糖尿病中，如何使用及何时使用胰岛素，近年来有了新的进展。

UKPDS研究发现，新诊断未治疗的2型糖尿病平均胰岛B细胞功能已丧失50%左右，单一磺酰脲类或双胍类口服药的效果也逐年减退。随着病程的延长，如胰岛素抵抗不能缓解，胰岛B细胞功能的逐年下降是血糖逐渐升高的主要原因，这为2型糖尿病患者使用外源性胰岛素提供了依据。将初诊分型不明确的消瘦患者、初诊糖毒性明显的2型糖尿病患者、口服降血糖药治疗继发失效的患者也列入了胰岛素的治疗指征人群。

（三）胰岛素种类

根据来源和化学结构的不同，胰岛素可分为动物胰岛素、人胰岛素和胰岛素类似物。

根据作用特点的差异，胰岛素又可分为餐时胰岛素［即速效（超短效）、短效（常规）胰岛素］、基础胰岛素（即中/长效胰岛素及其类似物）、预混胰岛素和双胰岛素类似物。胰岛素类似物与人胰岛素相比，控制血糖的能力相似，但在模拟生理性胰岛素分泌和减少低血糖发生风险方面，胰岛素类似物优于人胰岛素。

1.餐时胰岛素

（1）速效（超短效）胰岛素类似物：如赖脯胰岛素、门冬胰岛素和谷赖胰岛素等，具有特殊的分子结构，自皮下吸收入血速度快，起效时间短。赖脯胰岛素国内批准用于≥12岁T1DM患者，国外批准用于≥3岁T1DM患者。门冬胰岛素国内外均批准应用于≥2岁T1DM患者。谷赖胰岛素国内批准用于≥18岁的成人T1DM患者，国外批准用于≥4岁的T1DM患者。速效胰岛素类似物起效快速，通常紧邻餐前注射，进食不规律的学龄前患儿亦可根据进食量在餐后即刻注射。

（2）短效（常规）胰岛素：包括动物胰岛素和人胰岛素。与速效胰岛素类似物相比，短效胰岛素吸收入血的速度相对缓慢，须在进餐前20～30min注射，使胰岛素的吸收峰与餐后碳水化合物的吸收峰相吻合。紧急情况时可静脉给药。

2.基础胰岛素 主要作用是控制非餐时的基础血糖水平，包括中效胰岛素（简称NPH，如中性鱼精蛋白锌胰岛素）、长效/超长效胰岛素及其类似物。

（1）NPH：是在人胰岛素制剂中加入碱性鱼精蛋白，形成鱼精蛋白-胰岛素结晶，缓慢解离，从而延长胰岛素作用时间。NPH的吸收峰值出现在注射后5.0～7.0h。每日睡前1次或每日2次给药，使用前须充分摇匀。NPH的吸收变异性较大，作用曲线有明显峰值，作用时间相对较短，低血糖发生风险较高，但价格低廉，目前随着长效/超长效胰岛素及其类似物的应用，NPH的临床应用已逐渐减少。

（2）长效/超长效胰岛素及其类似物：长效胰岛素又称鱼精蛋白锌胰岛素（PZI），作用可维持24～36h，在我国使用较少，作用曲线同样具有明显峰值。与NPH一样，PZI为悬浊液，注射前需充分混匀，由于吸收不稳定，PZI很难提供相对平稳、接近生理性分泌模式的基础胰岛素水平。

与NPH和PZI相比，长效胰岛素类似物则能够更好地模拟生理性基础胰岛素分泌模式，通常每天注射1次就能达到稳定的基础胰岛素水平，日间及日内变异性更小，低血糖发生率也更低。目前常用的第1代长效胰岛素类似物包括甘精胰岛素U100（100U/ml）和地特胰岛素。甘精胰岛素U100与地特胰岛素在国内均已获批用于≥6岁的T1DM患者。国外甘精胰岛素U100与地特胰岛素均获批可用于儿童T1DM患者，甘精胰岛素U100，美国FDA批准其用于≥6岁的T1DM患者，欧洲药品管理局（EMA）批准其用于≥2岁的T1DM；FDA批准地特胰岛素用于≥2岁的T1DM患者，EMA批准其用于≥1岁的T1DM患者。德谷胰岛素和高浓度甘精胰岛素U300（300U/ml）是2种新型的超长效胰岛素类似物。其中作用时间最长的是德谷胰岛素，半衰期长达25h，作用时间42h，每日注射1次，2～3天后可达临床稳态。德谷胰岛素已于2017年获批在中国上市，用于治疗成人T2DM；FDA及EMA均批准其用于≥1岁的

T1DM患者。甘精胰岛素U300是甘精胰岛素U100的浓缩剂型，半衰期可达19h，作用时间为36h；2020年在国内已获批上市，目前批准其用于成人T2DM患者；FDA和EMA均批准其用于≥6岁的T1DM患者。相较于甘精胰岛素U100，使用德谷胰岛素和甘精胰岛素U300能带来更平稳的血糖控制，血糖变异性更低。长效胰岛素类似物通常每日睡前或晨起给药1次，必要时也可分为晨起及睡前2次给药。

3. 预混胰岛素和双胰岛素类似物　预混胰岛素包括预混人胰岛素、预混胰岛素类似物。上述胰岛素制剂可以同时提供基础和餐时胰岛素，依据基础餐时配比，国内有50/50、60/40、70/30、75/25等剂型。预混胰岛素由于剂量配比固定，剂量调整缺乏弹性，且存在更高的低血糖发生风险，因此不优先推荐应用于T1DM。

目前上市的双胰岛素类似物仅有德谷门冬双胰岛素，其基础成分德谷胰岛素发挥超长、平稳的降血糖作用，满足持续的基础胰岛素需求，控制空腹血糖；餐时成分门冬胰岛素注射后迅速起效，控制餐后血糖。德谷门冬双胰岛素的作用持续时间超过24h，给药2～3天后达到稳态。FDA批准其用于≥1岁的T1DM患者；EMA批准其用于≥2岁的T1DM患者；德谷门冬双胰岛素2019年获批在中国上市，用于治疗成人T2DM，国内暂无T1DM适应证。

二、胰岛素强化治疗

（一）胰岛素强化治疗的意义

强化血糖控制可以明显降低糖尿病微血管和大血管并发症的发生，起到预防和延缓糖尿病并发症的作用。胰岛素强化治疗还具有一定的胰岛B细胞保护功能。研究发现，很多糖尿病患者在确诊时往往还残存50%的胰岛B细胞功能，但随着病情的发展，胰岛B细胞的功能以每年4.5%的速度逐渐下降，直至其分泌功能完全丧失。通常在2型糖尿病早期高血糖状态下，胰岛B细胞的功能是可逆的，尽早启动胰岛素强化治疗不仅可以延缓体内胰岛素缺乏的状况，使血糖控制迅速达标，还可以促进胰岛B细胞的第一时相胰岛素分泌功能得以恢复，起到保护B细胞的作用。

（二）主要适应证

1型糖尿病患者；妊娠糖尿病患者；新诊断2型糖尿病患者（HbA1c

≥9.0%或空腹血糖≥11.1mmol/L）；病程较长的2型糖尿病，简单胰岛素方案不能达到良好血糖控制者；临床上一些急、危、重症，如严重创伤、烧伤、感染等应激状态时，常伴有应激性高血糖发生。后者会增加感染的发生率、抑制创口愈合及神经功能的修复，甚至引起多脏器功能衰竭，增加急、危、重症患者的病死率，此类患者也需胰岛素强化治疗以控制血糖。

（三）分类

1.短期强化治疗　主要是针对新诊断的2型糖尿病或口服降血糖药继发失效的患者。目的是消除高糖毒性，恢复患者的胰岛B细胞功能，减轻胰岛素抵抗，使患者获得较长时间非药物治疗的血糖稳定期或使部分口服降血糖药物失效的患者恢复口服药的治疗。治疗时间以2周至3个月为宜。

2.长期强化治疗　主要是针对1型糖尿病或2型糖尿病口服药继发失效的患者进行长期的胰岛素强化治疗。目的是修复胰岛B细胞功能中能够恢复的部分，不能恢复的就用胰岛素强化血糖控制来减少并发症的发生。

（四）治疗方案

1.多次皮下注射胰岛素　基础胰岛素＋餐时胰岛素每日3次注射，推荐选用长效和速效胰岛素类似物。先前未使用胰岛素治疗，血糖明显升高（如HbA1c≥9.0%）、需短期内纠正高血糖的患者，应据患者体重、血糖水平、胰岛素抵抗状态等，以每日0.3～0.5U/kg体重估算胰岛素的初始每日剂量。基础胰岛素占全天总量的40%～60%，余下部分可按1/3、1/3、1/3或1/5、2/5、2/5的比例分配至三餐前注射。对于已经使用基础胰岛素或预混胰岛素治疗HbA1c仍不达标的患者，短期胰岛素强化治疗初始剂量可按照以下原则：①基础胰岛素联合口服降血糖药治疗的患者，若FPG达标，基础胰岛素可维持原剂量，停用口服降血糖药物并在三餐前给予餐时胰岛素4～6U；若FPG未达标，根据FPG调整基础胰岛素剂量。②预混胰岛素转换为基础-餐时胰岛素方案时，可按照目前总剂量的40%～50%作为基础胰岛素起始剂量，余量作为餐时胰岛素，三餐平均分配。

2.每日3次预混胰岛素类似物　适用于预混胰岛素每日2次治疗后HbA1c≥7.0%的患者或需要基础胰岛素＋餐时胰岛素强化治疗但不愿接受该治疗方案的患者。对于前者，胰岛素起始剂量，早、晚餐前等剂量转换，午餐前加2～4U或每天胰岛素总量的10%，并可能需要减少早餐前的剂量为2～4U；对于后者，胰岛素起始剂量需临床医师根据具体情况决定。根据睡前和餐前血糖水平进行胰岛素剂量调整，住院患者每1～3天调整1次，每次调整1～4U，直到血糖达标。每日3次预混胰岛素类似物用于起始治疗时，一般起始总量为每日0.2～0.4U/kg体重，按2∶1∶2分配到早餐前、午餐前和晚餐前。

3.胰岛素皮下持续输注　胰岛素泵持续皮下小剂量输注给药模拟基础分泌的胰岛素，并且根据需要可预先设定，每餐前输注大剂量胰岛素控制餐后血糖是所有胰岛素治疗方案中最能模拟生理性胰岛素分泌方式的方案。血糖监测方案需每周至少3天，每天5∶00～7∶00监测血糖。根据血糖水平调整剂量直至血糖达标。

（五）注意事项

胰岛素强化治疗是建立在严格的血糖监测基础上的，无论使用哪种强化方案，都要密切监测血糖变化，根据血糖变化及时调整方案和胰岛素剂量。低血糖是胰岛素强化治疗中常遇见的问题，应避免、及早识别和处理。新型胰岛素类似物可降低低血糖发生率。

（六）禁忌证

2岁以下的幼儿、老年患者、严重低血糖危险增加的患者、已有晚期严重并发症者或有其他缩短预期寿命的疾病或医疗情况者、酒精中毒和有药物成瘾者、精神病或精神迟缓者。

三、1型糖尿病的胰岛素治疗

（一）胰岛素的种类

胰岛素的种类见本节"胰岛素的基础知识"。

常用于T1DM患者的不同胰岛素种类及其药代动力学特征见表3-22。

（二）胰岛素的治疗方案与选择

T1DM患者因自身胰岛素分泌绝对缺乏，完全或部分需要通过外源性胰岛素补充来模拟生理性胰岛素分泌，基础胰岛素加餐时胰岛素替代治疗是T1DM首选的治疗方案。基础胰岛素在餐前状态下抑制糖异生和酮体的生成，餐时胰岛素覆盖碳水化合物和其他营养素的摄入引起的血糖升高。基础胰岛素加餐时胰岛素替代治疗方案包括每日多次胰岛素注射（MDI）和持续皮下胰岛素输注（CSII）。

表3-22 常用于T1DM患者的不同胰岛素种类及其药代动力学特征

胰岛素类型	作用特点	通用名	起效时间(h)	峰值时间(h)	持续时间(h)	适用年龄（岁）国内	适用年龄（岁）国外
餐时胰岛素	速效	赖脯胰岛素	0.17~0.25	1.0~1.5	4~5	≥12	≥3
	速效	门冬胰岛素	0.17~0.25	1.0~2.0	4~6	≥2	≥2
	速效	谷赖胰岛素	0.17~0.25	1.0~2.0	4~6	≥18	≥4
	短效	常规胰岛素（人/动物）	0.25~1.00	2.0~4.0	5~8	无限制	无限制
基础胰岛素	中效	中性鱼精蛋白锌胰岛素	2.5~3.0	5.0~7.0	13~16	无限制	无限制
	长效	甘精胰岛素U100	2.0~3.0	无峰	30	≥6	≥6（FDA），≥2（EMA）
	长效	地特胰岛素	3.0~4.0	3.0~14.0	24	≥6	≥2（FDA），≥1（EMA）
	长效	德谷胰岛素	1.0	无峰	42	暂无T1DM适应证	≥1
	长效	甘精胰岛素U300	6.0	无峰	36	暂无T1DM适应证	≥6

注：T1DM. 1型糖尿病；FDA. 美国食品药品监督管理局；EMA. 欧洲药品管理局。

1. MDI方案　是T1DM患者最常用的胰岛素治疗方案。根据生理性胰岛素分泌模式，进餐前使用速效（超短效）胰岛素类似物或短效（常规）胰岛素，睡前使用长效胰岛素及其类似物或NPH（部分患者需要每日注射2次）。新型的超长效胰岛素类似物比第一代长效胰岛素类似物及NPH在空腹血糖控制方面疗效更好，夜间低血糖发生率更低。与短效（常规）胰岛素相比，速效胰岛素类似物能更好地覆盖并匹配进餐后时间，且更少发生餐后低血糖。因此，无论基础胰岛素或餐时胰岛素，均推荐尽可能选择胰岛素类似物。

2. CSII方案　也称胰岛素泵治疗，是采用人工智能控制的胰岛素输入装置，通过持续皮下输注短效胰岛素或速效胰岛素类似物的一种胰岛素给药方式，可最大程度地模拟人体生理性胰岛素分泌模式，从而达到更好控制血糖的目的。与MDI相比，CSII治疗可以有效降低血糖水平，缩短血糖达标时间，减少低血糖发生的风险，改善血糖波动。

使用胰岛素泵的适应证包括：①MDI方案血糖控制不理想者；②频发低血糖和（或）发生无症状低血糖者；③合并妊娠；④对胰岛素极度敏感者；⑤既往发生过"黎明现象"者；⑥因神经病变、肾脏病、视网膜病变等糖尿病并发症或根据病情需要加强血糖管理者；⑦实施MDI方案的患者有意愿且有良好的自我管理能力者，包括频繁的自我血糖监测（SMBG）、碳水化合物计数（CC）、胰岛素剂量调整。

CSII可选用速效（超短效）胰岛素类似物或短效（常规）胰岛素。速效胰岛素类似物吸收快、起效迅速，在CSII治疗中更具优势。NPH、长效胰岛素及其类似物及预混胰岛素不能用于CSII。

部分患者，如处于"蜜月期"或不能坚持基础胰岛素加餐时胰岛素替代治疗的患者可短期使用双胰岛素类似物或预混胰岛素治疗。此方案虽可减少注射次数，但由于比例固定，不易进行剂量调节，会增加低血糖风险，不常规推荐应用于T1DM患者。

（三）胰岛素的剂量设定与调整

胰岛素的剂量取决于年龄、体重、病程、营养状态、运动等因素。T1DM患者日胰岛素总量（TDD）需求范围为每日0.4～1.0U/kg，基础和餐时剂量各占约50%，青春期、妊娠及疾病状态下胰岛素需求量会相应增加。

1. MDI方案

（1）初始剂量设定：TDD一般为每日0.4～0.5U/kg，其中基础胰岛素占TDD的40%～50%。长效胰岛素及其类似物一般每日注射1次，NPH可每日注射1次或2次。速效胰岛素类似物或短效胰岛素分配在早、中、晚三餐前给药，初始时可以按照每餐1/3、1/3、1/3或40%、30%、30%分配（表3-23）。

表3-23　不同年龄人群每日胰岛素基础总量与餐前剂量分配比例

患者人群	基础总量比例（%）	餐前剂量比例（%）
成人	40～50	50～60
青少年	30～40	60～70
儿童	20～40	60～80

（2）剂量调整：剂量调整的原则是依据SMBG或动态血糖监测（CGM）的结果进行个体化的调整。

胰岛素调整顺序是先调空腹血糖，再调餐后血糖。如果发生低血糖，先纠正低血糖。根据饮食成分（CC法）及早餐前、中餐前、晚餐前血糖水平分别调整三餐前胰岛素剂量，根据空腹血糖水平调整基础胰岛素用量，每3～5天调整1次，根据血糖水平，每次调整的剂量为1～4U，直至血糖达标。

2. CSII方案

（1）初始剂量设定：未接受胰岛素治疗的T1DM患者，初始CSII方案推荐TDD一般为每日0.4～0.5U/kg起始，如已接受胰岛素治疗，可根据患者血糖控制情况进行TDD设定。

按照TDD的40%～50%设定胰岛素基础量，基础输注率时间段应根据T1DM患者胰岛功能状态、血糖波动情况及生活状态来设置。对于尚有一定残存胰岛功能的T1DM患者，可使用简单的1～2段法，通常T1DM基础输注率需采用3～6段或更多分段方法，以尽量减少或避免低血糖事件。在运动或某些特殊情况时，可相应地设定临时基础输注率。

全天餐前胰岛素剂量按照三餐1/3、1/3、1/3分配或根据饮食成分

（CC法）和血糖情况精准计算。

（2）剂量调整：原则是先调整基础率，再调整餐前大剂量，具体见表3-24。对于血糖波动较大的T1DM，由于加餐、运动、疾病、应激等情况较复杂，还需进行补充大剂量、校正大剂量的计算。

表3-24　胰岛素泵的初始剂量设定及调整方法

调整项目	适用患者情况及指标	计算方法及原则
TDD	（1）未接受过胰岛素治疗的患者	TDD（U）＝体重（kg）×（0.4～0.5U/kg）
	（2）曾使用胰岛素治疗的患者	
	1）血糖控制接近达标、无低血糖	原TDD（U）×（75%～85%）
	2）经常低血糖、进食量显著减少	原TDD（U）×70%
	3）显著高血糖、无低血糖或伴感染等应激	原TDD（U）×（100%～110%）
	（3）全天基础量	TDD（U）×（40%～50%）
	（4）全天餐前总剂量	TDD（U）×（50%～60%）
基础率设定及调整	（1）每1小时基础量（基础率）	每1小时基础量（基础率）＝全天基础总量/24
	（2）6段法	全天基础总量÷24得到常数β，则0：00～3：00基础率为0.6β，3：00～9：00基础率为1.2β，9：00～12：00基础率为β，12：00～16：00基础率为β±0.1，16：00～20：00基础率为1.1β，20：00～24：00基础率为0.8β
	（3）基础率调整原则	正常情况下，每餐前血糖与前一餐餐后2h血糖相比改变不超过1.7mmol/L。如变化＞1.7mmol/L，在变化前1～2h调整10%～20%基础率。若血糖降至3.9mmol/L以下，需要进餐，并减少次日该低血糖时间段前1～2h基础率的10%～30%

调整项目	适用患者情况及指标	计算方法及原则
餐前剂量设定与调整	（1）全天餐前胰岛素剂量分配	按照三餐1/3、1/3、1/3分配或根据饮食成分（碳水化合物计数法）和血糖情况精准计算
	（2）剂量调整方法	正常情况下，餐后2h血糖较餐前血糖升高1.7～3.3mmol/L。如果餐后2h血糖较餐前血糖升高超过3.3mmol/L，考虑增加餐时胰岛素剂量10%～20%（通常为1～4U），或降低碳水化合物系数10%～20%。如果餐后2h血糖升高不足1.7mmol/L，甚至低于餐前血糖，考虑减少餐时胰岛素剂量10%～20%，增加碳水化合物系数10%～20%
补充大剂量	（1）定义	正餐外临时加餐前所追加的一次大剂量胰岛素输注，主要根据食物中碳水化合物含量和碳水化合物系数进行计算补充大剂量
	（2）补充大剂量（U）	补充大剂量（U）＝食物的碳水化合物总量（g）/碳水化合物系数
	（3）碳水化合物系数（g/U）	碳水化合物系数（g/U）＝（500或450）/TDD（U）（速效胰岛素用500，短效胰岛素用450）
校正大剂量	（1）定义	用于纠正当前高于目标值的血糖时所需补充的胰岛素量
	（2）校正大剂量（U）	校正大剂量（U）＝（实测血糖－目标血糖）/ISF
	（3）ISF［mmol/（L·U）］	ISF［mmol/（L·U）］＝1800或1500（/TDD×18），速效胰岛素1800，短效胰岛素1500

注：TDD.日胰岛素总量；ISF.胰岛素敏感系数。

（四）碳水化合物计数法

碳水化合物计数法（CC法）是一种膳食管理工具，用于基础胰岛素加餐时胰岛素替代治疗（包括MDI和CSII）的T1DM患者。证据表明，CC有助于代谢控制，降低HbA1c，减少低血糖的发生频率。推荐T1DM患者应学会并使用CC，灵活调整餐时胰岛素剂量，以减少餐后血糖波动。

精准的碳水化合物计算通常需要在专业营养师的指导下进行，分以下步骤完成。

第一步，大致判断所摄入食物中碳水化合物的总量。

第二步，计算注射1U胰岛素所对抗的碳水化合物克数，即碳水化合物系数，可通过500/450原则计算（速效胰岛素用500，短效胰岛素用450），碳水化合物系数＝（500或450）/TDD，根据碳水化合物总量及碳水化合物系数计算餐前大剂量。

第三步，计算患者胰岛素敏感系数（ISF），即每1U胰岛素2～5h降低血糖的值（mmol/L），ISF＝1800或1500（/TDD×18）（速效胰岛素用1800，短效胰岛素用1500）。根据患者餐前实际血糖水平与目标水平的差值计算餐前胰岛素校正剂量，餐前校正剂量＝（实测血糖－目标血糖）/ISF。然后计算出患者餐前胰岛素剂量，餐前胰岛素剂量包括餐前大剂量和餐前校正剂量（表3-25）。

表3-25　碳水化合物系数和胰岛素敏感系数速查表

每日胰岛素总量 (U)	碳水化合物系数（g/U）		胰岛素敏感系数［mmol/（L·U）］	
	速效胰岛素	短效胰岛素	速效胰岛素	短效胰岛素
10	50.0	45.0	10.0	8.3
15	33.3	30.0	6.7	5.6
20	25.0	22.5	5.0	4.2
25	20.0	18.0	4.0	3.3
30	16.7	15.0	3.3	2.8
35	14.2	12.9	2.9	2.4
40	12.5	11.3	2.5	2.1
45	11.1	10.0	2.2	1.9
50	10.0	9.0	2.0	1.7
55	9.1	8.2	1.8	1.5
60	8.3	7.5	1.7	1.4

需要说明的是，CC法具体到每个患者可能因个体对胰岛素敏感性不同而有较大差异，需要患者在实践中反复摸索、调整。

（五）特殊情况下的胰岛素剂量设定与调整

1.儿童和青少年　儿童新发T1DM的TDD一般为每日0.5～1.0U/kg，

3岁以下建议每日0.5U/kg起始，"蜜月期"通常每日＜0.5U/kg，青春期前（非"蜜月期"）为每日0.7～1.0U/kg。青春期T1DM患者为维持正常生长发育，应保证足够能量摄入，且青春期时体内生长激素、性激素等胰岛素拮抗激素水平升高，胰岛素需求量大幅度上升，TDD可达每日1.0～1.5U/kg，个别可高达每日2.0U/kg。对儿童和青少年而言，胰岛素的"正确"剂量是达到最佳血糖控制而不发生低血糖，同时能保障其正常生长发育的剂量。

2.妊娠 T1DM妊娠期间建议使用MDI或CSII方案控制血糖，可使用的胰岛素包括人胰岛素（短效或中效）、速效胰岛素类似物（如门冬胰岛素、赖脯胰岛素）和长效胰岛素类似物（如地特胰岛素）。随着妊娠进展，T1DM患者胰岛素的需要量不断变化，需要实时调整。我国一项使用胰岛素泵治疗T1DM合并妊娠患者的研究结果显示，相较于孕前，T1DM患者妊娠早期、妊娠中期和妊娠晚期TDD增加了0.2%、45.4%和72.7%；大剂量分别增加了8.0%、72.2%和106.8%，基础量妊娠早期下降了9.0%，妊娠中期和妊娠晚期分别增加了14.1%、32.9%。

四、2型糖尿病的胰岛素治疗

2型糖尿病患者胰岛B细胞功能随病程进展逐渐恶化。为取得血糖良好控制，大部分2型糖尿病患者最终需胰岛素治疗。

（一）胰岛素起始治疗时机

对于2型糖尿病，尽早启动胰岛素治疗能减轻胰岛B细胞的负荷，尽快纠正高血糖状态，迅速解除高糖毒性，改善胰岛素抵抗，保护甚至逆转残存胰岛B细胞功能。

多项研究表明，亚裔人群不仅胰岛B细胞胰岛素分泌储备能力较西方白种人低，糖脂毒性及氧化应激等对胰岛B细胞的毒害作用亦更显著。因此，中国2型糖尿病患者更需适时启动胰岛素治疗。

《中国2型糖尿病防治指南（2020版）》推荐胰岛素治疗的起始时机：①T1DM患者在起病时就需要胰岛素治疗，且需终身胰岛素替代治疗。②新诊断T2DM患者如有明显的高血糖症状、酮症或糖尿病酮症酸中毒，首选胰岛素治疗。待血糖得到良好控制且症状得到显著改善后，再根据病情确定后续的治疗方案。③新诊断糖尿病患者分型困难，与T1DM难以鉴别时，可首选胰岛素治疗。待血糖得到良好控制、症状得到显著改善、确定分型后再根据分型和具体病情制订后续的治疗方案。④T2DM患者在生活方式和口服降血糖药治疗的基础上，若血糖仍未达到控制目标，即可开始口服降血糖药和胰岛素的联合治疗。通常经足量口服降血糖药物治疗3个月后HbA1c仍≥7.0%时，可考虑启动胰岛素治疗。⑤在糖尿病病程中（包括新诊断的T2DM），出现无明显诱因的体重显著下降时，应该尽早使用胰岛素治疗。

（二）起始胰岛素治疗的方案及制剂选择

1.基础胰岛素　　包括中效胰岛素和长效胰岛素类似物。当仅使用基础胰岛素治疗时，保留原有各种口服降血糖药物，不必停用胰岛素促泌剂。

使用方法：继续口服降血糖药治疗，联合中效胰岛素或长效胰岛素类似物睡前注射。起始剂量为0.1～0.2U/（kg·d）。HbA1c＞8.0%者，可考虑0.2～0.3U/（kg·d）起始；BMI≥25kg/m^{2}者在起始基础胰岛素时，可考虑0.3U/（kg·d）起始。根据患者空腹血糖水平调整胰岛素用量，通常每3～5天调整1次，根据血糖水平每次调整1～4U直至空腹血糖达标。基础胰岛素的最大剂量可为0.5～0.6U/（kg·d）。

如3个月后空腹血糖控制理想但HbA1c不达标，或每天基础胰岛素用量已经达到最大剂量但血糖仍未达标，应考虑调整胰岛素的治疗方案。

2.预混胰岛素　　包括预混人胰岛素和预混胰岛素类似物。根据患者的血糖水平，可选择每日1～2次的注射方案。当HbA1c比较高时，使用每日2次的注射方案。

（1）每日1次预混胰岛素：起始的胰岛素剂量一般为0.2U/（kg·d），晚餐前注射。根据患者空腹血糖水平调整胰岛素用量，通常每3～5天调整1次，根据血糖水平每次调整1～4U直至空腹血糖达标。

（2）每日2次预混胰岛素：起始的胰岛素剂量一般为0.2～0.4U/（kg·d），按1：1的比例分配到早餐前和晚餐前。根据空腹血糖和晚餐前血糖分别调整晚餐前和早餐前的胰岛素用量，每3～5天调整1次，根据血糖水平每次调整的剂量为1～4U，直到血糖达标。

（3）T1DM在蜜月期阶段，可短期使用预混胰岛素每日2～3次注射。预混胰岛素不宜用于T1DM的长期血糖控制。

3.双胰岛素类似物　　目前上市的双胰岛素类似物只有德谷门冬双胰

岛素，该药剂量一般从0.1～0.2U/（kg·d）开始，于主餐前注射，根据空腹血糖水平调整剂量直至达标。肥胖或HbA1c＞8.0%的患者，可选择更高剂量起始。德谷门冬双胰岛素每天1次治疗，剂量达到0.5U/（kg·d）或30～40U餐后血糖仍控制不佳，或患者每天有两次主餐时，可考虑改为每天注射2次。

（三）胰岛素的多次皮下注射和持续皮下胰岛素输注

1.多次皮下注射胰岛素　在胰岛素起始治疗的基础上，经过充分的剂量调整，如患者的血糖水平仍未达标或出现反复的低血糖，需进一步优化治疗方案。可以采用餐时＋基础胰岛素（2～4次/天）或每日2～3次预混胰岛素类似物进行胰岛素强化治疗。使用方法如下。

（1）餐时＋基础胰岛素：根据中餐前、晚餐前和睡前血糖水平分别调整三餐前的胰岛素用量，根据空腹血糖水平调整睡前基础胰岛素用量，每3～5天调整1次，根据血糖水平每次调整的剂量为1～4U，直至血糖达标。开始使用餐时＋基础胰岛素方案时，可在基础胰岛素的基础上采用仅在一餐前（如主餐）加用餐时胰岛素的方案。之后根据血糖的控制情况决定是否在其他餐前加用餐时胰岛素。

（2）每日2～3次预混胰岛素（预混人胰岛素每日2次，预混胰岛素类似物每日2～3次）：根据睡前和三餐前血糖水平进行胰岛素剂量调整，每3～5天调整1次，直到血糖达标。研究显示，在T2DM患者采用餐时＋基础胰岛素（4次/天）或每日3次预混胰岛素类似物进行治疗时，二者在HbA1c降幅、低血糖发生率、胰岛素总剂量和对体重的影响方面无明显差别。

2.持续皮下胰岛素输注（CSII）　见本节"1型糖尿病的胰岛素治疗"。

（四）短期胰岛素强化治疗

对于HbA1c≥9.0%或空腹血糖≥11.1mmol/L伴明显高血糖症状的新诊断T2DM患者，可实施短期胰岛素强化治疗，治疗时间在2周至3个月为宜，治疗目标为空腹血糖4.4～7.0mmol/L，非空腹血糖＜10.0mmol/L，可暂时不以HbA1c达标作为治疗目标。

短期胰岛素强化治疗方案可以采用多次皮下注射胰岛素、每日2～3次预混胰岛素或CSII。

如果采用的是多次皮下注射胰岛素方案，血糖监测方案需每周至少

3天，每天3～4个时间点。根据中餐前、晚餐前和睡前血糖水平分别调整早、中、晚餐前的胰岛素用量，根据空腹血糖水平调整睡前基础胰岛素用量，每3～5天调整1次，每次调整的胰岛素剂量为1～4U，直到血糖达标。

如果采用的是每日2～3次预混胰岛素，血糖监测方案需每周至少3天，每天3～4个时间点。根据睡前和餐前血糖水平进行胰岛素剂量调整，每3～5天调整1次，根据血糖水平每次调整的剂量为1～4U，直到血糖达标。

如果采用的是CSII，血糖监测方案需每周至少3天，每天5～7个时点。根据血糖水平调整剂量直至血糖达标。

胰岛素强化治疗时应同时对患者进行医学营养及运动治疗，并加强对糖尿病患者的教育。

对于短期胰岛素强化治疗未能诱导缓解的患者，是否继续使用胰岛素治疗或改用其他药物治疗，应由糖尿病专科医师根据患者的具体情况来确定。对治疗达标且临床缓解者，可以考虑定期（如3个月）随访监测；当血糖再次升高，即空腹血糖≥7.0mmol/L或餐后2h血糖≥10.0mmol/L时，重新开始药物治疗。

（五）胰岛素治疗中应注意的问题

1.合理使用胰岛素，避免过度使用。对于肥胖患者，应在口服药充分治疗的基础上起始胰岛素治疗。

2.合理联合用药，避免药物不良反应的产生和叠加。推荐采用胰岛素/口服药联合方案，以增加降血糖疗效，同时减少低血糖和体重增加的不良反应。除基础胰岛素外，不建议胰岛素和促泌剂联合使用。

3.对于已合并心脑血管疾病或危险因素的2型糖尿病患者，或老年糖尿病患者，过于激进的降血糖治疗策略可能产生潜在风险，进而抵消或掩盖其潜在的心血管获益。由于脑组织代谢的特殊性，脑卒中患者对低血糖的耐受性更低，使用胰岛素时，应采取相对宽松的降血糖治疗策略与目标值，避免低血糖的发生。

4.肾功能不全时肾对胰岛素的降解明显减少，同时胰岛素排出速率下降，胰岛素可能在体内蓄积，患者出现氮质血症即血尿素氮＞9mmol/L（25mg/L）、肌酐＞178μmol/L时，应根据血糖的监测及时减少和调整胰岛素用量，使血糖维持在适当的范围内。胰岛素应优先选择短效、速效剂型。

5.治疗过程中，应加强患者教育，通过多学科的专业合作，提升患者的自我管理能力。

6.使用胰岛素治疗的患者必须进行自我血糖监测，监测频率取决于治疗目标和方式。

五、胰岛素泵的应用

（一）胰岛素泵概述

1.胰岛素泵治疗的定义　胰岛素泵治疗是采用人工智能控制的胰岛素输入装置，通过持续皮下输注胰岛素的方式，最大程度地模拟胰岛素的生理性分泌模式，从而达到更好控制血糖的一种胰岛素治疗方法。

2.胰岛素泵的工作原理　生理状态下胰岛素分泌可分为两部分：一是不依赖于进餐的持续微量胰岛素分泌，即基础胰岛素分泌，基础胰岛素分泌以脉冲的形式持续24h分泌，以维持空腹和基础状态下的血糖水平。二是由进餐后血糖升高刺激引起的大量胰岛素分泌，可以形成分泌的曲线波，即餐时胰岛素分泌。

多数胰岛素泵以手动调节速率的方式设定基础胰岛素和餐时胰岛素剂量，进餐时根据患者进食的食物种类、烹饪的方式及进食的时间设定餐前胰岛素剂量，其可以通过不同的输注方式（常规波、方波、双波）满足患者不同饮食餐后血糖所需要的胰岛素剂量，还可以通过实时调整胰岛素用量应对妊娠、低血糖、体育运动等特殊情况下的血糖波动。

一些新型的胰岛素泵整合了实时CGM技术，可以自动根据即时血糖计算出即刻的胰岛素输注剂量给予持续皮下输注，从而实现闭环的血糖管理，也称"人工胰腺"。

3.胰岛素泵的构成　胰岛素泵一般由电池驱动的机械泵系统、储药器、与之相连的输液管、可埋入患者皮下的输注装置及含有微电子芯片的人工智能控制系统构成。在工作状态下，机械泵系统接受控制系统的指令，驱动储药器后端的活塞，将胰岛素通过输液管道输入皮下。

贴敷式胰岛素泵去除了胰岛素输注管路，同时将输注留置针集合成底板，直接贴敷佩戴于皮肤上，输注由单独的智能设备无线控制。

4.胰岛素泵治疗的优势和临床获益

（1）有效降低血糖，缩短血糖达标时间，降低低血糖发生的风险，改善血糖波动。

（2）减少胰岛素吸收的变异，相对减少因胰岛素治疗导致的体重增加。

（3）降低糖尿病并发症的发生风险，提高生活质量。

（二）中国市场中主要胰岛素泵的特点

1.经典胰岛素泵　属于开环式泵，患者需按时规律监测血糖并基于血糖记录回顾式调整胰岛素剂量。由于指血血糖不能反映患者真实全面的血糖状况，患者联合使用经典胰岛素泵和回顾性GGM，即"双C"疗法，有助于及时发现高血糖、低血糖及评估血糖波动的情况。但"双C"疗法并没有将胰岛素泵和GGM完全整合为一体，操作较为复杂，具有一定的局限性。

2.传感器增强型胰岛素泵（SAP）　SAP的突出特点是将胰岛素泵、CGM和糖尿病信息管理（CareLink）软件整合为一体，即"3C"疗法，它可以帮助医护人员和患者更有效、更安全地管理糖尿病。SAP不但具有经典胰岛素泵的功能，还能每5分钟获取一次血糖读数，全天24h共获取288个血糖读数，以及持续至少3天的完整血糖图谱，并且提供高、低血糖阈值和血糖趋势报警功能。SAP还可以设定不同时间的活性胰岛素时间及目标血糖范围，实现胰岛素的精准调节。CareLink软件能够提供全面、详细、直观的血糖报告，可根据患者特点制订个体化方案。"3C"疗法院内血糖管理平台能够将患者CGM数据、胰岛素治疗方案等信息无线传输至便携式平板上，实现远程实时查看患者的血糖情况。

SAP虽然已经整合GGM功能，但仍无法根据持续血糖监测数值自动调整胰岛素输注的剂量，用户仍需手动查看血糖和调节血糖。

3.无导管胰岛素泵　又称贴敷式胰岛素泵（patch pump），分为全抛式和半抛式两种，全抛式泵的全部组件都是一次性的，用完即全部扔掉；半抛式泵的部分组件（如底板、留置针、储药器）是一次性的，一些组件（如泵体、电池）可以重复使用。2005年，全球首款半抛式无导管胰岛素泵在美国上市。2017年，国内首款半抛式无导管胰岛素泵上市。无导管胰岛素泵与传统胰岛素泵的最大区别在于去除了输液管部分、泵体直接贴敷佩戴在身上，通过无线蓝牙技术与便携式控制器连接来控制胰岛素输注剂量及时间。无导管胰岛素泵体积较小，无输注管路，佩戴隐私性相比传统管路式胰岛素泵更优，可减少胰岛素输注管路脱落、堵管、漏液等意外发生。控制器采用智能操作系统，简单易学。

无导管胰岛素泵使用过程中的所有操作均需要通过便携式控制器完成，因此需要随时注意便携式控制器的电量并避免遗失。由于无导管胰岛素泵采用无线蓝牙控制器方式来控制胰岛素泵，需要特别注意蓝牙信号稳定性及周边蓝牙设备干扰风险。此外，无导管胰岛素泵在皮肤上的贴敷面积较大，因此日常皮肤护理也非常重要。

（三）胰岛素泵治疗的适应证和禁忌证

胰岛素泵原则上适用于所有需要胰岛素治疗的糖尿病患者。有些情况，即使是短期使用胰岛素泵，也可以有更多获益。

1.短期胰岛素泵治疗的适应证

（1）所有需要胰岛素强化治疗的糖尿病患者的住院期间。

（2）需要短期胰岛素强化治疗的新诊断或已诊断的 2 型糖尿病患者。

（3）2 型糖尿病患者伴应激状态。

（4）妊娠糖尿病、糖尿病合并妊娠及糖尿病患者孕前准备。

（5）糖尿病患者的围手术期血糖控制。

2.长期胰岛素泵治疗的适应证　胰岛素泵治疗只适用于有较强的良好控制血糖意愿并具有很好的糖尿病自我管理能力的个体。

（1）1 型糖尿病患者。

（2）需要长期多次胰岛素注射治疗的 T2DM 患者，特别是以下患者：①血糖波动大，虽采用多次胰岛素皮下注射方案，血糖仍无法得到平稳控制者；②"黎明现象"严重导致血糖总体控制不佳者；③频发低血糖，尤其是夜间低血糖、无感知低血糖和严重低血糖者；④作息时间不规律，不能按时就餐者；⑤不愿接受胰岛素每天多次注射，要求提高生活质量者；⑥胃轻瘫或进食时间长的患者。

（3）需要长期胰岛素替代治疗的其他类型糖尿病（如胰腺切除术后）患者。

3.不适合胰岛素泵治疗的人群及禁忌证

（1）不需要胰岛素治疗的糖尿病患者。

（2）糖尿病酮症酸中毒急性期、高渗性昏迷急性期。

（3）伴有严重循环障碍的高血糖患者。

（4）对皮下输液管或胶布过敏的糖尿病患者。

（5）不愿长期皮下埋置输液管或长期佩戴泵，心理不接受胰岛素泵治疗的患者。

（6）患者及其家属缺乏相关知识，接受培训后仍无法正确掌握使用者。

（7）有严重的心理障碍或精神异常的糖尿病患者。

（8）生活无法自理，且无监护人的年幼或年长的糖尿病患者。

（9）没有自我血糖监测条件或不接受家庭自我血糖监测的糖尿病患者。

（四）胰岛素泵的规范治疗

1.胰岛素泵使用的胰岛素类型　可以选择速效胰岛素类似物或具有胰岛素泵使用适应证的短效胰岛素，常规浓度为U-100（100U/ml）。特殊情况可使用浓度为U-40（40U/ml）的低浓度胰岛素，但要注意换算和核实胰岛素泵有无与低浓度胰岛素相关的功能。常规短效胰岛素可能轻度增加管道堵塞风险，建议谨慎使用。中效胰岛素、长效胰岛素、预混胰岛素不能用于胰岛素泵治疗。

2.胰岛素泵的初始剂量设定（根据体重和现有注射胰岛素剂量两个原则）　应先设置胰岛素总量，再进行基础率及三餐前大剂量的分配。在胰岛素泵治疗前已接受胰岛素治疗的患者可参考既往方案进行设定；如既往无方案可供参考，每日胰岛素剂量计算应根据患者糖尿病分型、体重及临床实际情况确定。

（1）TDD的设定

1）未接受过胰岛素治疗的患者根据糖尿病类型设定胰岛素剂量。

1型糖尿病：TDD（U）＝体重（kg）×（0.4～0.5）

2型糖尿病：TDD（U）＝体重（kg）×（0.5～0.8）

在使用过程中根据血糖水平进行个体化剂量调整。临床医师应当根据具体情况评估结果设定剂量计算系数。如患者基线血糖水平较高、胰岛素抵抗较突出（如肥胖、高脂血症、高胰岛素血症、妊娠等），应设定更高的计算系数；反之，如患者胰岛素敏感性高或低血糖风险高，计算系数的设定值宜更保守。另外，对于新诊断的T2DM患者进行短期胰岛素强化治疗，可参考下列公式估算：TDD（U）＝80%×［0.35×体重（kg）＋2.05×空腹血糖（mmol/L）＋4.24×甘油三酯（mmol/L）＋0.55×腰围（cm）-49.1］。

2）已接受胰岛素治疗的患者可根据胰岛素泵治疗前的胰岛素剂量

进行计算：对于胰岛素泵治疗前接受每日多次胰岛素注射（≥2次）治疗的患者，TDD可根据既往的胰岛素方案估算。因胰岛素泵治疗时的胰岛素用量较一天多次胰岛素注射方式的低，可根据患者的实际情况适当下调TDD。如患者既往仅使用基础胰岛素治疗，可以将原基础胰岛素用量设置为基础胰岛素输注量（表3-26）。

表3-26　已接受胰岛素治疗者换用胰岛素泵治疗时每日胰岛素用量的换算

胰岛素泵治疗前情况	胰岛素起始剂量计算
血糖控制接近达标，无低血糖	用泵前的胰岛素总量×（75%～85%）
经常发生低血糖，进食量显著减少	用泵前的胰岛素总量×70%
显著高血糖，无低血糖或伴感染等显著应激	用泵前的胰岛素总量×（100%～110%）

3）药物洗脱期：降血糖药物间作用的叠加可增加低血糖发生的风险，若在开始胰岛素泵治疗之前没有停用中效、长效胰岛素或口服降血糖药，可设置一个临时基础输注率，在前12～24h输注相当于计算剂量50%～75%的基础胰岛素。

（2）每日胰岛素输注量的剂量分配

1）基础输注量和基础输注率的设定：基础输注量，即维持机体基础血糖代谢所需的胰岛素量。基础输注率，即胰岛素泵提供基础胰岛素的速度，一般以"U/h"表示。

初始胰岛素泵治疗时，基础率（指每日基础输注量）占总剂量比例建议如下：①成年人，全天胰岛素总量×（40%～50%）（平均50%）；②青少年，全天胰岛素总量×（30%～40%）；③儿童，全天胰岛素总量×（20%～40%）。

基础输注率的时间段应根据患者的胰岛功能状态、血糖波动情况及生活状况来设置。一般情况下病情较稳定的T2DM患者或尚有一定残存胰岛功能的T1DM患者，可使用简单的1～2段法，将基础率进行24h平均分配，22:00～2:00下调10%～20%，后续根据患者血糖监测情况进行调整。在T1DM，以及胰腺功能差、血糖波动大的T2DM患者中，可设置为3～6个时间段，清晨及傍晚常需要较高的基础率以应对"黎明现象"和睡前高血糖（也称之为"黄昏现象"），而夜间和凌晨基础率则较低。T1DM常需采用更多分段，在胰岛素泵上设定基础率的方法如下。

1段法：全天各时段的胰岛素输注量都是相同的，即每小时输注量＝全天胰岛素总量÷24。

2段法：采用短效胰岛素时，在凌晨1：00～3：00直至上午9：00～11：00增加基础率，11：00后恢复到原来的基础率；如采用速效胰岛素，则应在凌晨2：00～4：00直至上午10：00～12：00增加基础率，12：00后恢复原有基础率，用以抵抗"黎明现象"。另外，对部分易发生夜间低血糖的患者可将睡前2h至入睡后3～4h的基础率降低，而其他时间恢复正常基础率。

3段法：对于既有凌晨高血糖又有夜间低血糖的患者，结合2段法中的两种方式则可避免血糖较大的波动。

6段法：全天胰岛素总量÷24得到常数β，则0：00～3：00基础率为0.6β，3：00～9：00基础率为1.2β，9：00～12：00基础率为β，12：00～16：00基础率为$\beta\pm0.1$，16：00～20：00基础率为1.1β，20：00～24：00基础率为0.8β。

24段法：人体生理状态下基础胰岛素并不是以一个不变的速率分泌的，而是一天中有2个峰值与2个谷值，第1个高峰在凌晨4：00～6：00，第2个峰值在下午15：00～18：00，而一天中基础分泌的2个谷值分别在23：00～2：00和8：00～14：00。

2）餐前大剂量的设定：即三餐前一次性快速输注的胰岛素量。

将TDD扣除基础胰岛素后的总量即为餐前输注总量，可按照三餐1/3、1/3、1/3进行初始分配，然后逐步调整为最佳比例。即根据具体每餐饮食成分，特别是碳水化合物含量、运动量及血糖情况个性化设定三餐的比例。

对于有大剂量向导功能的胰岛素泵，还需设定碳水化合物系数、胰岛素敏感系数、目标血糖范围及活性胰岛素代谢时间，然后在每餐前根据当前血糖值和摄入碳水化合物量进行自动计算，获得精准的所需大剂量。

（五）住院短期强化治疗胰岛素泵的应用

1.胰岛素剂量的调整

（1）基础输注率的调整：基础输注率分为夜间基础率和日间基

础率。

1）夜间基础率：指睡前到第二天进餐前的基础率，一般分为上半夜和下半夜进行设定。上半夜胰岛素的基础率较小，注意避免出现低血糖，尤其是凌晨2：00～3：00的低血糖；下半夜应该注意晨起升糖激素分泌导致的高血糖情况，也就是"黎明现象"。因此，夜间基础率的调整应该结合昼夜的血糖基线波动。

2）日间基础率（非空腹原则）：是控制两餐间餐前血糖的基础胰岛素率，指依据早餐前vs午餐前、午餐前vs晚餐前、晚餐前vs睡前的血糖数值进行比较调整。正常情况下餐后2h血糖较餐前血糖升高1.7～3.3mmol/L。

3）基础率调整原则：正常情况下，每餐前血糖与前一餐餐后2h血糖相比改变不超过1.7mmol/L。如变化＞1.7mmol/L，在变化前1～2h调整10%～20%基础率；若血糖降至3.9mmol/L以下，需要进餐，并减少次日该低血糖时间段前1～2h基础率的10%～30%。基础血糖波动较大者可以适当增加剂量调整的比例。

（2）餐时胰岛素的调整：如果餐后2h血糖较餐前血糖升高3.3mmol/L，考虑增加餐时胰岛素剂量10%～20%（通常为1～4U），或降低碳水化合物系数10%～20%。如果餐后2h血糖升高不足1.7mmol/L甚至低于餐前血糖，考虑减少餐时胰岛素剂量10%～20%，增加碳水化合物系数10%～20%。

对于血糖波动较大的T1DM和部分T2DM患者来说，由于患者饮食加餐、运动、疾病、应激等情况较复杂，还需进行补充大剂量、校正大剂量的计算。

（3）补充大剂量：指正餐外临时加餐前所追加的一次大剂量胰岛素输注，主要根据食物中碳水化合物含量和碳水化合物系数进行计算。碳水化合物系数值是指每1U胰岛素所能平衡的碳水化合物克数，该系数可通过500/450原则计算（注：速效胰岛素用500，短效胰岛素用450）。食物中碳水化合物含量通过《中国食物成分表》查阅。

补充大剂量（U）＝食物的碳水化合物总量/碳水化合物系数

碳水化合物系数和胰岛素敏感系数速查表见表3-25。

（4）校正大剂量：用于纠正当前高于目标值的血糖时所需补充的胰岛素量，校正大剂量通过实测与目标血糖之差及胰岛素敏感系数计算：

校正大剂量＝（实测血糖－目标血糖）/胰岛素敏感系数。胰岛素敏感系数（ISF）为该患者每1U胰岛素能降低的血糖（mmol/L）值，按照下列公式计算：ISF＝1800或1500（/TDD×18）（速效胰岛素用1800，短效胰岛素用1500）。

实施临时输注的校正/补充大剂量时，应当考虑扣除体内剩余活性胰岛素的情况（即上次大剂量输注后残余的胰岛素降血糖活性）。有大剂量向导功能的胰岛素泵可自动跟踪并减去活性胰岛素量。

（5）胰岛素泵的其他功能：为了方便患者在某些特殊情况下实现个体化和精准化血糖管理，部分胰岛素泵除了具备上述基础功能之外，还具有临时基础率、方波和双波大剂量及大剂量向导功能。

1）临时基础率：为在一段时间内临时设定的基础率，用于短时异常活动或情况时控制血糖水平，如生病、计划外运动等。在进行临时基础率期间，其他所有基础率都被临时取代，以应对生活中的突发事件。设定胰岛素泵剂量初期，也可以使用临时基础率应对应用泵治疗前的药物洗脱期。

2）方波餐前大剂量：指的是将所设定的大剂量在一定时长内（30min～8h）均匀输注一个餐前大剂量。主要用于长时间较匀速地进餐、胃轻瘫等情况，以适应营养物质持续缓慢吸收产生的血糖变化。

3）双波餐前大剂量：指将所设的餐前大剂量分割成一个常规餐前大剂量和随后的一个方波餐前大剂量。这一输注模式主要是为了适应摄入同时含有容易消化部分和需要长时间才能吸收的混合食物，也可用于前快后慢的长时间进餐。

4）大剂量向导：部分胰岛素泵具有大剂量向导功能，可以预设碳水化合物系数和胰岛素敏感系数，根据当前血糖值、目标血糖范围及摄入的碳水化合物量，自动扣除活性胰岛素并计算出患者所需的大剂量胰岛素，为高血糖的胰岛素校正和加餐时的胰岛素补充提供了便利。

2.院外胰岛素治疗方案的转换

（1）对于住院期间血糖控制目标严格（空腹血糖＜6.1mmol/L、餐后2h血糖＜7.8mmol/L）、高糖诱因解除、有临床缓解趋势的患者，可以考虑将出院前胰岛素泵治疗时TDD减少10%作为出院后胰岛素治疗剂量，并根据血糖监测结果逐步调整治疗方案，部分胰岛B细胞功能较好的患者可仅给予生活方式干预。

（2）对于入院前使用口服降血糖药或已经接受胰岛素治疗但原方案不能维持降血糖疗效、住院期间血糖控制目标一般（空腹血糖＜7.8mmol/L、餐后2h血糖＜10.0mmol/L）、胰岛素敏感性部分恢复的患者，大多需要继续胰岛素治疗，并根据血糖监测结果调整胰岛素剂量。

1）转换为3次餐时胰岛素加1次基础胰岛素方案：考虑将胰岛素泵治疗时的TDD增加10%，可直接将当餐的餐前大剂量（增加10%）作为更改后的餐前皮下注射剂量，将胰岛素泵的基础胰岛素输注量（增加10%）改为长效胰岛素剂量。

2）转换为常规胰岛素加1次睡前中效胰岛素方案：早餐前皮下注射胰岛素剂量＝（胰岛素泵早餐餐前大剂量＋早餐前至午餐前的基础输注量总和）×110%；午餐前皮下注射胰岛素剂量＝（胰岛素泵午餐餐前大剂量＋午餐前至晚餐前的基础输注量总和）×110%；晚餐前皮下注射胰岛素剂量＝（胰岛素泵晚餐餐前大剂量＋晚餐前至睡前的基础输注量总和）×110%；睡前皮下注射中效胰岛素剂量：睡前至次日早餐前的基础输注量总和。

3）转换为每日2次预混胰岛素方案：早餐前注射剂量＝［胰岛素泵早餐前剂量＋（6：00～18：00的基础率量）＋胰岛素泵午餐前剂量］，晚餐前剂量＝［胰岛素泵晚餐前剂量＋（18：00～6：00的基础率量）］。依临床情况决定在此剂量基础上调整剂量。

4）转换为基础胰岛素方案：将胰岛素泵的基础部分直接转为基础胰岛素剂量并增加10%，白天应根据具体情况选择控制餐后血糖的口服药降血糖方案。

（六）特殊人群的胰岛素泵治疗

1.妊娠高血糖患者　妊娠期的激素改变导致胰岛素抵抗逐渐显著，胰岛素的需求量明显增加，妊娠期高血糖以餐后高血糖更为突出。T1DM孕妇在妊娠晚期胰岛素需求量比非妊娠期升高50%～100%，且餐前大剂量占TDD的比例也有所升高，可达60%～75%。T1DM患者妊娠期起始胰岛素的推荐剂量见表3-27。胰岛素调整的原则与非妊娠期相似。需要注意的是，随着妊娠相关的胰岛素抵抗的发展，碳水化合物系数和胰岛素敏感系数均逐渐下降，在进行校正大剂量和补充大剂量计算时应当充分考虑这些特点（表3-27）。

表3-27　T1DM患者妊娠期胰岛素总量设定

妊娠期	U/kg
妊娠早期（1～3个月）	0.6
妊娠中期（4～6个月）	0.7
妊娠晚期（7～9个月）	0.8
足月妊娠（＞38孕周）	0.9

注：妊娠中期后须选择其他安全部位置泵，如臀部上方、上臂外侧等。

2.儿童青少年糖尿病患者　国际儿童青少年糖尿病协会建议，儿童青少年T1DM在部分缓解期间，每日胰岛素总剂量通常＜0.5U/（kg·d）；青春期前（部分缓解期外）为0.7～1.0U/（kg·d）；青春期＞1.0U/（kg·d）；个别可达2.0U/（kg·d）。

3.老年糖尿病患者　在老年患者中进行胰岛素泵治疗需特别注意安全性，建议HbA1c和TIR目标适当放宽，并减少初始胰岛素剂量，后续根据血糖控制情况调整胰岛素剂量。

4.围手术期高血糖患者　非重症患者围手术期可以考虑使用胰岛素泵调节血糖，手术当日如需移除胰岛素泵，术前可以按照当日基础率总量的70%～100%，在移除胰岛素泵前2h给予皮下基础胰岛素；术中及术后重症监护室发生的高血糖一般采用静脉给予胰岛素方案。

术后可以参考患者静脉胰岛素方案的胰岛素输注速率，减少20%～40%作为基础率，更换为胰岛素泵治疗。病情好转、血糖稳定至少24h并恢复经口进食是转换为皮下胰岛素治疗的标志。术后患者往往伴随疼痛、感染、应激等情况，胰岛素抵抗加重，食欲下降，因此基础胰岛素所占比例通常较高。如进食显著减少，可结合患者的进餐情况按碳水化合物系数计算法进行计算或按照常规餐时胰岛素减半给予。此后根据患者的血糖监测结果和病情变化调整胰岛素用量，逐渐过渡到常规降血糖方案。

（七）胰岛素泵治疗期间的血糖监测

1.推荐HbA1c和点血糖值作为CSII治疗患者血糖控制目标的主要评估指标。

2.TIR应作为血糖控制目标的补充指标。

实时CGM或FGM联合胰岛素泵治疗:葡萄糖变化趋势是实时CGM和FGM系统提供的重要信息,系统根据佩戴者过去15～20min的葡萄糖数值计算出葡萄糖上升/下降的速率、方向,以箭头的形式呈现于接收端,患者可以根据当前的葡萄糖水平及变化趋势综合判断,采取有针对性的干预措施,减少潜在的血糖波动。若存在血糖快速下降趋势及低血糖风险,可考虑暂停胰岛素输注,立即进食。直至血糖趋势箭头开始上升、平稳(表3-28)。

表3-28 结合传感器葡萄糖水平及葡萄糖变化趋势的干预措施调整原则

葡萄糖变化趋势	传感器葡萄糖水平		
	低于目标范围	在目标范围内	高于目标范围
下降	进食,减少或暂停胰岛素基础率,15min后复查	可考虑进食(如有症状);可考虑减少胰岛素基础率;30～60min后复查	可考虑给予校正大剂量;1～2h后复查
稳定	进食15～30min后复查	无须处理	给予校正大剂量;1～2h后复查
上升	可考虑进食(如有症状);15～30min后复查	30～60min后复查	给予校正大剂量;1～2h后复查;排除酮症

(八)胰岛素泵治疗期间的饮食与运动管理

1.胰岛素泵治疗期间的饮食原则

(1)一般根据患者进食碳水化合物情况及目标血糖的差异,进行胰岛素剂量调整。

(2)对于自我管理能力较差、糖尿病知识欠缺的患者,推荐固定种类和数量的碳水化合物。对于自我管理能力较强的患者,可以在营养科医师的专业指导下学习更为灵活的碳水化合物技术。

(3)对于佩戴具有方波、双波大剂量功能胰岛素泵的患者,当膳食需要较长时间吸收时,如高脂肪、高蛋白食物,或进食时间较长,或存在胃轻瘫引起的延迟消化,可以采用方波大剂量。当膳食中同时包含快速吸收的食物时,可以采用双波大剂量。

(4)对于每日进食两餐的患者或有其他特殊饮食习惯的患者,如地中海饮食或素食者，胰岛素泵也可以提供更灵活的管理模式。

2.胰岛素泵治疗期间的运动原则　戴泵患者要在内分泌专业医护人员及运动康复师的指导下制订戴泵运动计划。戴泵患者运动前后需注意调整胰岛素剂量：①运动前30～60min及运动中减少基础胰岛素剂量50%～75%；②如果在餐后1～3h运动，个体化减少餐前胰岛素的剂量；③当进行一些可能发生被攻击行为、有身体接触的运动如跆拳道、拳击、摔跤时，建议分离胰岛素泵；水下运动如潜水（水下压力增大）时必须分离胰岛素泵；④大强度运动或重体力运动前可减少餐前追加量的50%。

注意预防运动中与运动后的低血糖：①运动前后加强血糖监测，必要时加测运动中血糖，避免高强度运动时发生低血糖；②若运动前血糖<7.0mmol/L，应额外补充碳水化合物。若不能监测血糖，可在运动前增加含碳水化合物的食物，并减少胰岛素剂量；③有氧运动前进行抗阻运动有助于运动过程中的血糖稳定，并减少运动后低血糖的持续时间和严重程度。

（九）胰岛素泵的安装与维护

1.置入和输注部位的选择　开具胰岛素泵处方之前，医师应与患者及其家属充分沟通，阐明使用胰岛素泵治疗的注意事项，签署知情同意书。胰岛素泵的置入部位首选腹部脐周3cm以外的皮肤，其次可依次选择上臂、大腿外侧、后腰、臀部等部位皮肤，需避开腹中线、瘢痕、胰岛素注射硬结、腰带位置、妊娠纹和脐周2～3cm以内，妊娠中晚期的患者尽量不选腹部。SAP的探头置入部位同上，但需注意置入部位距离胰岛素输注部位7.5cm以上。如患者有手术需求，应当尽量避开手术部位，重新评估患者输注部位。

2.胰岛素泵的安装

（1）导管式胰岛素泵的安装

·准备胰岛素、胰岛素泵和耗材。

·组装储药器、泵和电池。

·检测胰岛素泵是否可以正常运行、电池是否充足。

·设置胰岛素泵基础率。

·清洁洗手，防止感染。

·抽取胰岛素填充储药器并排气泡。

- 连接输液管。
- 排气。
- 选取胰岛素泵置入部位。
- 局部消毒。
- 埋置皮下输入装置。
- 开启胰岛素泵。

（2）非导管式胰岛素泵的安装

- 准备药品与材料。
- 清洁洗手，防止感染。
- 抽取胰岛素填充储药器并排气泡。
- 组装储药器、泵和电池。
- 置入部位消毒。
- 贴底板。
- 置入留置针。
- 设置便携式控制器。
- 将泵安装在底板上。

（3）探头准备和安装：SAP可同时进行CGM，操作步骤如下。

- 探头准备：常温保存探头。
- 清洁双手。
- 将探头安装在助针器上。
- 置入。
- 使探头充分浸润后连接发送器（新型探头无须浸润）。
- 开启CGM，检查探头电信号。
- 初始化2h后，输入指尖血糖值进行校准。
- 需要读取报告时，下载数据，用CareLink软件处理分析数据。

3.胰岛素泵常见问题与处理

（1）胰岛素泵报警的处理：当胰岛素泵在输注胰岛素的过程中出现问题时会发出报警（蜂鸣、振动或指示灯亮），屏幕上出现相应的信息提示，此时应立即查明原因，根据报警类型的优先等级及时解决问题（胰岛素泵报警处理方法详见各产品说明书）。SAP需注意探头提醒模式，及时输入正确指尖血糖进行校正，根据患者情况设定合适的高、低血糖报警阈值。

（2）低血糖的发生原因及对策

1）发生低血糖的原因

A.药物因素：常见有胰岛素输注过量、不合理地使用磺酰脲类药物等，某些药物会增加低血糖发生概率，如水杨酸盐、普萘洛尔、戊双脒、丙吡胺、奎宁等。另外，追加胰岛素量时未考虑体内活性胰岛素的量也可导致低血糖发生。

B.非药物因素：如运动过度、空腹饮酒、禁食、食物摄入不及时或不足、腹泻、胃肠道手术史、血糖目标值设置过低、置入部位不当、参数设置与医嘱不符等。

2）低血糖的对策：尽量避免上述引起低血糖的诱因。怀疑低血糖时立即测定血糖以确诊，不能测定血糖时按低血糖处理。

3）处理低血糖：使用胰岛素泵治疗的患者应暂停泵治疗。意识清醒者，迅速给予15～20g糖类食品（葡萄糖为佳）；意识障碍者，给予静脉注射50%葡萄糖液20～40ml或肌内注射胰高血糖素0.5～1.0mg，15min后复测指尖血糖，直至恢复到＞3.9mmol/L。认真检查泵是否工作正常，时间、基础输注率、餐前大剂量、每日总量等设定程序是否正确，检查状态屏和储药器，如储药器内的胰岛素量少于状态屏的显示量，可能为胰岛素泵输注胰岛素过量。

调整胰岛素用量：如考虑低血糖是由胰岛素用量过大所致，宜调整胰岛素用量。①空腹低血糖：降低夜间基础输注率；②中、晚餐前低血糖：降低餐前基础输注率或减少前一餐的餐前大剂量；③三餐后低血糖：减少餐前大剂量；④夜间低血糖：调整低血糖时段的基础输注率或减少晚餐前大剂量；⑤发生低血糖后增加近期血糖监测次数；⑥注意无感知低血糖，尤其是夜间低血糖，必要时使用动态血糖监测以了解血糖波动情况。

（3）高血糖的发生原因与处理

1）发生高血糖的原因

A.与胰岛素泵系统相关的原因：①电池，电力不足或电池失效；②操作或胰岛素泵本身问题，关机后未开机或停机状态未恢复、报警未解除、胰岛素泵本身故障；③输注管路，更新输液管时未排气导致无胰岛素输注、输液管裂缝或连接松动导致胰岛素溢漏、输注管路使用时间过长；④储药器，储药器内胰岛素已用完、气泡阻塞储药器出口、储药器前端破裂致胰岛素漏出而未能进入人体；⑤输液管前端，皮下胰岛素输注装置脱出致胰岛素未输入人体、输液管前端与输液管连接处松动或破裂造成胰岛素漏出；⑥针头埋置部位，埋置在感染、硬结、瘢痕、腰带位置及处于腰带摩擦处，致胰岛素吸收障碍；⑦胰岛素结晶堵塞输液管或胰岛素失效；⑧患者皮下脂肪过少也会影响胰岛素泵疗效。

B.其他原因：饮食（进食前遗漏输注餐前大剂量，追加量太少，食物摄入过多）、药物（糖皮质激素类、利尿剂或孕激素等）和疾病、应激等原因引起的高血糖。

2）高血糖的对策：严格执行胰岛素泵操作规程，随身携带备用电池；关机或停机后及时恢复开机，及时解除报警和处理故障；合理选择输注管路，严格进行输注管路排气；妥善固定胰岛素泵及输注管路，运动时做好胰岛素泵、针头及管路等的保护；避免剧烈活动。置入部位注意避开皮下脂肪增生或萎缩、硬结、皮肤瘢痕或感染处，以及腰带摩擦处；准确按时输注餐前大剂量，指导患者定时定量进食、适量运动；除及时输注校正大剂量外，必要时检测血酮等指标以排除酮症/酮症酸中毒，并进行相应治疗。

4.胰岛素泵耗材使用及护理规范

（1）胰岛素泵需及时更换耗材：①电池，平均寿命为1～2个月；②螺旋活塞杆，1～2年；③转换接头，1～2个月，如有渗裂应及时更换；④防水塞，如塞柄断裂，应及时更换转换接头并更换新的防水塞；⑤储药器，用完即换；⑥输液管，根据使用说明书在规定的时间内使用，通常为3天；⑦当储药器内胰岛素用完后应更换新的储药器与新的输液管；⑧探头，使用寿命为3天。

（2）胰岛素泵的日常护理：①每日监测并记录血糖至少4次，其中包括睡前血糖，必要时凌晨2:00～3:00监测血糖或进行动态血糖监测。②定期检查储药器内胰岛素剩余量；每日检查管道系统至少3次。③注射部位应经常轮换，建议3～5天轮换1次，如有硬结或疼痛，要及时更换注射部位。通过注射针头视窗观察注射部位皮肤。每日检查注射部位周围皮肤是否有皮肤改变，如红肿、皮下脂肪萎缩、硬结等。④注意每次更换输液管时必须先清洗双手，再消毒局部皮肤，并选择合适的注射部位。⑤检查输液管路有无裂缝或连接松动，胰岛素有无溢漏。⑥探头置入后要注意观察置入局部有无发红、出血、疼痛及脱出的情况。⑦定期用软布清洁胰岛素泵。胰岛素泵需避免静电、浸水、撞击和磁场的干扰。⑧根据要求，某些品牌的胰岛素泵需定期回厂检测。⑨定期监测并记录体重变化。⑩不断更新泵应用知识。

（3）不良反应：停泵、电力异常、胰岛素量不足、管道输注系统堵塞和胰岛素渗漏导致治疗中断时，可能会发生严重的高血糖、低血糖或酮症酸中毒。注射部位皮肤可能对胶布过敏。

六、短期胰岛素强化治疗逆转2型糖尿病

2型糖尿病（T2DM）在早期具有一定的可逆性。短期胰岛素强化治疗可显著改善胰岛B细胞功能和胰岛素敏感性，是一种逆转T2DM的有效手段。以下主要是《短期胰岛素强化治疗逆转2型糖尿病专家共识》的要点概括。

（一）T2DM的逆转的定义

糖尿病逆转本质上是患者胰岛B细胞功能和胰岛素敏感性的恢复，表现为在降血糖治疗强度下调后仍能在一段时间内持续维持血糖良好控制的状态。对于新诊断或病程较短的T2DM患者，逆转治疗的目的往往是脱离口服降血糖药等治疗措施，即无药缓解。

2021年ADA共识声明对将停药后至少3个月HbA1c＜6.5%定义为糖尿病缓解；如存在影响HbA1c检测准确性的因素，可采用动态血糖监测中以平均血糖估算的HbA1c＜6.5%或空腹血糖＜7.0mmol/L作为替代指标。在我国，糖尿病缓解多被定义为脱离降血糖药后空腹血糖＜7.0mmol/L、餐后2h血糖＜10.0mmol/L。

（二）短期胰岛素强化治疗逆转T2DM的机制

短期胰岛素强化治疗（short-term intensive insulin therapy，SIIT）主要通过血糖正常化减轻高糖毒性和高脂毒性对胰岛B细胞和胰岛素靶器官的负面影响，改善胰岛B细胞功能和胰岛素敏感性。

近年发现，胰岛B细胞在受到损伤时，可发生"去分化"改变，即丧失胰岛素分泌功能、表达祖细胞特征的现象，如损伤因素持续存在甚至可出现表达胰岛A细胞特征的转分化。胰岛B细胞的去分化被认为是T2DM胰岛素分泌功能衰竭的重要机制。如迅速解除损伤性因素，去分化的胰岛B细胞可重新恢复胰岛素分泌的表型（再分化），从而使胰岛B细胞功能得以不同程度地恢复。另外，升高的血糖和循环中的游离脂肪

酸可在肝脏、脂肪等胰岛素靶器官中通过降低葡萄糖跨膜转运、干扰胰岛素受体后通路等机制诱发胰岛素抵抗。SIIT则可能通过降低循环中血糖和游离脂肪酸水平，减轻高糖毒性和高脂毒性，改善靶器官的胰岛素敏感性。

（三）SIIT逆转T2DM适用人群

新诊断的T2DM患者HbA1c≥9.0%或空腹血糖≥11.1mmol/L，伴有明显高血糖症状时可启用SIIT。

新诊断的T2DM患者，HbA1c为7.5%～8.9%或空腹血糖8.0～11.0mmol/L，可谨慎实施SIIT。

具有一定病程，联合口服降血糖药物或起始胰岛素治疗3个月以上，HbA1c≥7.5%的T2DM患者，如病程<15年、胰岛B细胞功能尚存（如空腹C肽≥0.4nmol/L），可结合意愿考虑实施SIIT诱导治疗。

以下人群不宜进行SIIT治疗：①诊断为非T2DM；②年龄≥70岁或预期寿命<10年；③低血糖风险高；④确诊冠状动脉粥样硬化性心血管疾病；⑤伴有严重慢性并发症或全身性疾病的T2DM患者等。

（四）SIIT逆转治疗期间，血糖目标应如何设定？

SIIT逆转T2DM的机制是最大程度地减轻胰岛B细胞的代谢应激，促进其休整。因轻度高血糖即可对胰岛B细胞产生损害，若以逆转T2DM作为目标，则强化治疗期间应使血糖尽可能接近正常水平。

推荐SIIT逆转治疗期间，以空腹及餐前血糖<6.1mmol/L和餐后2h血糖<8.0mmol/L为目标。在确保安全的基础上，部分患者可采用更严格的降血糖目标（空腹及餐前血糖4.4～5.6mmol/L、餐后2h血糖4.4～7.6mmol/L）。推荐SIIT期间进行每日7次以上指尖血糖监测。

（五）SIIT逆转治疗期间，胰岛素的起始剂量、调整及疗程应如何设置？

1. 推荐以CSII作为SIIT治疗的首选方案。

2. 推荐SIIT治疗的疗程为血糖达标后不少于2周。

3. 推荐根据患者的体重、血糖等指标估算起始胰岛素剂量，推荐基础胰岛素和餐时胰岛素占比分别为40%和60%。

4. 应根据患者的血糖、运动和饮食状况密切调整胰岛素输注方案，使血糖严格达标。血糖达标后应根据血糖监测结果，及时调整胰岛素剂量以减少低血糖的风险。

5.推荐SIIT治疗期间严格遵循糖尿病医学营养治疗及运动治疗,配合血糖达标。

(六)SIIT治疗后,哪些患者更易获得病情逆转或缓解?

新诊断T2DM患者获得缓解的主要预测因素包括年龄较轻、基线BMI > 25kg/m² 或伴有胰岛素抵抗、SIIT期间平均血糖较低、胰岛素减量超过50%、停止胰岛素输注后次日空腹血糖较低(< 6.1mmol/L)、胰岛B细胞功能和胰岛素敏感性恢复更显著、依从性和自我管理能力更好等。

具有一定病程的T2DM患者获得病情逆转的主要预测因素包括病程较短(< 15年)、超重或肥胖、餐后或刺激后C肽较基线升高显著(治疗前升高1倍以上、治疗后升高2倍以上)、胰岛素减量趋势更明显等。

(七)SIIT方案能否同时联合胰岛素以外的降血糖药物?

大多数情况下,新诊断T2DM患者采用SIIT治疗可使血糖达到血糖控制目标,不必联用其他降血糖药物。部分患者可考虑联用胰岛素增敏剂等降血糖药物帮助血糖达标。不推荐SIIT期间联用胰岛素促分泌剂。

(八)SIIT后如未能诱导糖尿病逆转或缓解,应如何选择后续管理方案?

应当指出,即便患者成功获得缓解,随着时间的推移,体重增加、其他影响糖代谢的疾病和治疗措施、胰岛B细胞的持续衰退等都可能导致高血糖复发。此外,高血糖导致慢性并发症的作用存在后延效应,目前并无证据表明糖尿病缓解可避免慢性并发症的发生。

因此,推荐SIIT后对患者进行持续的生活方式干预和综合管理。

新诊断T2DM患者如接受SIIT后难以缓解,或随访过程中出现高血糖复发,首选起始以二甲双胍为基础的单药或者联合降血糖治疗。

七、胰岛素治疗的并发症及处理

(一)低血糖

低血糖是胰岛素治疗的主要并发症,尤其是在强化治疗中,低血糖的发生率较常规治疗增加3倍。低血糖发生的原因有胰岛素剂量过大、延迟进餐、餐中碳水化合物过少和体力活动增加及注射部位运动等。

根据低血糖的原因给予相应处理,如减少胰岛素剂量或更改注射时间、调整饮食等。

（二）体重增加

1.体重增加的原因 血糖控制后能量丢失的减少及胰岛素的合成作用。在胰岛素强化治疗后，大幅度地减少尿糖丢失，能量得以储存；同时，如果餐后血糖达标，为避免下餐前低血糖，患者常需加餐，也会造成总热量摄取增加，进而造成体重渐增。

2.克服体重增加的措施 ①胰岛素的日剂量控制在合理范围内；②控制总热量的摄入，增加适当的运动协助降低血糖而减少胰岛素的日剂量；③有胰岛素抵抗的患者保留双胍类降血糖药（无禁忌证时）联合胰岛素治疗，可有效减轻体重的增加。

（三）胰岛素性水肿

使用较大剂量的胰岛素可引起外周组织水肿。常发生在最初胰岛素治疗后，特别是以往代谢控制较差或在酮症酸中毒纠正之后出现胰岛素水肿。

发生机制可能与高血糖的渗透性利尿和脱水得到纠正、钠盐和水平衡发生剧变，同时胰岛素可促进肾小管对钠的重吸收增加有关。

（四）胰岛素过敏反应和胰岛素抗体

1.过敏反应 与胰岛素制剂中的污染物（如胰腺多肽），中、长效胰岛素作用的延迟及胰岛素本身有关。动物胰岛素因其结构与人胰岛素的差异，均有免疫原性；人胰岛素由于在溶液中形成多聚体偶尔也会有过敏反应。但由于制剂的改进及人胰岛素的广泛使用，胰岛素所致过敏反应已非常少见。

2.过敏反应 主要以皮疹和红斑等皮肤改变为主，一般在胰岛素注射后3～48h出现。随治疗的继续，数周后可自行消失。过敏性休克非常少见。

3.胰岛素抗体 通常是多克隆抗体，主要是因为抵抗胰岛素分子不同部位的抗原决定簇所致。其可以产生很多临床后果，包括血中胰岛素抗体和注射部位的局部反应。血中胰岛素抗体与胰岛素结合和不规则释放可引起血糖很大的波动。因为胰岛素结合抗体后改变了胰岛素在血浆中的清除率，同时降低了其他组织对游离胰岛素的利用。因此，当胰岛素与抗体结合时，胰岛素的生物学活性下降，且作用时间延长；当抗体与胰岛素解离后，大量游离胰岛素发挥生物学效应，则可发生血糖急剧下降。由于这种解离不可预测，可造成无法预测的低血糖反应。但是，只要胰岛素抗体水平低于10%，上述的临床现象就不会很严重。

4.外源性胰岛素注射引起的胰岛素抗体需与内源性胰岛素抗体相区别　内源性胰岛素抗体即自身胰岛素抗体，见于1型糖尿病早期、Graves病及使用青霉胺、肼屈嗪或普鲁卡因胺治疗的患者中。倘若发生这种免疫反应，首先判断是否需要处理，第一步应停用原来使用的胰岛素，更换纯度更高的胰岛素或人胰岛素。如果使用人胰岛素过敏，可使用超短效胰岛素类似物。一般过敏反应轻者更换胰岛素种类并加用抗组胺药，重者可给予肾上腺皮质激素或肾上腺素治疗。

（五）胰岛素注射引起的局部反应

局部反应包括注射部位皮下组织萎缩、脂肪萎缩及脂肪肥大等。

1.脂肪增生　皮下脂肪增生是胰岛素治疗中最常见的局部并发症，表现为该区域的皮下脂肪增生、增厚、由软变硬或出现质地较韧的肿胀。皮下脂肪增生的出现与胰岛素使用时间的长短、注射部位是否轮换、更换针头的频率有关。皮下脂肪增生会增加胰岛素用量，还会加剧血糖波动，加大血糖控制难度，导致医疗费用增加。一旦有皮下脂肪增生现象，应停止在此部位继续注射，以减少皮下脂肪增生产生的影响。皮下脂肪增生一般会在停止胰岛素注射后不久消退。

2.脂肪或皮下组织萎缩　脂肪萎缩可发生在所有的注射部位，相比脂肪增生，脂肪萎缩比较少见。脂肪萎缩可随时间而消退，可能与外源性胰岛素抗体（IA）产生、未进行注射部位轮换及针头重复使用等相关。一旦发生脂肪萎缩，应改变胰岛素剂型、改变注射部位或换为使用CSII。脂肪萎缩部位用糖皮质激素注射治疗仍缺乏临床研究证据。

3.注射部位疼痛　避免和减轻疼痛的方法：室温保存正在使用的胰岛素，待消毒部位酒精（75%乙醇）彻底挥发后进行注射，避免在体毛根部注射，针头刺入皮肤时需平滑进入而非猛戳，大剂量胰岛素应拆分注射或提高胰岛素浓度，选用直径更小、长度更短的针头，每次使用新针头，使用无针注射器等。

4.感染　胰岛素注射部位的其他反应还有感染，主要与消毒不严格、注射器不洁净或局部抵抗能力太差有关，注意预防应可避免。

八、胰岛素治疗的进展

新型的胰岛素制剂层出不穷，超速效门冬胰岛素Fiasp及超速效赖脯胰岛素URLi或LY900014相继研发问世。与速效胰岛素类似物相比，这类超速效胰岛素类似物起效更快，作用时间更短，能更好地控制餐后血糖峰值，并减少餐后低血糖发生风险。EMA已批准超速效门冬胰岛素用于≥1岁的T1DM患者（FDA已批准用于≥2岁的T1DM患者）；超速效赖脯胰岛素被批准采用经每日多次注射方案或经胰岛素泵给药用于治疗成人T1DM。现有长效胰岛素类似物日制剂在疗效和安全性方面已取得了长足的进展。新一代的基础胰岛素周制剂如Icodec、可结晶片段融合胰岛素、聚乙二醇聚合物连接胰岛素等的问世能实现1周1次注射给药的治疗方式，在实现有效安全降血糖的同时，大大减少了注射次数，可提升糖尿病患者的依从性。但以上胰岛素种类目前暂未在中国上市。

　　胰岛素的给药方式也不仅仅限于皮下注射。已在美国被批准的吸入人胰岛素与速效胰岛素类似物皮下注射相比，起效更快，作用时间更短，能有效改善餐后早期高血糖，但因作用时间短，导致餐后晚期高血糖控制不十分理想。人胰岛素腹腔输注也是一种新的注射方式，与皮下注射胰岛素相比，腹腔注射胰岛素能进一步降低HbA1c、血糖变异性和低血糖风险，但也面临胰岛素聚集、局部感染和导管闭塞等风险。

　　胰岛素的注射工具也从传统注射器逐渐向具有记忆功能的注射笔、无针注射器、胰岛素泵过渡，闭环胰岛素泵的问世有助于T1DM进一步减少低血糖并控制高血糖，期待更多的大型临床研究结果提供临床循证证据。双激素（胰岛素和胰高血糖素）自动胰岛素输送系统正在研发中，这将可能有助于进一步优化T1DM的血糖管理。

第八节　糖尿病的中医诊治

　　糖尿病属于中医"消渴病""脾瘅"等病症范畴。本文主要结合《中国2型糖尿病防治指南（2020版）》糖尿病的中医药治疗部分和《国家基层糖尿病防治管理指南（2022）》等内容为基础，对糖尿病的中医辨证及治疗进行梳理分析。中医药在糖尿病治疗中具有协同降血糖、改善症状和体征、防治并发症、提高生活质量及三级预防中发挥重要作用。

一、病因及病机

1.病因　《灵枢·五变》描述先天禀赋不足为引起消渴病的内因，而阴虚体质者易患其病。饮食失节、情志失调致脾胃升降受阻，运化失职，胃火炽热、肝郁气滞为其外因，而劳逸过度、好逸恶劳致虚火内生、肾阴不足。

2.病机　主要是阴津亏损、燥热内生，脏腑病变主要在胃、肺、肾，瘀血目前认为是贯穿糖尿病发病始终的重要病机。

二、疾病诊断

1.西医诊断标准　糖尿病前期、糖尿病的诊断标准，采用中华医学会糖尿病分会《中国2型糖尿病防治指南（2020版）》。

2.中医诊断标准　参照中华中医药学会《糖尿病中医防治指南》。

多饮、多食、多尿、形体消瘦或尿糖增高等表现是诊断消渴病的主要依据。有的患者"三多"症状不明显，但若中年之后发病，且嗜食膏粱厚味，形体肥胖，以及伴发肺痨、水肿、眩晕、胸痹、中风、雀目、痈疽等病症，应考虑消渴病的可能。

三、糖尿病及并发症的中医药辨证治疗

1.基础治疗

（1）中医膳食及运动治疗：在常规糖尿病饮食基础上进行中医调理，结合中医体质及食物的四气五味，辨证施膳，制订个性化饮食指导，符合药食同源的原则选用药食两用的药材代茶饮用。在适当常规运动的基础上，中医传统功法八段锦、太极拳、五禽戏等适合大多数人群，同时有证据证实长期坚持可改善糖脂代谢，降低糖化血红蛋白及血脂。

（2）情志管理：心理治疗在《中国2型糖尿病防治指南（2020版）》中作为糖尿病基础治疗的一部分，几千年的中医理论认为，情绪和脏腑相互影响，情绪与血糖调控关系亦十分密切。中医五音疗法、传统运动、饮食疗法、疏肝解郁药物等，可调畅气机，改善情绪。

2.中医辨证及中医药治疗　糖尿病中医辨证方法包括三消辨证、三型辨证（阴虚燥热、气阴两虚、阴阳两虚）、分类辨证（脾瘅、消瘅）

等，病程可分为前期、早期、中期、晚期4个自然演变阶段。

（1）糖尿病前期：治未病是中医特色之一，对生活方式控制不佳的糖尿病前期患者，可配合中医药治疗，如金芪降糖片、天芪降糖胶囊可降低糖尿病发生风险。

（2）糖尿病中医辨证主要分型及治疗

1）热盛伤津证

A.临床表现：口渴、多饮，多食易饥，心烦易怒，大便干结，小便短黄，舌红干，苔黄燥，脉细数。此证多为初发糖尿病患者。

B.治则：清热泻火，生津止渴。

C.主方：白虎加人参汤（《伤寒论》）。

D.药物：生石膏、知母、太子参、黄连、天花粉、生地黄、麦冬、怀牛膝、葛根。

2）肝郁脾虚证

A.临床表现：情志抑郁，腹胀食少，或腹痛欲泻、泻后痛减，便溏不爽，舌质淡胖、苔白或腻，脉弦缓。此证患者多见于偏瘦、情感易焦虑的女性。

B.治则：疏肝健脾，理气和中。

C.主方：逍遥散。

D.药物：柴胡、当归、茯苓、白芍、白术、薄荷、川牛膝、升麻、竹叶。

3）痰浊中阻证

A.临床表现：形体肥胖，身重困倦，口黏，舌质淡、舌体胖大、齿痕明显，苔白厚腻，脉滑。此证多见于肥胖2型糖尿病患者。

B.治则：燥湿运脾，化痰降浊。

C.主方：二陈汤（《太平惠民和剂局方》）合五苓散（《伤寒论》）加减。

D.药物：半夏、陈皮、茯苓、白术、猪苓、泽泻、桂枝、苍术、厚朴、川牛膝、升麻、柴胡。

4）湿热蕴结证

A.临床表现：形体肥胖，口干不欲多饮，小便短黄，便溏不爽，舌质红，苔黄腻，脉滑数。此证型多见于肥胖型糖尿病合并肠道菌群失调患者。

B.治则：清热化湿，理气和中。

C.主方：葛根芩连汤（《伤寒论》）合三仁汤（《温病条辨》）。

D.药物：葛根、黄芩、黄连、厚朴、半夏、杏仁、白蔻仁、生薏苡仁、滑石、通草、白术。

5）气阴两虚证

A.临床表现：神疲乏力，气短懒言，咽干口燥，烦渴欲饮，午后颧红，小便短少，大便干结，舌体瘦薄，苔少而干，脉虚数。

B.治则：益气养阴，生津止渴。

C.主方：生脉散（《丹溪心法》）合玉液汤（《医学衷中参西录》）。

D.药物：太子参、麦冬、五味子、生黄芪、生地黄、生山药、葛根、天花粉、丹参。

6）肝肾阴虚证

A.临床表现：低热颧红，小便频数，五心烦热，腰膝酸软，眩晕耳鸣，手足抽搐，皮肤干燥，雀目，舌红，少苔，脉细数。

B.治则：滋补肝肾，养阴润燥。

C.主方：杞菊地黄丸（《小儿药证直诀》）。

D.药物：生地黄、山萸肉、炒山药、茯苓、泽泻、牡丹皮、枸杞子、菊花。

7）阴阳两虚证

A.临床表现：小便频数，夜尿增多，浑浊如脂膏，甚至饮一溲一，口干咽燥，耳轮干枯，面色黧黑，心悸腰酸，阳痿，舌淡，少津，脉沉而细无力。

B.治则：滋阴温阳，补肾固涩。

C.主方：金匮肾气丸（《金匮要略》）。

D.药物：附子、肉桂、熟地黄、山萸肉、枸杞子、炒山药、茯苓、泽泻、巴戟天、肉苁蓉、菟丝子。

（3）辨证选择中成药：2型糖尿病为气阴两虚证，在常规治疗基础上可联合应用津力达颗粒、参芪降糖颗粒等益气养阴、滋脾补肾；对于新诊断2型糖尿病的患者，可联合天麦消渴片等；轻、中度糖尿病患者可服用消渴丸益气生津、滋阴养肾控制血糖，改善症状。

（4）糖尿病并发症中成药治疗：糖尿病周围神经病变气虚络阻证者可联用木丹颗粒，可改善四肢麻木、疼痛等其他感觉异常，提高神经传导速度。对于中医辨证属气阴亏虚、肝肾不足、目络瘀滞证的糖尿病视网膜病变者，可联用芪明颗粒，减轻缺血损伤及黄斑水肿；对于气滞血瘀证的糖尿病视网膜病变者，也可联用复方丹参滴丸，可改善患者症状，延缓病情进展。早期糖尿病肾病气阴两虚兼血瘀证型者，可联用渴络欣胶囊等改善临床症状及肾脏功能、降低蛋白尿。

四、糖尿病及并发症的针刺治疗

《中国2型糖尿病防治指南（2020年版）》首次将针刺疗法纳入糖尿病的治疗中，指出"针刺联合基础治疗控制血糖协同增效"，推荐"针刺防治糖尿病周围神经病变"。

1. 针刺治疗糖尿病的机制

（1）针刺改善糖尿病患者胰岛素抵抗：电针通过调节肠道菌群抑制炎症，改善2型糖尿病胰岛素抵抗。电针增加机体内布鲁氏菌和乳酸杆菌等益生菌，减少机会致病菌，提高2型糖尿病小鼠粪便中短链脂肪酸的总量，使血清中肽聚糖和脂多糖等多种有害物质明显降低，全身炎症明显减轻。

（2）针刺通过对胰腺内源性神经系统的神经调节作用降低血糖：电针通过增加胰岛面积和减少空泡化改善胰岛细胞形态，降低瞬时受体电位香草素-1，增加P物质和降钙素基因相关肽的表达。随后，胰岛素分泌减少，受损的胰腺内分泌功能通过TRPV1通道-胰岛素回路恢复。电针可增加胆碱乙酰转移酶和神经肽Y的表达，抑制炎症反应。促进可卡因和苯丙胺调节的转录前肽表达，促进胰高血糖素样肽-1的分泌。针刺胰腺固有神经系统可显著提升其电生理活动。因此，针刺可以通过胰腺固有神经系统改善2型糖尿病模型大鼠胰岛B细胞的功能障碍。

（3）针刺下调背根神经节和脊髓背角内的p-PKC和TRPV1的表达：背根神经节神经元是躯干和肢体伤害性感受的初级传入神经细胞，参与传递和调节感觉，以及接受和传递伤害性感觉，在疼痛机制中发挥重要作用。背根神经节和脊髓背角蛋白质的变化在糖尿病神经病理性疼痛的发生中起关键作用。初步研究表明，背根神经节内的磷酸化蛋白激酶（phosphorylated protein kinase C，p-PKC）、瞬时受体电位香草酸亚型1（transient receptor potential vanilloid-1，TRPV1）、P物质（substance P，SP）和降钙素基因相关肽（calcitonin gene-related peptide，CGRP）在急性神经源性损害中起基础作用,而电针可以上调疼痛阈值,下调颈髓背侧CGRP和SP的表达。此外,电针可以改善慢性疼痛大鼠的伤害性敏感化,并减少背根神经节上p-PKC和TRPV1的表达。因此电针治疗可改善痛觉过敏,是缓解神经病理性疼痛的有效方法。

（4）针刺降低背根神经节的痛觉过敏及P2X4、P2X7的表达:位于外周和中枢神经系统交界处的背根神经节是疼痛控制的理想靶点。背根神经节内的P2X受体是调节快速反应的配体门控离子通道（Na^+、K^+和Ca^{2+}）。这些受体可被三磷酸腺苷激活,导致细胞间通信和炎症传递并参与疼痛信号的传递,在痛觉敏化中起着关键作用。研究表明,糖尿病神经病理性疼痛大鼠背根神经节中的P2X2、P2X4和P2X7基因表达水平升高。2Hz电针可下调背根神经节内P2X4和P2X7的表达,降低痛觉敏化,减轻疼痛。

2.针刺治疗糖尿病的方法

（1）毫针疗法:毫针是针刺疗法最常用的针具,治则以清热润燥、养阴生津为主,运用三消辨证选穴法选取穴位。以相应背俞穴及足少阴、足太阴经穴为主,主要选取胃脘下俞、肺俞、胃俞、肾俞、三阴交、太溪穴。上消配太渊、少府;中消配内庭、地机;下消配复溜、太冲;阴阳两虚配关元、命门;上肢疼痛或麻木配肩髃、曲池、合谷;下肢疼痛或麻木配风市、阳陵泉、解溪;皮肤瘙痒配风池、曲池、血海。以毫针刺,用补法或平补平泻法,配穴按虚补实泻法操作,阴阳两虚者,可配合灸法。

（2）电针疗法:足三里和曲池穴是临床常用治疗糖尿病的重要穴位。足三里穴为足阳明胃经之要穴,有增强机体抵抗力、调理脾胃、补中益气的作用;曲池穴具有清热解表、活血通络之功。电针是对针灸的一种改良,以人体生物电的微量电流波对穴位进行连续有效的刺激,以使人体产生一系列的生物学效应,起到舒经活血、益气通络的功效。

患者取仰卧位,在足三里和曲池穴局部皮肤处进行常规消毒,用0.25mm×40mm一次性无菌毫针针刺上述穴位,行捻转提插,以患者感到酸、麻、胀、痛为度。在针柄上连接电针治疗仪,采用疏密波（疏波时长10s,频率15Hz,密波时长15s,频率75Hz,两种波形交替进行）,强度以患者耐受为度,电针时长30min。每日治疗1次,双侧穴位交替连接电针,7天为1个疗程。

（3）温针灸疗法：温针灸可通过机械作用及热效应向内渗透，从而刺激机体深层部位。选取肺俞、脾俞、胃俞、肾俞、胃脘下俞、三阴交和太溪穴，中医证型为上消证者配太渊、少府；中医证型为中消证者配内庭、地机；中医证型为下消证者配复溜、太冲。消渴证因肺燥、胃热、脾肾亏虚所致，因此取肺俞穴以清热润肺、生津止渴；取胃俞、三阴交穴清胃泻火、和中养阴；取脾俞、肾俞和三阴交穴以健脾化湿、益肾滋阴、增液润燥；取胃脘下俞以健脾和胃。上述诸穴联用可共奏健脾化湿、益肾滋阴、生津止渴之效。首先选用毫针常规针刺，行提插捻转手法，得气后留针20min，留针时在脾俞及肾俞穴行温针灸，1次/天。

（4）耳穴疗法

1）耳皮内刺：耳皮内刺可以直接刺激位于耳部的迷走神经传入纤维，调节迷走神经的活性，从而调节血糖水平。耳皮内刺要求针体贯穿刺激区域的皮肤层，针身不进入皮下，因此针刺操作过程患者无感觉，接受度高，依从性好，同时避免了由针刺疼痛引发的高血糖应激反应的可能。研究显示，耳皮内刺刺激耳迷走神经分布区可以即刻降低餐后2h血糖，对餐后4h血糖影响较小，并且降血糖效应可持续至第2天。耳皮内刺可以选取耳单侧内分泌、神门、皮质下、膈（耳轮脚下缘的中点处）。常规消毒后手持针灸针（0.18mm×10mm）在相应穴区＜15°沿皮内刺入，针体行于皮内，单侧取穴，胶布固定留针4h。

2）耳穴贴压操作：将王不留行籽用胶布贴于耳穴并固定，留籽4h。

（5）穴位注射：穴位选取双侧足三里，使用5ml的一次性注射器，抽取维生素B_{12}注射液500μg/ml，经局部消毒后用注射器直刺进针，抽吸无回血稍快注入药液，连续治疗14天为1个疗程。足三里主要是人体足阳明胃经的合穴，一直被作为是糖尿病周围神经病变的主要治疗穴位，能够发挥调理脾胃、舒筋活血、濡养筋脉等功效。维生素B_{12}对人体神经组织蛋白质与核酸的合成有刺激作用，可积极促进神经髓鞘脂类合成，对神经纤维功能产生修复作用，使神经传导速度加快，进而达到改善病情的效果。在足三里注射维生素B_{12}可加强药物局部浓度，形成持续、稳定的营养神经作用，起到刺激穴位与发挥药效的双重功效。

（6）电腹针疗法：选取胰俞、肺俞、脾俞、肾俞、三阴交、太溪、丰隆、足三里、孙氏腹二区。孙氏腹二区位于腹正中线上剑突至肚脐间四等份的上二等份区段中间，距腹正中线旁开1.5寸（1寸＝3.33cm），左右各一。此区相当于大脑皮质的血管舒缩区及自主神经区，该区域到大脑的神经束较多，研究表明人体95%的血清都产自于此，故针刺本区可以通过外周神经传递到大脑来治疗内分泌紊乱引起的疾病。对孙氏腹二区予以电针治疗，连续波0.8～1.2mA，100Hz，刺激30min，其他穴位予以平补平泻手法刺激30min，每日治疗1次，一周为1个疗程。

（7）基于筋膜理论的针刀疗法：筋膜是连接全身的松软、富含胶原、致密的纤维连接组织，包括浅筋膜、深筋膜和肌肉连接间筋膜层，另还包括脏筋膜、骨筋膜。

1）浅筋膜：又称皮下筋膜，位于真皮之下，包被全身各部，由疏松结缔组织构成，其间包含丰富的神经、血管及干细胞等。

2）深筋膜：又称固有筋膜，由致密结缔组织构成，位于浅筋膜深面，包被体壁、四肢的肌肉和血管神经。

3）脏筋膜：位于内脏器官外表面或器官之间的固有结缔组织。

4）骨筋膜：骨及骨内外的筋膜。

研究显示，通过针刺等方法激发浅筋膜内干细胞的增殖和分化能力，可以促进胰岛B细胞再生修复，达到治疗糖尿病的目的。因此可以选取腹部、腰背部及下肢特定点进针，松解以上部位筋膜，得气后连接电针仪，选择疏密波，强度以患者可耐受、无疼痛为度，留针30min，每周2次。

3.糖尿病并发症的针刺治疗

（1）糖尿病周围神经病变：周围神经病变是糖尿病常见的并发症，患者可能没有症状，但后期往往会出现足和小腿的疼痛及感觉障碍，包括刺痛、麻木、凉热等不适感，严重者可能会发生小腿肌肉萎缩。穴位选取丰隆、三阴交、大钟、梁丘、行间、内庭、八风、侠溪、太冲，以毫针刺，行提插捻转后留针25min，每周2次。

电针可促进神经修复，改善神经传导速度，明显降低患者下肢疼痛、感觉异常等临床症状。取穴：曲池、合谷、行间、大椎、胰俞、肺俞、脾俞、肾俞、阳陵泉、血海、足三里、三阴交。除大椎穴外，余穴均双侧取穴，毫针直刺，深度为20～35mm，得气之后，大椎、曲池、行间三穴毫针刺入得气后行提插、捻转泻法30s，其余穴位平补平泻手法行针30s，必要时辅助手法助得气。阳陵泉和足三里作为一对、血海和三阴交作为一对分别接电针，选用疏密波，缓慢调节电流强度（由小到大），在患者耐受范围内，最好可见穴位局部肌肉有颤动或麻刺感，持续时间30min，1次/天。

（2）糖尿病肾病：针刺对糖尿病肾病有积极的治疗作用，针刺可以降低2型糖尿病肾病患者的蛋白尿水平，降低血清一氧化氮水平，延缓糖尿病肾病的进展。选取穴位肾俞、三阴交、太溪、血海、脾俞、足三里、关元，毫针刺入，行提插捻转，得气后在针柄上加一根艾条，艾条的底部距离皮肤约20mm，垫子之间用一张小纸隔开。将艾条底部点燃，待艾条烧毁后完成治疗。治疗时间为30min，隔天1次。

（3）糖尿病视网膜病变：针刺联合中西药治疗糖尿病视网膜病变患者疗效显著，能有效改善患者临床症状及眼底动脉血流动力学水平，延缓视网膜病变病情进展。主穴取睛明、攒竹、承泣、丝竹空和瞳子髎。配穴取合谷、太冲、血海和足三里。以毫针针刺，待行针得气后即止，眼周穴位得气后不行针，合谷、太冲、血海和足三里每隔10min行针1次，共留针30min，每日1次，连续治疗5天，休息2天。

（4）糖尿病神经源性膀胱

1）腹针治疗：选取中脘穴、下脘穴、气海穴、关元穴为主穴，取大横穴（双）、石门穴、中极穴、水道穴（双）、归来穴（双）为辅穴，使用一次性无菌针灸针，先取中脘穴、下脘穴、气海穴、关元穴深刺治疗，选用长度为40mm的针灸针直刺入患者腹膜壁层以上的皮下组织中，其余穴位选用长度为25mm（肥胖患者选用40mm）的针灸针直刺入患者的脂肪层中，进针后给予轻捻转慢提插的行针手法行气1min，行针过程中不要求患者有酸、麻、胀的针感，留针30min后缓慢捻动针柄使针退至皮下，然后将针取出，出针后用消毒干棉球按压针孔，观察皮下有无出血，每日1次。

2）艾灸治疗：在神阙穴上铺上厚0.2～0.3cm的生姜薄片，在生姜上面用针灸针穿刺数孔，然后在生姜上面放置捏成宝塔糖样大小的艾炷点燃，以患者自觉局部有温热感为宜，当患者觉局部有灼痛感时微微提起姜片或者更换艾炷继续治疗，每次治疗30min，1次/天。

第九节　2型糖尿病的手术治疗

　　超重和肥胖是2型糖尿病（T2DM）发病的重要危险因素。T2DM患者常伴有超重和肥胖，肥胖会进一步增加T2DM患者的心血管疾病发生风险。体重管理不仅是T2DM治疗的重要环节，还有助于延缓糖尿病前期向T2DM的进展。超重和肥胖的T2DM患者通过合理的体重管理，可以改善血糖控制、减少降血糖药物的使用，其中有部分糖尿病患者还可以停用降血糖药物，达到糖尿病"缓解"的状态。此外，体重管理对糖尿病患者的代谢相关指标，如血压、血脂等，同样具有改善作用。

　　《中国2型糖尿病防治指南（2020版）》推荐：①超重和肥胖成人T2DM患者的管理目标为减轻体重5%～10%。②超重和肥胖成人T2DM患者的体重管理方式包括生活方式干预、药物、手术等综合手段。③肥胖的成人T2DM患者尽量采用生活方式及药物治疗，血糖仍然控制不佳者建议采取代谢手术治疗。

　　来自国内的研究结果显示，手术1年后糖尿病缓解率可达73.5%。与强化生活方式干预和降血糖药物治疗相比，代谢手术能更有效地减轻体重和降低血糖，同时改善血脂、血压等代谢指标，降低糖尿病大血管及微血管并发症的发生风险，降低肥胖相关肿瘤的发生，提高生活质量，降低死亡率。

一、代谢手术的多学科协作

　　代谢手术需要多学科协作，进行术前、术中及术后的全程管理。建议手术应在二级医院及以上的综合性医疗机构开展。术者应为有执业资质、经验丰富的胃肠外科医师，并接受过系统培训，掌握各种术式的治疗原理和操作准则。

二、代谢手术的适应证

　　年龄在18～60岁，一般状况较好，手术风险较低，经生活方式干预和各种药物治疗难以控制T2DM（HbA1c＞7.0%）或伴发疾病，并符合以下条件时，可考虑代谢手术治疗。

　　1.可选适应证　BMI≥32.5kg/m²，有或无合并症的T2DM，可行代谢手术。

2. 慎选适应证　27.5kg/m² ≤ BMI < 32.5kg/m² 且有 T2DM，尤其存在其他心血管风险因素时，应慎重选择代谢手术。

3. 暂不推荐　BMI ≤ 27.5kg/m² 者，暂不推荐手术治疗。25.0kg/m² ≤ BMI < 27.5kg/m² 的 T2DM 患者，合并向心性肥胖（腰围男性 ≥ 90cm，女性 ≥ 85cm），且至少有高甘油三酯、高低密度脂蛋白胆固醇、高血压中的 2 项代谢综合征表现，手术可在患者知情同意下，严格按研究方案进行。这些手术的性质应被视为临床研究，事先应由医学伦理委员会批准；由于目前临床获益证据不足，暂不推荐作为临床常规治疗方法。

三、代谢手术的禁忌证

1. 滥用药物、酒精成瘾、有难以控制的精神疾病患者，以及对代谢手术的风险、获益、预期后果缺乏理解能力的患者。

2. 1 型糖尿病患者。

3. 胰岛 B 细胞功能已明显衰竭的 T2DM 患者。

4. 有手术禁忌证者。

5. BMI < 25kg/m²。

6. 妊娠期糖尿病（GDM）及其他特殊类型的糖尿病。

四、代谢手术的术式

代谢手术常用手术方式包括腹腔镜下胃袖状切除术、腹腔镜下 Roux-en-Y 胃旁路术和胆胰转流十二指肠转位术。

1. 胃袖状切除术　切除约 80% 的胃，留下"袖管"样的长管状胃通道，食物摄取受限。手术后 2 年 T2DM 平均缓解率为 70%。手术不改变人体消化道结构，不产生营养物质缺乏，手术操作相对简单，术后并发症较少，并发症发病率及再次手术率是所有代谢手术中最低的。目前认为，此手术是中重度肥胖伴 T2DM 的首选术式。胃袖状切除术后，还可根据效果转化为 2 期胃旁路术。

2. 胃旁路术　这一术式旷置了远端胃大部、十二指肠和部分空肠，既限制胃容量又减少营养吸收，使肠-胰岛轴功能恢复正常。随访 5 年，T2DM 缓解率为 83%。该术式操作较为复杂，创伤大，并发症发生率高，术后需监测并补充营养物质。用于T2DM病程相对较长需要减重更多的患者。

3.胆胰转流十二指肠转位术 虽然减重效果好，T2DM缓解率可达95%，但该手术操作极为复杂，并发症和死亡率均较高，容易出现维生素、微量元素、营养物质（特别是蛋白质）缺乏，术后必须严格监控营养代谢紊乱状况，并予以补充。对于BMI≥50kg/m²的严重肥胖伴T2DM患者，可以选择胆胰转流十二指肠转位术。目前临床上较少使用。

五、代谢手术的疗效判定

术后仅用生活方式治疗可使HbA1c≤6.5%，空腹血糖≤5.6mmol/L，可视为T2DM缓解。

六、代谢手术的风险

手术治疗肥胖伴T2DM有一定的短期和长期风险，该治疗方法的长期有效性和安全性，特别是在我国人群中的有效性和安全性尚有待评估。多项meta分析显示，胃旁路术后30天死亡率为0.3%～0.5%，90天死亡率为0.35%。深静脉血栓形成和肺栓塞是手术引起死亡的重要原因。术后并发症还包括出血、吻合口瘘、消化道梗阻、溃疡等。远期并发症包括营养缺乏、胆石症、内疝形成等。

七、代谢手术的管理

1.术前筛选及评估 由具有内分泌专业知识的内科医师对内科治疗效果不佳的糖尿病患者进行筛选，并对具有代谢手术适应证的患者进行术前评估。术前评估应包括以下六要素。

（1）明确诊断与评估：肥胖病因、体重与BMI、减重病史、肥胖相关合并症、主观减重意愿、排除手术风险大的人群、内分泌功能评估与实验室检测。

（2）常规实验室检查：糖代谢（空腹血糖、餐后2h血糖、HbA1c、C肽）、血脂、肝功能、肾功能、尿常规、血常规、促凝血试验、营养评估（铁、维生素B_{12}、叶酸、维生素D_3等）。

（3）心肺功能评估：睡眠呼吸暂停监测、肺功能监测、24h动态心电图和动态血压监测、超声心动图、胸部X线片等。

（4）消化系统评估：检测幽门螺杆菌、肝胆B超检查有无胆石症、上消化道内镜检查排除肿瘤等。

（5）神经及精神系统评估：食欲与行为、精神疾病（抑郁症等）。

（6）术前努力减重，积极控制血糖，戒烟、手术前后妊娠指导（针对育龄女性）、手术费用知情指导等。

2. 术后管理

（1）术后膳食管理：限制总热量，采用渐进式的阶段饮食，清流质饮食约1周，流质饮食约1个月、软质、固体食物。进食速度放慢，每餐进食约30min；少食多餐，细嚼慢咽，以防止胃出口梗阻、呕吐；循序渐进，达到每日建议的总热量。推荐每日摄入足够水分，保证每日蛋白质摄入量，酌情补充多种维生素与微量元素，定期随访监测微量元素水平。

（2）术后饮食禁忌：避免食用浓缩的甜食，包括饮料、点心，防止出现倾倒综合征；避免油炸和不易消化的食物；避免在进餐时喝汤和喝水，可在两餐之间或餐后45min再摄入汤水；避免在3个月内摄取冰水、咖啡、茶类、酒精等刺激物。

参考文献

《多格列艾汀临床应用专家指导意见》专家组，2023. 多格列艾汀临床应用专家指导意见［J］. 中华糖尿病杂志，15（8）：703-706.

《二甲双胍临床应用专家共识》更新专家组，2023. 二甲双胍临床应用专家共识（2023年版）［J］. 中华内科杂志，62（6）：619-630.

国家老年医学中心，中华医学会老年医学分会，中国老年保健协会糖尿病专业委员会，2021. 中国老年糖尿病诊疗指南（2021年版）［J］. 中华糖尿病杂志，13（1）：14-46.

《基础胰岛素/胰升糖素样肽-1受体激动剂复方制剂用于治疗2型糖尿病的临床专家建议》编写委员会，2023. 基础胰岛素/胰升糖素样肽-1受体激动剂复方制剂用于治疗2型糖尿病的临床专家建议［J］. 中华内分泌代谢杂志，39（8）：645-650.

母义明，纪立农，杨文英，等，2016. 中国2型糖尿病患者餐后高血糖管理专家共识［J］. 中国糖尿病杂志，24（5）：385-392.

《以二甲双胍为基础的固定复方制剂治疗型糖尿病专家共识》编写组，邹大进，母

义明，等，2022. 以二甲双胍为基础的固定复方制剂治疗2型糖尿病专家共识
[J]. 中华糖尿病杂志，14（12）：1380-1386.

中国内分泌相关专家小组，2017. 磺脲类药物临床应用专家共识（2016）[J]. 药
品评价，14（1）：5-12.

中国心力衰竭中心联盟专家委员会，2022. 心力衰竭SGLT2抑制剂临床应用的中国
专家共识[J]. 临床心血管病杂志，38（8）：599-605.

中国医疗保健国际交流促进会营养与代谢管理分会，中国营养学会临床营养分会，
中华医学会糖尿病学分会，等，2021. 中国超重/肥胖医学营养治疗指南（2021）
[J]. 中国医学前沿杂志（电子版），7（11）：1-55.

中国医师协会内分泌代谢科医师分会，2019. 2型糖尿病合并慢性肾脏病患者口服
降糖药治疗中国专家共识（2019年更新版）[J]. 中华内分泌代谢杂志，35（6）：
447-454.

中国胰岛素分泌研究组，2021. 短期胰岛素强化治疗逆转2型糖尿病专家共识[J].
中华糖尿病杂志，13（10）：949-959.

中华医学会内分泌学分会，肥胖患者的长期体重管理及药物临床应用指南（2024
版），2024，40（7）：545-564.

中华医学会内分泌学分会，中华医学会糖尿病学分会，2020. 胰高糖素样肽-1
（GLP-1）受体激动剂用于治疗2型糖尿病的临床专家共识[J]. 中华内科杂志，
59（11）：836-846.

中华医学会内分泌学分会，中华医学会糖尿病学分会，中国医师协会内分泌代谢科
医师分会，2021. 中国胰岛素泵治疗指南（2021年版）[J]. 中华内分泌代谢杂
志，37（8）：679-701.

中华医学会糖尿病学分会，2021. 中国2型糖尿病防治指南（2020年版）[J]. 中华
糖尿病杂志，13（4）：315-409.

中华医学会糖尿病学分会，2021. 中国血糖监测临床应用指南（2021年版）[J].
中华糖尿病杂志，13（10）：936-948.

中华医学会糖尿病学分会，中国医师协会内分泌代谢科医师分会，中华医学会内分
泌学分会，等，2022. 中国1型糖尿病诊治指南（2021版）[J]. 中华糖尿病杂志，
14（11）：1143-1250.

中华医学会糖尿病学分会微血管并发症学组，2021. 中国糖尿病肾脏病防治指南
（2021年版）[J]. 中华糖尿病杂志，13（8）：762-784.

中华医学会糖尿病学分会血糖监测学组，2018. 中国扫描式葡萄糖监测技术临床应
用专家共识[J]. 中华糖尿病杂志，10（11）：697-700.

第4章

特殊人群糖尿病的个体化治疗

第一节　不同类型糖尿病的个体化治疗

一、1型糖尿病

（一）1型糖尿病的流行病学

1型糖尿病（T1DM）的发病率在全球呈上升趋势。2017年全球T1DM患病人数达900万，占全球糖尿病总数的2%。2010～2013年，我国全年龄组人群T1DM发病率为1.01/10万人年，发病率高峰为10～14岁，但存在发病低年龄化的倾向。就绝对患病人数而言，我国成年T1DM患者的占比更大，年龄≥20岁者占新发T1DM人群的65%。随着胰岛自身抗体检测技术的推广，部分既往临床诊断为"2型糖尿病（T2DM）"的患者被重新诊断为隐匿性自身免疫性糖尿病。在中国15～29岁新发初诊"T2DM"患者中，谷氨酸脱羧酶自身抗体阳性比例为11.7%，30岁以上为5.9%。

（二）1型糖尿病的自然病程

T1DM是由遗传和环境因素共同作用导致胰岛B细胞自身免疫损伤的器官特异性疾病。遗传易感个体在环境因素的触发下，机体启动针对胰岛的特异性自身免疫，胰岛特异性自身反应T细胞是导致胰岛免疫损伤的直接原因，多种自身抗体的产生是胰岛遭受免疫损伤的标志物。随着病程进展，胰岛B细胞受免疫破坏加重，逐步丧失胰岛素分泌能力，出现胰岛素缺乏性糖代谢紊乱，最终发生胰岛功能完全丧失。T1DM的自然病程可分为遗传易感、环境触发、免疫应答、胰岛损伤、糖代谢异常、胰岛功能衰竭6个阶段（图4-1）。

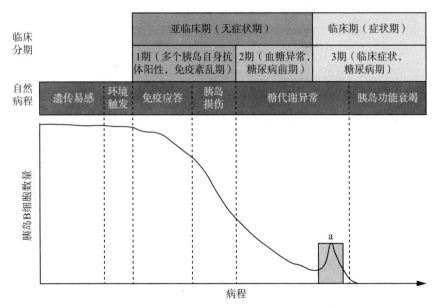

图4-1　1型糖尿病的自然病程与临床分期示意图

1期与2期属于亚临床期。在显性糖尿病发生后，经胰岛素治疗后大部分患者会进入蜜月期，胰岛B细胞数量会短暂性有回升。a.蜜月期

1. **遗传易感**　个体具有遗传易感性，但临床无任何异常。

2. **环境触发**　某些触发事件（如病毒感染等）引起少量胰岛B细胞破坏并启动长期、慢性的自身免疫过程，此过程呈持续性或间歇性，其间伴随B细胞再生。

3. **免疫应答**　出现免疫异常，如血清中可检测到胰岛自身抗体，如谷氨酸脱羧酶抗体（GADA）、酪氨酸磷酸酶抗体（IA-2A）、胰岛素抗体（IAA）、锌转运体8自身抗体（ZnT8A）等，但胰岛素正常分泌，血糖无异常。

4. **胰岛损伤**　胰岛B细胞数量开始减少，但仍能维持糖耐量正常。

5. **糖代谢异常**　胰岛B细胞持续损伤达到一定程度时（儿童青少年起病者通常只残存10%～20%胰岛B细胞，成年起病者残存胰岛B细胞可达40%），胰岛素分泌不足，出现糖耐量降低或临床糖尿病，需用外源性胰岛素治疗，但有部分胰岛B细胞残留。

6. **胰岛功能衰竭**　胰岛B细胞几乎完全消失，需依赖外源性胰岛素维持生命。T1DM的自然病程在不同个体的发展不同，儿童青少年起病

者往往进展较快，而成年起病者进展较慢。

（三）1型糖尿病的临床分期

1. **1期（胰岛自身抗体阳性，免疫紊乱期）** 存在胰岛自身免疫紊乱，血糖正常，无临床症状。

存在2种或2种以上针对胰岛素、谷氨酸脱羧酶（GAD）、蛋白酪氨酸磷酸酶、锌转运体8等T1DM相关胰岛自身抗原的抗体，但是血糖正常，无临床症状。出生时筛查出有遗传风险并处于此阶段的儿童，5年和10年内发展为症状性T1DM的风险分别约为44%和70%，终身风险接近100%。

2. **2期（血糖异常，糖尿病前期）** 存在胰岛自身免疫，血糖异常，无临床症状。

存在2种或2种以上的胰岛自身抗体，同时疾病进展到因功能性胰岛B细胞丧失导致的葡萄糖异常，包括空腹血糖受损（IFG）和糖耐量减低（IGT），但尚未出现临床症状，1期与2期属于亚临床期。此阶段个体2年内发展为症状性T1DM的风险约为60%，4～5年风险约为75%，终身风险接近100%。

3. **3期（临床症状，糖尿病期）** 出现糖尿病典型临床症状和体征。

在2期的基础上出现临床症状，并达到糖尿病的诊断标准。糖尿病典型临床症状通常在诊断前几天到几周内出现，包括多尿、多饮、体重减轻、疲劳和由高血糖渗透作用引起晶状体肿胀所致的视物模糊。约1/3的患者伴有糖尿病酮症酸中毒（DKA）。高血糖、酮血症或酮症酸中毒的生化特征往往有助于3期T1DM的诊断。

4. **特殊时期（临床缓解期，T1DM"蜜月期"）** 部分经典T1DM患者在发病早期接受胰岛素治疗后可出现胰岛功能部分或完全恢复，即使很小剂量的胰岛素治疗甚至完全停用胰岛素，尚能维持正常糖代谢，这一特殊时期称为"蜜月期"或临床缓解期。"蜜月期"长短因人而异，可稳定数周或数月甚至达数年之久。中国T1DM患者的"蜜月期"有特殊的特征，C肽变化呈三阶段模式，表现出先快后慢的上升趋势和下降趋势。

T1DM的临床分期有助于筛查T1DM高危人群，早期预测疾病发生，减少急性并发症发生率，降低HbA1c水平，延缓长期并发症的发生，降低治疗的费用。对遗传易感个体进行胰岛自身抗体的定期检测，能够在自身免疫启动之初发现疾病高危者；对存在胰岛自身免疫的个体进行血糖监测，能够及时发现血糖异常。

（四）1型糖尿病的诊断和分型

详见第2章第四节。

（五）血糖监测

血糖监测是T1DM管理的重要组成部分，其结果有助于评估患者的糖代谢紊乱程度，制订合理的降血糖方案，评价降血糖治疗的效果并指导治疗方案的调整。临床常用的血糖监测方法包括毛细血管血糖检测、HbA1c测定、糖化白蛋白（GA）检测和动态血糖监测（CGM）。T1DM患者胰岛功能差，血糖波动大，更可能从CGM中获益，推荐首选进行CGM。葡萄糖在目标范围内时间（TIR）应纳入血糖控制目标，同时关注低血糖时间和血糖波动。

下列情况应该监测酮体水平：①伴有发热和（或）呕吐的疾病期间；②持续血糖≥14mmol/L时；③持续多尿伴血糖升高，尤其是出现腹痛或呼吸加快时。当血酮＞3.0mmol/L时，高度提示存在酸中毒可能，必须密切监测生命体征、血糖，必要时监测血pH、电解质等。若血酮＞0.5mmol/L，建议持续监测血酮直至血酮降至正常（＜0.3mmol/L）。

应该注意的是，T1DM患者在空腹、低糖饮食、持续运动锻炼、酒精中毒及妊娠期间肠胃炎时，血、尿酮水平会升高，因此，发现尿酮阳性或血酮升高时，在给予或调整胰岛素治疗之前，必须先监测血糖，如血糖正常或偏低，不应增加胰岛素剂量。

（六）1型糖尿病的血糖控制目标

1.成人及有能力进行规律血糖监测的儿童或青少年T1DM患者，建议HbA1c＜7.0%；对于不能准确识别低血糖及低血糖发作较频繁，既往有严重低血糖或医疗资源落后地区的儿童或青少年T1DM患者，建议HbA1c＜7.5%；对于老年T1DM患者，建议HbA1c＜7.5%。

2.存在血糖波动大、反复低血糖、无症状性低血糖或无法解释的高血糖的T1DM患者，应进行CGM。

3.对于大多数T1DM患者，TIR应＞70%，葡萄糖低于目标范围时间（TBR）应＜4%；老年或高风险T1DM患者＜3.9mmol/L的TBR应＜1%。

总之，依据不同人群、不同疾病情况，T1DM患者的血糖控制目标见表4-1。

表4-1 T1DM患者的血糖控制目标

观察指标	控制目标
血糖	
空腹或餐前	4.0 ~ 7.0mmol/L
餐后2h	5.0 ~ 10.0mmol/L
睡前或凌晨	4.4 ~ 7.8mmol/L
HbA1c	< 7.0%[a]
TIR（3.9 ~ 10.0mmol/L）	> 70%[b]
TBR	
< 3.9mmol/L	< 4%[c]
< 3.0mmol/L	< 1%
TAR	
> 10.0mmol/L	< 25%
> 13.9mmol/L	< 5%[d]

注：T1DM. 1型糖尿病；HbA1c.糖化血红蛋白；TIR.葡萄糖在目标范围内时间；TBR.葡萄糖低于目标范围时间；TAR.葡萄糖高于目标范围时间。

a.以下情况建议HbA1c控制目标为 < 7.5%：不能准确识别低血糖、低血糖发作较频繁、既往有严重低血糖或医疗资源落后地区的T1DM儿童或青少年；老年人。

b.老年人、高风险者建议TIR > 50%。

c.老年人、高风险者建议 < 3.9mmol/L的TBR < 1%。

d.老年人、高风险者建议 > 13.9mmol/L的TAR < 10%。

（七）教育和管理

1.糖尿病自我管理教育和支持（DSMES）可以提高T1DM患者自我管理的能力，改善代谢控制，延缓并发症发生，提高生活质量。

2.一经诊断，所有T1DM患者及其家庭均应接受适应其文化背景的DSMES项目，不推荐没有经过系统DSMES的治疗方式。

3.T1DM自我管理教育和支持的实施需由多学科团队进行，团队成员需包括经过T1DM教育培训的医师、教育者和营养师等。

4.T1DM自我管理教育和支持的实施应以患者为中心，根据患者不同时期的生理及心理需求给予个体化的教育形式及内容。

5.结构化教育（SEP）被认为是迄今为止级别最高、最有效的

T1DM自我管理教育模式。

6.对T1DM患者应提供持续的糖尿病自我管理教育与支持，并注重跟踪随访。在T1DM新诊断、未达到控制目标、出现新的影响糖尿病自我管理教育与支持的因素或出现并发症等关键时间点时，应加强有针对性的教育。

（八）1型糖尿病的胰岛素治疗

具体见第3章第七节。

（九）胰腺及胰岛移植

胰腺（岛）移植是部分或完全恢复生理性胰岛素分泌的治疗方法。

胰腺（岛）移植适用于合并肾功能受损、即将接受或已经完成肾移植术的患者；也适用于经胰岛素强化治疗后仍然血糖控制不佳，反复出现酮症酸中毒或严重低血糖的T1DM患者。

胰腺（岛）移植可以改善T1DM患者的糖代谢，稳定或逆转糖尿病慢性并发症，提高患者的生活质量和长期生存率。

1.胰腺移植的分类和适应证　胰腺移植分为3种类型，包括胰肾联合移植、肾移植后胰腺移植和单纯胰腺移植。

（1）胰肾联合移植（SPK）：是最常见的移植方式，约占胰腺移植总数的80%，适用于合并尿毒症或即将进展为尿毒症且准备接受肾移植的T1DM患者。在所有胰腺移植方式中，SPK具有最高的1年存活率和移植物长期存活率。

（2）肾移植后胰腺移植（PAK）：适用于已经完成肾移植术的T1DM患者。与SPK相比较，PAK受者的移植物发挥功能时间较短，移植物存活率较低，原因可能与急、慢性排斥反应发生率比联合移植高有关。PAK的优势在于可减少移植等待时间，肾脏移植物存活率高，手术并发症发生率低，并且可从活体获得供肾，因而在胰腺移植术前肾功能已恢复正常。

（3）单纯胰腺移植（PTA）：仅适用于强化胰岛素治疗效果不佳，频繁出现严重急性并发症包括低血糖、严重高血糖、酮症酸中毒但肾功能正常的患者，以及由于临床或精神原因导致无法使用外源性胰岛素的患者。

外科血管并发症和急性排斥反应仍然是胰腺移植主要的挑战。胰腺血管结构和走行方向复杂，移植后很容易发生血管扭转而导致血栓形成，进而导致胰腺坏死而切除，这是胰腺移植失败的主要原因。另外，胰腺移植急性排斥反应早期症状不明显，不易被发现，血糖升高则显示移植物严重损伤，需及时鉴别急性排斥反应和胰腺缺血坏死。胰腺移植术后急性排斥反应分为T淋巴细胞介导排斥反应、抗体介导排斥反应和混合型排斥反应，如发生抗体介导排斥反应，则较难治疗，需早期密切关注免疫抑制药物应用和排斥反应的风险。临床上目前一般采用免疫抑制药物浓度检测、超声检测移植物血供、监测血糖和C肽水平、比较同期肾移植情况等措施来综合判断是否发生排斥反应。

2.胰岛移植的分类和适应证 胰岛移植具有创伤小、术后并发症发生风险较低的优点，较胰腺移植具有安全、简单、不良反应轻的特点，更适用于年龄较大或全身情况不能耐受胰腺移植手术的患者。

同胰腺移植类似，胰岛移植也分为3种类型，包括胰岛肾脏联合移植、肾移植后胰岛移植和单纯胰岛移植。

胰岛移植用于治疗T1DM的适应证：①年龄18～65岁，病程≥5年。②血清C肽＜0.3ng/ml或＜100pmol/L。③经胰岛素强化治疗后血糖控制仍不理想。④低血糖感知能力下降，移植前1年中发作≥1次严重低血糖。⑤糖尿病肾病肾移植时间≥3个月，目前采用免疫抑制治疗；肾功能稳定，在移植前3个月肌酐不超过正常值的1/3。

胰岛移植的获益和风险：成功的胰岛移植有助于稳定患者血糖水平并改善低血糖发生。有50%～70%的患者在单纯胰岛移植5年后仍然保持不依赖胰岛素治疗的状态。此外，胰岛移植还具有提高生活质量、减少或消除严重低血糖反应、降低微血管并发症风险等长期获益。

胰岛移植术需要进行免疫抑制诱导和维持治疗，免疫维持目前多采用他克莫司（或环孢素）联合吗替麦考酚酯（或西罗莫司），胰岛移植围手术期应尽量避免应用糖皮质激素。研究表明，长期使用免疫抑制治疗并不增加胰岛移植相关的死亡率。其他术后可能出现的并发症包括出血、血栓形成、疼痛、肝功能异常、感染等。移植后自身免疫糖尿病复发是人胰岛移植长期疗效尚不理想的原因之一。

（十）1型糖尿病的药物辅助治疗

1.二甲双胍 目前我国尚未批准二甲双胍用于T1DM治疗，建议可在知情同意并且BMI≥25kg/m^{2}的10岁以上T1DM患者中酌情使用。对于成人隐匿性自身免疫性糖尿病（LADA）患者，可在无双胍类用药禁忌证情况下，采用二甲双胍联合其他适宜药物。

2.普兰林肽　是一种胰淀素类似物，是除胰岛素之外唯一经美国FDA批准可用于T1DM辅助治疗的药物。餐前注射普兰林肽可抑制胰高血糖素分泌、延缓胃排空及增加饱腹感。普兰林肽目前在我国还未上市。

3.胰高血糖素样肽-1受体激动剂（GLP-1RA）　建议可在知情同意且肥胖的T1DM患者中酌情考虑加用GLP-1RA。对于LADA，建议可在尚有一定胰岛功能的患者中应用。

4.二肽基肽酶Ⅳ抑制剂（DPP-4i）　在T1DM中联合使用DPP-4i可降低血糖，但对胰岛B细胞无明显保护作用。建议在知情同意的前提下可对血糖控制不佳的T1DM酌情考虑联合使用DPP-4i。对LADA患者，则建议可在无禁忌证情况下选择使用DPP-4i。

5.钠-葡萄糖协同转运蛋白2抑制剂（SGLT2i）　目前达格列净和索格列净已在欧盟获批治疗BMI≥27kg/m^{2}且胰岛素控制不佳的T1DM，但目前我国尚未批准SGLT2i药物用于T1DM。建议在知情同意并且BMI≥25kg/m^{2}且胰岛素控制不佳的T1DM患者中酌情使用达格列净和索格列净，且不推荐用于儿童。对于LADA，则建议可在C肽水平较高且合并心肾并发症或超重的患者中考虑使用。

6.阿卡波糖　应用于T1DM辅助治疗的RCT研究较为有限，不同的研究对于阿卡波糖是否能降低HbA1c及减少每日胰岛素剂量并无一致结论，部分研究显示阿卡波糖可减少血糖波动。

（十一）1型糖尿病伴发疾病的治疗

1型糖尿病（T1DM）易与其他自身免疫性疾病合并存在，如桥本甲状腺炎、Graves病、乳糜泻、Addison病、自身免疫性胃炎（AIG）、白癜风等，其中常见的是自身免疫性甲状腺疾病（AITD）和乳糜泻。

1.自身免疫性甲状腺疾病（AITD）　AITD是T1DM最常合并的自身免疫性疾病。T1DM确诊后，推荐进行TPO-Ab（甲状腺过氧化物酶抗体）和甲状腺功能检测，以筛查AITD。如检测正常，可每隔1～2年重复检测上述指标。如TPO-Ab阳性、甲状腺肿大或存在甲状腺功能异常症状，则应进行更频繁检测甚至干预治疗。

T1DM合并甲状腺功能减退可口服左甲状腺素替代治疗，治疗过程中应常规监测促甲状腺激素（TSH）水平，直至TSH恢复正常。T1DM合并甲状腺功能亢进时可采用甲巯咪唑、丙硫氧嘧啶治疗，β受体阻滞剂有助于减慢心率及控制症状，对于合并难治性和复发性甲状腺功能亢进者可采用甲状腺切除手术或放射性^{131}I治疗。

2. 乳糜泻 T1DM患者发生乳糜泻的风险为普通人群的4.5～9倍，其发病风险与T1DM诊断年龄呈负相关且随糖尿病病程延长而降低。大部分乳糜泻在T1DM诊断1年内确诊，其次是T1DM诊断后2～5年；发病年龄＜5岁的T1DM患儿乳糜泻发生风险最高，T1DM诊断10年后乳糜泻发生率与普通人群相似。

合并乳糜泻的T1DM多无典型临床症状，部分可出现腹痛、腹泻、腹胀、消化不良等胃肠道症状，由于继发营养吸收不良，患者还可出现低体重、贫血、青春期延迟及低血糖发生风险增加。

T1DM确诊后推荐进行乳糜泻血清特异性抗体tTGA或抗肌内膜抗体筛查，乳糜泻抗体阴性的T1DM在诊断2年及5年内还需再次进行筛查。T1DM患者如有乳糜泻相关症状或为乳糜泻一级亲属，应进行更频繁的检测。

乳糜泻血清特异性抗体阳性的T1DM患者建议在内镜下行小肠活组织病检。儿童青少年T1DM患者如有乳糜泻典型临床症状及高血清抗体水平（tTGA滴度水平高于正常值上限10倍以上），可暂不行肠道黏膜病理活检。确诊乳糜泻的患者需接受严格的无麸质饮食，无麸质饮食可降低将来发生胃肠道肿瘤的风险，并改善由胃肠道吸收不良引起的一系列并发症。

3. Addison病 目前不推荐对T1DM进行21-羟化酶抗体（21-OHA）常规筛查，但T1DM患者如频繁出现低血糖、低血糖难以纠正、无法解释的胰岛素剂量减少、皮肤色素沉着、疲乏、体重下降、低钠血症及高钾血症，均应进行Addison病筛查。

4. 自身免疫性胃炎（AIG） T1DM壁细胞抗体的阳性率为5.4%～14.1%，其AIG患病率为普通人群的3～5倍。缺铁性贫血是AIG最常见的临床表现，可早于恶性贫血数年出现。目前不推荐对T1DM常规进行抗内因子抗体和抗胃壁细胞抗体筛查，但鉴于恶性贫血患者胃肠肿瘤发生率高，建议T1DM患者每年检测血常规，如有贫血等临床症状，应进行AIG筛查。

5. 自身免疫性多内分泌腺病综合征 T1DM为自身免疫性多内分泌腺病综合征（APS）的重要组成部分。APS常分为APS-Ⅰ、APS-Ⅱ和APS-Ⅲ共3型。APS-Ⅰ又名自身免疫性多内分泌病-念珠菌病-外胚层发育不良综合征，常表现为慢性皮肤黏膜念珠菌病、原发性甲状旁腺功能减退症和Addison病，在APS-Ⅰ患者中，T1DM发病率为1%～18%。APS-Ⅱ又名Schmidt综合征，常表现为Addison病、AITD和（或）T1DM。APS-Ⅲ型为最常见的类型，是由AITD合并除Addison病以外的一种或多种自身免疫性疾病组成，其中最常见的为AITD合并T1DM。

二、妊娠期高血糖

随着我国糖尿病患病人数的快速增长及生育政策的调整，妊娠期高血糖的发生率不断攀升，已成为妊娠期最常见的妊娠并发症。妊娠前及妊娠期的规范化血糖管理能明确降低不良妊娠结局的发生，本部分将依据《妊娠期高血糖诊治指南（2022）》（以下简称"指南"）综合阐述妊娠期高血糖的诊断、控制目标和治疗方法等。

（一）妊娠期高血糖的定义

"指南"将2014版《妊娠合并糖尿病诊治指南》中"妊娠合并糖尿病"的概念更新为"妊娠期高血糖"，包括妊娠前糖尿病合并妊娠（PGDM）、糖尿病前期和妊娠期糖尿病（GDM）。不同类型的妊娠期高血糖分类如下。

1. PGDM　在妊娠前已确诊或妊娠前未确诊、妊娠期发现血糖升高达到以下任何一项标准应诊断为PGDM（表4-2）；根据其糖尿病类型分别诊断为1型糖尿病（T1DM）合并妊娠或2型糖尿病（T2DM）合并妊娠。

表4-2　妊娠前糖尿病合并妊娠（PGDM）诊断标准

诊断标准	静脉血浆葡萄糖水平（mmol/L）
妊娠前已确诊为糖尿病的患者或	
空腹血糖（FPG）或	≥7.0
75g OGTT 2h血糖或	≥11.1
伴有典型的高血糖症状或高血糖危象，同时随机血糖	≥11.1
HbA1c	≥6.5%

注：OGTT. 口服葡萄糖耐量试验。

OGTT方法：空腹口服含75g葡萄糖的液体300ml，分别抽取服葡萄糖前及服葡萄糖后1h、2h的静脉血糖。试验前连续3天每日进食碳水化合物≥150g。

2.糖尿病前期 包括空腹血糖受损（IFG）和糖耐量减低（IGT）。妊娠前和产后符合以下任何一项标准可诊断。①IFG：FPG为5.6～6.9 mmol/L（100～125mg/dl）；②IGT：妊娠前75g OGTT，FPG＜5.6mmol/L，服糖后2h血糖7.8～11.0mmol/L（140～199mg/dl）；③HbA1c为5.7%～6.4%。

3. GDM 指妊娠期发生的糖代谢异常，包括A1型和A2型，其中经过营养管理和运动指导可将血糖控制理想者定义为A1型GDM；需要加用降血糖药物才能将血糖控制理想者定义为A2型GDM。

（1）GDM的诊断标准

1）"一步法"——75g OGTT：妊娠前及首次产检筛查未诊断糖尿病的妇女在妊娠24～28周进行75g OGTT，达到或超过以下任何一项标准可诊断为GDM（表4-3）。

表4-3 75g OGTT诊断标准（妊娠24～28周）

诊断标准	静脉血浆葡萄糖水平（mmol/L）
空腹葡萄糖 或	≥5.1且＜7.0
OGTT 1h血糖 或	≥10.0
OGTT 2h血糖	≥8.5且≤11.1

2）"两步法"——50g葡萄糖负荷试验（GLT，非禁食）：阳性时行100g OGTT。步骤：①对既往未诊断为糖尿病的妇女在妊娠24～28周时进行50g GLT，检测1h血糖，如果负荷后1h血糖≥7.2mmol/L（130 mg/dl）或7.5mmol/L（135mg/dl）或7.8mmol/L（140mg/dl）（美国不同州采用的标准不同，这3个标准"指南"均认可），则进行100g OGTT。②100g OGTT应在患者禁食时进行。当FPG和服糖后1h、2h、3h血糖中至少有两项达到或超过Carpenter-Coustan标准时，才可诊断为GDM，即FPG≥5.3mmol/L（95mg/dl），1h血糖≥10.0mmol/L（180mg/dl），2h血糖≥8.6mmol/L（155mg/dl），3h血糖≥7.8mmol/L（140mg/dl）。

（2）高危人群或缺乏医疗资源时，建议妊娠24～28周首先检查FPG：①FPG≥5.1mmol/L，可直接诊断GDM；②FPG＜4.4mmol/L，可暂不行OGTT；③FPG≥4.4mmol/L且＜5.1mmol/L时，应尽早行OGTT。

（3）具有GDM高危因素，包括肥胖（尤其是重度肥胖）、一级亲属患有T2DM、冠心病史、慢性高血压、高密度脂蛋白＜1mmol/L和（或）甘油三酯＞2.8mmol/L、GDM史或巨大儿分娩史、多囊卵巢综合征史、妊娠早期空腹尿糖反复阳性、年龄＞45岁，首次OGTT结果正常，必要时可在妊娠晚期重复OGTT检查。

（4）妊娠早期5.1mmol/L≤FPG＜5.6mmol/L不能作为GDM的诊断依据，但这些孕妇为GDM发生的高危人群，应予以关注，强化健康生活方式宣教。

（5）首次就诊时间在妊娠28周者，应尽早行OGTT或FPG检查。

（二）妊娠期高血糖的监测

1.妊娠期血糖管理的监测

（1）自我血糖监测（SMBG）：采用微量血糖仪自行测定毛细血管全血血糖水平，记录空腹血糖及餐后血糖。新诊断的高血糖孕妇、PGDM血糖控制不良，应每日监测血糖7次，包括空腹、餐前及餐后2h和夜间血糖；血糖控制稳定者，每周应至少行血糖轮廓试验1次，根据血糖监测结果及时调整胰岛素用量；不需要胰岛素治疗的GDM孕妇，建议每周至少监测1次全天血糖，包括末梢空腹血糖（FPG）及三餐后2h末梢血糖共4次；血糖控制良好，可以适当调整监测频率；A1型GDM至少每周监测1天空腹血糖和三餐后血糖，A2型GDM至少每2～3天监测三餐前后血糖。

（2）持续动态血糖监测（CGM）：可用于血糖控制不理想的PGDM或血糖明显异常而需要加用胰岛素的GDM孕妇。大多数GDM孕妇并不需要CGM，不主张将CGM作为临床常规监测糖尿病孕妇血糖的手段。但有研究证实持续动态血糖监测在T1DM孕妇中的应用价值，应用持续动态血糖监测的T1DM孕妇在血糖改善的同时未增加低血糖的发生，并且新生儿结局得到明显改善。

（3）HbA1c检测：HbA1c反映取血前2～3个月的平均血糖水平，可作为评估糖尿病长期控制情况的良好指标。多用于GDM初次评估，A2型GDM孕妇每2～3个月监测1次。同时"指南"推荐PGDM孕妇在妊娠早、中、晚期至少监测1次HbA1c水平。不建议妊娠≥15周后应用HbA1c诊断GDM。

（4）尿糖检测：由于妊娠期间尿糖阳性并不能真正反映孕妇的血糖

水平，不建议将尿糖作为妊娠期常规监测手段。

（5）尿酮检测：尿酮体有助于及时发现孕妇碳水化合物或热量摄取的不足，也是早期糖尿病酮症酸中毒的一项敏感指标，孕妇出现不明原因恶心、呕吐、乏力等不适或者血糖控制不理想时，应及时监测尿酮体。

2.妊娠期并发症的监测

（1）妊娠期高血压疾病的监测：每次妊娠期检查时应监测孕妇的血压及尿蛋白，一旦发现并发子痫前期，按子痫前期原则处理。

（2）低血糖的监测：妊娠期要警惕低血糖的发生，常见于T1DM合并妊娠和T2DM合并妊娠妇女；妊娠期高血糖孕妇监控随机血糖不得低于3.3mmol/L，低血糖症状包括头晕、心悸、冷汗等。由于妊娠期血糖波动范围大，可能因为膳食、药物或者应激状态等因素出现低血糖，PGDM妇女在妊娠早期和夜间出现低血糖的风险明显增加，同时妊娠导致的反调节机制的改变可能会降低低血糖的感知能力。必须告知妊娠期高血糖孕妇如何识别低血糖症状，并学会紧急缓解低血糖的有效措施，并在妊娠前、妊娠期和产后为患者及其家庭成员提供关于预防、识别和治疗低血糖的教育。

（3）羊水过多及其并发症的监测：注意孕妇的宫高曲线及子宫张力，如宫高增长过快，或子宫张力增大，及时行B超检查，了解羊水量。

（4）DKA症状的监测：妊娠期出现不明原因恶心、呕吐、乏力、头痛甚至昏迷者，需高度警惕DKA，随机血糖≥11.1mmol/L时及时查血、尿酮体，必要时行血气分析明确诊断。

（5）感染的监测：PGDM和GDM孕妇都可能存在胰岛素抵抗，胰岛素抵抗与机体的炎症反应有一定的相关性；PGDM、肥胖或血糖控制不理想的妊娠期高血糖孕妇产前检查过程中应加强感染监测，妊娠期定期检查尿常规，必要时进行尿培养，常规筛查阴道分泌物，注意询问孕妇有无白带增多、外阴瘙痒、尿频、尿急、尿痛等表现。

（6）甲状腺功能的监测：甲状腺功能的改变可能影响妊娠期高血糖孕妇的糖耐量，从而出现糖代谢紊乱。有研究发现，糖尿病孕妇妊娠期甲状腺功能障碍的发生率是非糖尿病孕妇的3倍，尤其是妊娠前3个月和产后1年内。

（7）其他并发症的监测：糖尿病伴有微血管病变合并妊娠者应在妊娠早、中、晚期3个阶段分别进行肾功能、眼底检查和血脂的检测。

（三）妊娠期高血糖的控制目标

妊娠期GDM和PGDM血糖控制目标见表4-4。

表4-4　妊娠期血糖控制目标

	空腹血糖 （mmol/L）	餐后1h血糖 （mmol/L）	餐后2h血糖 （mmol/L）	HbA1c （%）
GDM	3.3～5.3	≤7.8	≤6.7	＜5.5
PGDM	3.3～5.3	≤7.8	≤6.7	＜6.0～6.5[a] ＜6.0[b]

注：a.妊娠早期。b.妊娠中晚期。

（四）妊娠期高血糖的个体化治疗

治疗策略：妊娠期高血糖的治疗目标是使血糖控制在满意范围、防止代谢并发症及产科并发症、稳定已发生的并发症并尽量保证足月妊娠。约80%的GDM孕妇都可单纯采用饮食指导的方法把血糖控制在满意范围，只有不到20%的GDM孕妇需进一步加用运动治疗或胰岛素治疗。GDM的非药物治疗包括血糖监测、饮食控制和运动等。

1.饮食治疗

（1）热量摄入：妊娠期高血糖孕妇应控制每日总热量摄入，妊娠早期不低于1600kcal/d；中晚期以1800～2200kcal/d为宜。

（2）营养素摄入：每日摄入碳水化合物占总热量的50%～60%；蛋白质不低于70g；饱和脂肪酸不超过总热量摄入的7%，限制反式脂肪酸摄入；膳食纤维摄入25～30g为宜；同时需保证维生素及矿物质摄入。

（3）餐次分配：应实行少食多餐制，建议每日分5～6餐，3次正餐及2～3次加餐，早、中、晚三餐分别摄入总能量的10%～15%、30%、30%。

2.运动治疗

（1）妊娠前和妊娠期的规律运动可明显降低正常体重孕妇、超重和肥胖孕妇的GDM发生风险；规律运动可提高妊娠期高血糖孕妇的血糖达标率，减少母儿不良结局。

（2）无运动禁忌证的孕妇，推荐每周至少运动5天，每天进行30min、心率达到40%～59%心率范围（220-年龄）的中等强度的运动。

（3）妊娠期使用胰岛素治疗者，运动时做好低血糖的防范。当不能进行中等强度的运动时，可考虑轻度的运动如每餐后10～15min步行，也可改善血糖。

3.药物治疗

（1）胰岛素治疗：建议PGDM孕妇妊娠前或妊娠早期改用胰岛素控制血糖，推荐采用基础胰岛素联合餐前超短效的强化胰岛素治疗方案。若GDM孕妇饮食加运动管理血糖不达标，或调整饮食后出现饥饿性酮症、增加热量摄入后血糖又超过血糖控制标准，应及时加用胰岛素治疗。可应用于妊娠期的胰岛素类型包括所有的人胰岛素及胰岛素类似物。常用的制剂包括超短效胰岛素、短效胰岛素、中效胰岛素和长效胰岛素。胰岛素调整原则：根据血糖控制的靶目标，结合孕妇体重，按照每2～4U胰岛素降低1mmol/L血糖进行调整。空腹或餐前血糖升高，建议添加长效或中效胰岛素，但需提前排除Somogyi现象导致的空腹血糖升高；若餐后血糖升高，建议添加超短效或短效胰岛素。妊娠期胰岛素应用方案：根据血糖监测结果，提供个体化的胰岛素治疗方案（表4-5）。

表4-5 妊娠期胰岛素治疗方案

血糖升高类型	治疗方案选择	注射方式
仅空腹或餐前血糖升高	睡前长效胰岛素或早餐前、睡前2次注射中效胰岛素	皮下注射
仅餐后血糖升高	即餐时或三餐前超短效或短效胰岛素	皮下注射
空腹及餐后血糖均高	长效/中效胰岛素与超短效/短效胰岛素	皮下注射
妊娠合并T1DM或T2DM血糖控制不佳	可选择胰岛素泵	皮下注射
合并糖尿病酮症酸中毒	短效胰岛素	静脉注射

（2）二甲双胍：近年来，越来越多的研究表明妊娠期应用二甲双胍的有效性和对母儿的近期安全性与胰岛素相似。"指南"推荐若孕妇无法使用胰岛素，可用二甲双胍控制血糖，妊娠合并T2DM和A2型GDM

孕妇出现胰岛素抵抗时，也可加用二甲双胍联合治疗。

（五）妊娠期高血糖的分娩时机及方式

1.分娩时机 A1型GDM孕妇经过饮食、运动管理后，血糖控制良好者，如无母儿并发症，推荐在40～41周终止妊娠。PGDM及A2型GDM需要胰岛素治疗且血糖控制良好者，如无母儿并发症，推荐在妊娠39～39^{+6}周终止妊娠。血糖控制不满意或出现母儿并发症时，应及时收入院观察，根据病情决定终止妊娠时机。

2.分娩方式 糖尿病本身不是剖宫产术分娩指征。决定阴道分娩者，应制订分娩计划，产程中密切监测孕妇的血糖、宫缩、胎心率变化，避免产程过长。择期剖宫产的手术指征为糖尿病伴严重微血管病变，或其他产科指征。妊娠期血糖控制不好、胎儿偏大（估计胎儿体质量≥4000g者）或既往有死胎、死产史者，可适当放宽剖宫产指征。

（六）妊娠期高血糖的产后管理

1.妊娠期高血糖对母儿两代人的影响不因妊娠终止而结束。

2.产后GDM停用胰岛素，PGDM胰岛素剂量至少减少1/3。

3.鼓励母乳喂养。

4.PGDM产后管理同普通人群，GDM需进行短期及长期随访，母儿两代人代谢相关疾病风险均明显增加。

5.GDM随访：产后4～12周行75g OGTT评估糖代谢状态。长期随访，GDM产后1年再行75g OGTT评价糖代谢状态。之后的随访间期为无高危因素者1～3年OGTT筛查1次。

三、移植术后糖尿病

移植术后糖尿病（PTDM）指实体器官移植（SOT）后稳定状态下，血糖升高达到糖尿病诊断标准，是器官移植后常见并发症之一。移植术后第1年PTDM发病率为10%～40%。PTDM导致移植物相关并发症（如排斥反应、移植物失功等）的风险增加，增加心血管疾病、感染、败血症及相关死亡的发生风险，严重影响受者生活质量和长期存活率。

（一）移植术后糖尿病的发病机制

PTDM的发生与受者移植前基础疾病、移植供体状态及移植后免疫抑制剂的使用、感染、应激等有关。

1. PTDM 的危险因素　T2DM 的危险因素（糖尿病前期病史、年龄≥40 岁、超重或肥胖、T2DM 家族史、巨大儿分娩史或妊娠期糖尿病史、多囊卵巢综合征病史等）、丙型肝炎病毒感染、巨细胞病毒感染及免疫抑制剂的应用。此外，手术应激、急性排斥反应、感染、维生素 D 缺乏、低镁血症等都是移植术后糖尿病发生的危险因素。

2. 免疫抑制剂诱发高血糖的机制

（1）糖皮质激素类药物可加重胰岛素的抵抗，增强肝脏糖异生作用，抑制外周组织对葡萄糖的摄取和利用，对生长激素、肾上腺素、胰高血糖素的升血糖效应具有"允许"和"协同"作用。糖皮质激素导致胰岛素抵抗呈剂量依赖性，激素剂量减少时，胰岛素抵抗会随之改善。

（2）钙调磷酸酶抑制剂（CNI）导致血糖升高的机制：损伤胰岛 B 细胞、抑制胰岛素的分泌及增加胰岛素抵抗。动物实验发现他克莫司会造成胰腺导管退化，胰岛 B 细胞数量减少，胞质肿胀、空泡形成及细胞凋亡，电镜下看到胰岛 B 细胞的内分泌颗粒减少或完全消失，凋亡小体增加。

（3）雷帕霉素靶蛋白（mTOR）抑制剂（西罗莫司和依维莫司）通过抑制胰岛 B 细胞增殖和增加胰岛 B 细胞凋亡引起糖尿病。西罗莫司影响胰岛素信号转导途径，抑制肝脏、脂肪和肌肉中胰岛素刺激的 Akt 磷酸化，阻断 mTORC2 的磷酸化，导致肝糖输出增加。

（4）吗替麦考酚酯和硫唑嘌呤对胰岛素作用及糖代谢无明显影响。

3. 免疫抑制剂对糖代谢的作用风险　见表 4-6。

表 4-6　免疫抑制剂对糖代谢的作用风险

免疫抑制剂	PTDM 的风险
类固醇	＋＋＋
环孢素	＋＋
他克莫司	＋＋＋
mTOR 抑制剂	＋＋
吗替麦考酚酯	0
贝拉西普	0
硫唑嘌呤	0

（二）移植术后糖尿病的管理

1. PTDM的诊断　　PTDM的评估需要在移植受者出院后、病情稳定、免疫抑制剂用量减到维持剂量的状态下进行。PTDM的诊断标准与WHO 1999年发布的糖尿病诊断标准一致，即有糖尿病症状且空腹血糖≥7.0mmol/L，或随机血糖≥11.1mmol/L，或OGTT 2h血糖≥11.1mmol/L，或HbA1c≥6.5%；无糖尿病典型症状者需改日复查上述指标以确认（注意：移植术后早期存在红细胞代谢加快、免疫抑制剂抑制骨髓红细胞增殖等因素，HbA1c水平不能反映血糖情况。因此不建议单独使用HbA1c来诊断PTDM，特别是移植术后1年内）。

2. PTDM的筛查

（1）筛查频率：术后4周内，每周1次；术后1年，每3个月1次；此后每年筛查1次。在CNI、mTOR抑制剂或糖皮质激素（GC）治疗启动或剂量增加时，开展高血糖筛查。

（2）筛查方式：在移植后稳定期筛查，首选空腹血糖（FPG）联合HbA1c，若诊断仍存疑，可以行OGTT。使用糖皮质激素的移植受者，监测午后毛细血管血糖有助于早期发现PTDM，如多次≥11.1mmol/L，可进一步行OGTT检查。

3. PTDM的预防　　对于糖尿病高风险的移植受者，采取以下措施预防糖尿病。

（1）调整免疫抑制方案：低免疫原性风险者，糖皮质激素撤退，将他克莫司转换为环孢素或贝拉西普。

（2）生活方式的干预：减少热量摄入、体育锻炼、减轻体重。

（3）降血糖药物：有临床研究显示，在术后早期高血糖状态（术后3周以内）给予基础胰岛素治疗，可减少肾移植后1年永久性糖尿病的发生率。

4. PTDM的管理

（1）制订个体化血糖控制目标：根据病程、合并症、预期寿命、低血糖风险等进行个体化治疗，血糖控制目标可参照非移植糖尿病患者。改善全球肾脏预后组织（KDIGO）指南推荐肾移植受者HbA1c目标为7%～7.5%，术后1年内HbA1c不稳定，密切监测血糖更适合。参照ADA指南，建议餐前血糖4.4～7.2mmol/L，餐后高峰血糖＜10.0mmol/L。

（2）修改免疫抑制方案：需要强调的是免疫抑制治疗的目的是最大限度地提高患者和移植物的生存率，而不考虑它对糖代谢的影响，所有免疫抑制方案的调整要在保证有效的免疫抑制的前提下进行。

・他克莫司转换为环孢素。

・CNI转换为贝拉西普。

・mTOR抑制剂转换为吗替麦考酚酯。

・类固醇激素撤退。

（3）高血糖的管理措施见表4-7。

表4-7　高血糖管理措施

防止原则	具体措施
医学营养与运动	膳食：减少碳水化合物及饱和脂肪的摄入；运动：有氧运动、减肥；保持理想体重
修改免疫抑制方案	平衡排斥反应和血糖升高二者的风险，个体化、精准化选择免疫抑制方案。在不增加移植物排斥风险的前提下，适当减少他克莫司剂量或使用对血糖影响较小的免疫抑制剂、早期糖皮质激素减量或撤除以降低PTDM发生风险
非胰岛素降血糖药物治疗	二甲双胍，噻唑烷二酮类，阿卡波糖，磺酰脲类，格列奈类，GLP-1R激动剂，SGLT2抑制剂
胰岛素降血糖治疗	基础胰岛素：低精蛋白胰岛素，甘精胰岛素，地特胰岛素；速效胰岛素类似物：赖脯胰岛素，门冬胰岛素，谷赖胰岛素；预混胰岛素
心血管危险因素的管理	降压、降脂、降尿酸、抗凝、戒烟
PTDM并发症的筛查	视网膜病变、肾脏病变、大血管病变、神经病变及糖尿病足等筛查

1）医学营养与运动：建议采取以下措施。①给予低盐、低脂、优质蛋白糖尿病膳食，需要补充足够钙及维生素D以减缓骨质丢失，钙摄入每日800～1200mg，注意适量补充微量元素。②每周至少150min（如每周运动5天、每次30min）中等强度（最大心率的50%～70%）的有氧运动。中等强度的运动包括健步走、太极拳、骑车、乒乓球、羽毛球和高尔夫球等。如无禁忌证，每周可进行适当的抗阻运动。

2）非胰岛素降血糖药物治疗：医学营养与运动治疗是控制PTDM

高血糖的基本措施，当生活方式干预不能使血糖控制达标时，应及时采用药物治疗，包括传统降血糖药物和新型降血糖药物。降血糖药物的安全性及耐受性是移植患者选择降血糖药物的重要因素，大部分药物在SOT受者中使用的安全性与有效性研究尚不足，且证据主要来源于肾移植人群，缺乏大样本、长随访时间的随机对照试验数据，移植受者应用降血糖药物的注意事项见表4-8。

表4-8　移植受者应用降血糖药物的注意事项

降血糖药种类	DILI	与免疫抑制剂的相互作用	不良反应
二甲双胍	B	与CNI、mTOR抑制剂无相互反应	胃肠道反应，头痛，维生素B_{12}缺乏
磺酰脲类（格列吡嗪、格列美脲、格列本脲）	B～D	格列本脲增加环孢素浓度	体重增加，低血糖
钠-葡萄糖协同转运体抑制剂（卡格列净、达格列净、恩格列净）	D～E	环孢素增加卡格列净浓度	脱水，泌尿生殖器感染，血糖正常的DKA
GLP-1受体激动剂（埃塞那肽、利拉鲁肽、度拉糖肽、司美格鲁肽、利司那肽）	E	可能延缓他克莫司和MMF的吸收	胃肠道反应，头痛，胃排空延缓
DPP-4i（西格列汀、沙格列汀、利格列汀）	D～E	环孢素可能增加沙格列汀的浓度，维格列汀可能降低他克莫司的浓度	头痛，上呼吸道感染
噻唑烷二酮类（吡格列酮、罗格列酮）	C	罗格列酮可能增加MMF的毒性风险	体重增加，水潴留，骨量丢失，贫血
格列奈类（瑞格列奈、那格列奈）	D～E	环孢素可能增加瑞格列奈浓度	头痛，头晕，低血糖
α-糖苷酶抑制剂（阿卡波糖、米格列醇）	B，E	与CNI、mTOR抑制剂无相互反应	胃肠道反应

注：DILI.药物诱导肝损伤；A.临床上公认的明显肝损伤的原因；B～D.可能的罕见原因；E.未经证实的原因；DKA.糖尿病酮症酸中毒；MMF.吗替麦考酚酯。

A.传统降血糖药物

a.二甲双胍：其在移植后糖尿病的有限临床研究显示：安全性良

好，不增加乳酸酸中毒的风险；降低肝脏、肾脏、心脏移植患者的全因死亡率、心血管事件发生风险；在心脏移植受者中可降低心脏移植物血管病变（CAV）及恶性肿瘤的发生风险。《实体器官移植后糖尿病患者降糖药物应用专家共识（2024年）》（简称"共识"）推荐二甲双胍作为移植后糖尿病的治疗方案，需要密切监测肾功能，eGFR＜45ml/（min·1.73m^2）者禁用。

b.噻唑烷二酮类药物（TZD）：PTDM应用罗格列酮或吡格列酮的临床研究集中在肾移植后糖尿病，TZD单药或联合其他降血糖药物均能明显降低血糖，安全性良好，对钙调磷酸酶抑制剂浓度无明显影响。肾脏/肝移植后糖尿病患者可以服用罗格列酮（或吡格列酮）单药或联合治疗。

c.α-糖苷酶抑制剂：目前仅有少数国内临床研究观察阿卡波糖治疗肝、肾移植后糖尿病的有效性和安全性，显示α-糖苷酶抑制剂治疗PTDM患者安全、有效。

d.胰岛素促泌剂：有磺酰脲类（SU）及格列奈类。SU与CNI联合使用会加重肾损害，磺酰脲类药物经过CYP3A4代谢，与CNI存在药物相互作用，基于以上种种原因，磺酰脲类药物在移植后糖尿病的临床研究很少，仅有个别研究观察格列喹酮在肾移植后糖尿病中的应用。

格列奈类药物包括那格列奈和瑞格列奈。该类药物不经过肾脏代谢，在肾功能不全患者中可安全使用，有个别研究显示SOT受者使用瑞格列奈安全、有效。

B.新型降血糖药

a.DPP-4i：在肾移植人群中证据较多，小样本RCT研究证实了DPP-4i在肾移植受者中使用的安全性和有效性。小样本、回顾性研究发现，心脏移植后使用维格列汀降血糖安全、有效。DPP-4i对CYP3A4的抑制作用轻微，未见临床意义的药物相互作用，临床数据显示DPP-4i对CNI或mTOR抑制剂没有显著影响，DPP-4i被认为是PTDM新的治疗选择。"共识"推荐对肾移植后糖尿病患者给予西格列汀/维格列汀/利格列汀单药或联合治疗。

b.GLP-1受体激动剂："共识"推荐在生活方式干预的基础上，对HbA1c不达标（≥7%），eGFR≥30ml/（min·1.73m^2）的PTDM患者给予利拉鲁肽或度拉糖肽治疗。GLP1-RA（胰高血糖素样肽-1受体激动剂）

与CNI、mTOR抑制剂没有药物相互作用，GLP1-RA可延缓胃排空，会影响免疫抑制剂的吸收，需要检测药物浓度。

c. SGLT2i："共识"推荐肾移植后糖尿病患者在生活方式干预的基础上，若HbA1c不达标（≥7%），在eGFR≥45ml/（min·1.73m^2）、移植物功能稳定、抗排斥反应方案稳定、无反复泌尿生殖系统感染的前提下，可以选择SGLT2i（恩格列净、卡格列净、达格列净），需告知服药注意事项，监测血肌酐、尿常规、血压等。SGLT2i与他克莫司、mTOR抑制剂相互作用极少。

3）胰岛素降血糖治疗：胰岛素是移植后糖尿病的常规治疗，胰岛素治疗的优点包括降血糖效果优异、强化胰岛素治疗可以降低移植排斥反应、胰岛素不与免疫抑制剂相互作用等。需要关注长期应用胰岛素的负面作用，如体重增加、可能的肿瘤风险等。因此，要严格掌握胰岛素使用适应证。

胰岛素治疗启动的时机：①在生活方式和非胰岛素降血糖药治疗的基础上，血糖仍未达标；②合并应激状态，如重症感染、手术等；③诊断时HbA1c≥9.0%或空腹血糖≥11.1mmol/L，同时伴明显高血糖症状；④合并消瘦或营养不良。

起始胰岛素降血糖的方案。①基础胰岛素：适用于空腹血糖不达标者，可在原有药物基础上直接加用；起始剂量为每日0.1～0.2U/kg，根据空腹血糖调整剂量。②预混胰岛素/预混胰岛素类似物：适用于整体血糖较高者，可每日1次，起始剂量一般为每日0.2U/kg；或每日2次，起始剂量一般为每日0.2～0.4U/kg，1:1分配至早晚餐前；少数情况下可三餐前使用。③双胰岛素类似物：目前仅有德谷门冬双胰岛素，起始剂量为每日0.1～0.2U/kg，餐前注射，每日1～2次。④强化治疗：基础胰岛素（长效）联合餐时胰岛素（超短效或短效）或胰岛素泵持续皮下胰岛素输注方案，起始剂量一般为每日0.2～0.4U/kg，肥胖或血糖较高者可适当增加起始剂量；基础与餐时剂量分配比例约为1:1，根据血糖与恢复情况逐步调整剂量。

（4）PTDM心血管疾病危险因素的管理：心血管疾病是PTDM患者死亡的主要原因，防治心血管疾病危险因素尤为重要。

1）戒烟：移植前即开始戒烟，且必须强调移植后不能重新再次吸烟。

2）血脂异常的管理：他汀类药物是移植受者血脂紊乱的一线治疗药物，应从小剂量起始，注意药物相互作用，逐渐增加剂量。环孢素增加他汀类药物横纹肌溶解等严重不良反应的风险，为避免严重的药物相互作用，建议低剂量他汀类药物与药物相互作用较小的免疫抑制剂（如他克莫司、西罗莫司或依维莫司）联合使用。他汀类药物的其他副作用有血糖升高、肝毒性和肾毒性。当他汀类药物联合他克莫司、类固醇激素时，糖尿病风险增加。他汀类药物导致肝损伤的发生率为1.9%～5.5%，高剂量的他汀类药物可能会引起肾小管毒性和急性肾损伤。移植后重度高胆固醇血症患者考虑用依折麦布联合低剂量他汀方案。

严重的高甘油三酯血症常见于服用大剂量糖皮质激素（GC）和mTOR抑制剂的患者，推荐在低热量低脂饮食的基础上选用鱼油或ω-3替代物。贝特类药物（如吉非罗齐和非诺贝特）可有效降低实体器官移植受者甘油三酯和极低密度脂蛋白（VLDL）水平，增加高密度脂蛋白（HDL）水平。贝特类药物可引起肌酐可逆性升高。贝特类药物是CYP3A4诱导剂，可导致环孢素A和他克莫司血浆浓度降低，增加移植物排斥风险。贝特类药物、他汀类药物、环孢素A同时服用具有极高的肌毒性风险，基于此，移植受者应谨慎选择贝特类药物。

3）高血压的管理：移植患者中高血压常见，免疫抑制剂的应用可使其进一步加重。国际KDIGO指南推荐肾移植患者血压目标＜130/80mmHg，这个目标同样适用于其他实体器官移植患者。

钙通道阻滞药（CCB）为一线降压药，广泛应用于各类移植受者。利尿药能有效减少水钠潴留，减轻心脏负荷，是合并容量过负荷、心功能不全等患者的首选用药。血管紧张素转化酶抑制剂/血管紧张素受体拮抗剂（ACEI/ARB）类药具有降压、减少尿蛋白的作用，还可减少心血管并发症。但它们可产生血清肌酐升高、血钾升高、肾小球滤过率降低、贫血等，可能干扰肾移植后对急性排斥反应的判断。

（5）糖尿病慢性并发症的预防

1）至少每年评估1次尿白蛋白排泄率和eGFR水平，鉴于SOT受者多存在不同程度的肾功能不全，尤其是肾移植受者，可适当增加筛查频率或根据实际情况决定筛查方案。

2）确诊PTDM后即进行眼部检查，包括视力、眼压、晶状体、眼底等检查，中度以上的非增殖性糖尿病视网膜病变及增殖性糖尿病视网膜病变患者应由眼科医师进行进一步诊治。

3）确诊PTDM时建议进行糖尿病神经病变筛查，随后至少每年筛查1次。

（6）预防感染：免疫抑制剂可增加眼部、下肢感染的风险，糖皮质激素可增加白内障风险。因此，移植后糖尿病患者要定期检查眼和足部，必要时转眼科和足病专科治疗。建议每年进行流感疫苗和肺炎疫苗的接种。

（三）移植后糖尿病的研究方向

移植后糖尿病领域有很多问题尚待解决：长期高血糖的不良结局、血糖管理对患者长期结局的影响；免疫抑制剂与降血糖之间具有临床意义的相互作用；在移植受者中，SGLT2抑制剂和GLP1-RA对肾脏及心血管益处的证据；GLP1-RA和SGLT2抑制剂在治疗和预防移植肝脂肪变性及脂肪性肝炎中的作用，以及是否存在降血糖药物和新发肿瘤的确切关系等，仍有待进一步研究。

四、药物相关性糖尿病

（一）类固醇性糖尿病

类固醇性糖尿病（SDM）是指由体内糖皮质激素（GC）过多（肾上腺皮质过度分泌或外源性应用）所导致的糖代谢障碍，在糖尿病分型中属于继发性糖尿病。糖皮质激素的药理特性犹如一把"双刃剑"，在发挥治疗作用的同时也可能产生一系列严重不良反应，如感染、骨质疏松、消化性溃疡、血糖升高等。与2型糖尿病相比，类固醇性糖尿病有其临床和治疗特点。

1.类固醇性糖尿病的流行病学　库欣综合征患者中有60%～90%可出现糖耐量减退，有30%～40%伴随SDM。外源性糖皮质激素导致的SDM发病率，因研究对象的年龄、原发疾病、激素用量及方法、研究随访时间长短不同等原因，报道的发病率不一致，但发病率普遍较高。

2.类固醇性糖尿病的发病机制　过量GC导致糖尿病的发病机制类似于T2DM，即胰岛素抵抗—B细胞功能受损—糖耐量减低（IGT）/糖尿病。过量GC导致糖耐量减低的主要机制有：①促进肝糖原异生。一方面，GC促进氨基酸、脂肪酸和甘油三酯的释放，使得糖异生的底物增多，葡萄糖利用受到抑制；另一方面，GC能增强糖异生过程中的限速酶（烯醇化酶）的表达，加强糖异生。②抑制外周组织对葡萄糖的摄取和利用。研究显示，过多的GC不仅抑制胰岛素与其受体结合，还会损伤外周组织胰岛素受体后葡萄糖转运系统的作用。③GC对生长激素、肾上腺素、胰高血糖素的升糖效应有"协同"和"允许"作用。④糖皮质激素可诱导胰岛素抵抗，近年研究揭示其对胰岛功能有损害作用。

3. 类固醇性糖尿病的诊断标准 既往无糖尿病史，激素治疗过程中出现血糖升高，同时达到糖尿病诊断标准者即可诊断为SDM。使用糖皮质激素治疗导致糖尿病的发生主要与下列因素有关：①年龄；②性别；③糖尿病家族史；④肥胖；⑤糖皮质激素的剂量、疗程和制剂种类；⑥原发疾病的种类。

4. 类固醇性糖尿病的血糖特点 中效类GC制剂如甲泼尼龙作用最强的阶段是用药后4～8h，短效和长效类GC制剂作用时间有所差别。

每日1次的给药模式，患者的血糖水平是以餐后升高为主，尤其是下午-睡前血糖难以控制，空腹血糖多为正常或轻微升高。因此，早期诊断SDM要注意查餐后血糖，严重者空腹和餐后血糖均明显升高。临床上除针对性治疗外，也可将全日GC剂量分为上、下午两次使用，以避免下午血糖过高。

较大剂量GC治疗的患者在10～14天时其内源性皮质醇分泌完全被抑制，患者体内从4：00～10：00AM既无内源性也无外源性皮质激素的作用，在此期间糖异生作用减弱，容易发生低血糖，尤其在应用口服降血糖药或胰岛素时。因此，对于长期服用较大剂量GC的糖尿病患者，应注意清晨和上午易发生低血糖，下午多为高血糖这一特点。

5. 类固醇性糖尿病的临床特点 SDM临床表现与T2DM类似，也有其特殊之处。

（1）病情发展较快：给予健康志愿者泼尼松龙30mg/d，6天后即损害了空腹状态下胰岛素的脉冲分泌节律。健康人应用GC在2～3周可出现糖耐量异常。

（2）血糖高峰和激素作用高峰一致，且有可逆性：GC致高血糖的作用多在停药48h后明显削弱甚至消失。

（3）血糖值和尿糖值不成比例：糖皮质激素会降低肾小管对葡萄糖的重吸收，使肾脏糖阈降低，导致尿糖与血糖不成比例。

（4）临床症状不明显，早期易漏诊：患者多无明显特殊不适，部分患者出现多饮多食、饥饿感，常被误认为GC的不良反应而被忽视。

（5）对胰岛素治疗敏感性存在差异，部分患者存在胰岛素抵抗现象，需较大剂量的胰岛素才能起到较好控制血糖的作用。

6.类固醇性糖尿病的治疗

（1）治疗策略：严格掌握激素的适应证及禁忌证，充分权衡患者风险获益比，选择最合理的激素种类及给药方式。具有糖尿病高危因素（年龄＞40岁、腹型肥胖、有糖尿病家族史）的患者，在GC治疗后需加强动态血糖监测，及时发现并处理高血糖。曾接受糖皮质激素治疗的患者属于糖尿病高风险人群，需每年接受至少一次以上的血糖筛查。

血糖控制目标：空腹血糖＜6.1mmol/L，餐后2h血糖＜10.0mmol/L，睡前血糖＜7.8mmol/L。老年人、对低血糖反应迟钝的患者及GC短疗程患者的血糖控制目标可以适当放宽。

（2）降血糖药物的选择：在饮食和运动干预下血糖控制仍不理想时，根据原发疾病特点、胰岛功能、肝肾功能水平、GC类型、剂量、给药频率综合评估，选择合适的治疗药物（表4-9）。二甲双胍、GLP-1受体激动剂、DPP-4抑制剂、SGLT2抑制剂、胰岛素等降血糖药物均在治疗SDM的临床研究中得到了肯定的疗效，其他降血糖药的临床数据较少。

表4-9　肝肾功能水平对SDM患者使用降血糖药物的限制情况

肝功能分级	CKD分期 ｛eGFR［ml/（min·1.73m²）］｝				
	5期（＜15）	4期（15～29）	3b期（30～44）	3a期（45～59）	1～2期（≥60）
C级		度拉糖肽	利司那肽		
B级	利格列汀			达格列净恩格列净西格列汀沙格列汀	卡格列净
A级			阿卡波糖伏格列波糖利拉鲁肽艾塞那肽		二甲双胍阿格列汀洛塞那肽

磺酰脲类、格列奈类、噻唑烷二酮类药物有低血糖、体液潴留、体重增加、加重胰岛 B 细胞负担等不良反应，不作为常规推荐。推荐以餐后高血糖为靶点、起效迅速的药物，如二甲双胍、DPP-4 抑制剂、SGLT2 抑制剂等。空腹血糖≥11.1mmol/L 时，胰岛素是首选药物。

1）二甲双胍：通过增加外周组织对胰岛素敏感性和胰岛素介导葡萄糖利用、抑制肝糖异生和葡萄糖在肠道的吸收来抵消 GC 的作用。二甲双胍的优势体现在减轻体重、低血糖风险低、降低心血管事件等方面。

2）肠促胰素类降血糖药物：分为胰高血糖素样肽-1（GLP-1）受体激动剂和二肽基肽酶-4（DPP-4）抑制剂。西格列汀治疗 SDM 患者，糖化血红蛋白明显改善。相比于西格列汀，艾塞那肽在增加胰岛素分泌、减少餐后胰高血糖素分泌、降低餐后血糖方面均更优。利拉鲁肽可防止地塞米松和高血糖引起的胰腺损伤，抑制氧化还原和胰腺自噬反应，通过激活 PI3K/Akt/Nrf2 信号通路减缓 SDM 的病程。GLP-1 受体激动剂可减轻糖皮质激素对下丘脑-垂体-肾上腺轴的影响，改善葡萄糖耐量和胰岛素敏感性。口服降血糖药物控制不佳、用胰岛素后出现体重增加、频发低血糖等不良反应时，肠促胰素类药物可作为替代方案。

3）SGLT2 抑制剂：用恩格列净治疗 GC 诱发的糖尿病，与中效胰岛素（NPH）组相比，每日平均血糖水平及血糖波动情况相当，恩格列净组在远期预后、低血糖风险方面均表现良好。

4）胰岛素：有拮抗糖皮质激素、增加免疫功能、防止感染的作用，可纠正代谢紊乱，胰岛素可作为治疗 SDM 的首选药物。当出现下列情况时，应考虑胰岛素治疗：口服降血糖药效果不好，空腹血糖＞11.1mmol/L，肝肾功能损害，发热、感染等应激状态，根据患者临床情况选择胰岛素剂型及治疗方案。

晨起顿服中效激素的患者可选择中效或预混胰岛素，早餐前给药，NPH 高峰出现在给药后 4h 并持续 10～16h，这与泼尼松作用的高峰及持续的时间相匹配。如选用基础胰岛素类似物，需早餐前皮下注射，且需密切监测夜间及凌晨血糖。

激素的给药为一天两次或较大剂量一天一次（如泼尼松≥40mg）时，需要用预混胰岛素一天两次或基础-餐时胰岛素方案。GC 的治疗分为起始大剂量、逐渐减量和停药三个阶段，在用药过程中应密切监测血糖，随激素剂量的变化及时调整胰岛素的剂量，避免发生低血糖。

（3）血糖监测：对于糖尿病高危患者或糖尿病患者，在GC用药前应该检测糖化血红蛋白，用药期间需每天监测血糖，监测频率见表4-10。对于无糖尿病高风险的患者，若早晨服用一次激素，需要监测午、晚餐前血糖或午、晚餐后1～2h血糖，仅检测空腹血糖容易漏诊。

表4-10　毛细血管血糖监测（CBG）

无糖尿病的患者	糖尿病患者
· 每天至少一次：午、晚餐前血糖或午、晚餐后1～2h。如血糖＜12.0mmol/L，继续每天监测一次；如血糖＜10mmol/L，停止监测	· 每天监测4次（三餐前或三餐后，睡前）
· 如血糖≥12.0mmol/L，监测频率增加至4次/天（三餐前、睡前）	
· 如血糖持续≥12.0mmol/L（24h内2次），需行降血糖治疗	· 血糖持续≥12.0mmol/L（24h内2次），需调整治疗方案

7.糖皮质激素诱导的高血糖患者的管理　见表4-11。

表4-11　糖皮质激素诱导的高血糖患者的管理

临床状况	管理
既往有糖尿病，病情稳定	· 定期监测
	· 继续现有治疗，如果病情没有加重，二甲双胍、吡格列酮、DPP-4抑制剂、SGLT2抑制剂及GLP-1受体激动剂可继续使用
	· 增加胰岛素剂量20%
	· 增加剂量，或者添加磺酰脲类或格列奈类药物控制餐后血糖
	· α-葡萄糖苷酶抑制剂用于餐后控制
非ICU/病房患者	· 基础＋餐时胰岛素治疗
	· 预混胰岛素联合口服降血糖药物（格列奈类或短效磺酰脲类药物或DPP-4抑制剂）
重症监护患者	· 静脉注射胰岛素
	· 如果不可行，采用基础支持的校正输注剂量

（二）免疫检查点抑制剂相关性糖尿病

免疫检查点抑制剂（ICPi）在杀伤肿瘤的同时可能导致机体产生自身免疫损伤，即免疫相关不良事件，包括皮炎、结肠炎、肝炎、内分泌系统疾病等。其中，自身免疫性糖尿病是比较少见的严重并发症。目前应用于临床的ICPi有三类：CTLA-4抑制剂、PD-1抑制剂、PD-L1抑制剂。ICPi相关胰岛功能损伤（ICPi相关糖尿病）的发生率＜1%，主要见于PD-1抑制剂治疗后，少数发生于PD-L1抑制剂治疗期，在接受CTLA-4抑制剂的治疗者中有个别报道。研究发现，76% ICPi相关糖尿病患者携带1型糖尿病易感基因HLA-DR4；肠道菌群紊乱也是ICPi相关糖尿病的高危因素之一。

1. ICPi相关糖尿病的诊断

（1）诊断标准：使用ICPi前血糖正常，ICPi治疗后满足以下三条之一，可诊断为ICPi相关糖尿病。①典型糖尿病症状（烦渴、多饮、多尿、体重减轻）或皮肤瘙痒、视物模糊等急性代谢紊乱的临床表现，并且随机血糖≥11.1mmol/L；②空腹血糖（FPG）≥7.0mmol/L；③75g葡萄糖负荷后2h血糖≥11.1mmol/L。

（2）分型：ICPi相关糖尿病分型尚不明确，其与暴发性糖尿病或1型糖尿病之间存在许多临床特征差异，如ICPi相关糖尿病常见于60岁以上老年人、发病前流感样症状不常见、糖化血红蛋白水平相对较低等。《免疫检查点抑制剂引起的内分泌系统免疫相关不良反应专家共识（2020）》建议：ICPi相关糖尿病患者应评估胰岛功能、糖化血红蛋白，有条件者应进行胰岛自身抗体检测，根据检查结果综合判断糖尿病分型，指导治疗方案的制订。

（3）分级：ICPi相关糖尿病根据临床症状严重程度可分为4级（表4-12），2级及以上需暂停使用ICPi，直至血糖控制平稳后可重启ICPi。

2. ICPi相关糖尿病的处理

（1）处理原则

1）尽早诊断并起始胰岛素治疗，除部分1～2级患者外均建议使用每日多次胰岛素注射方案。

2）不推荐使用糖皮质激素，如果患者因为其他不良反应需要使用高剂量糖皮质激素治疗，应当加强血糖水平的监测。

3）DKA的治疗原则：纠正脱水、高血糖和电解质紊乱，发现和治

表4-12 免疫检查点抑制剂相关糖尿病的临床管理建议

等级	CTCAE的描述	空腹血糖	糖尿病治疗	是否停用ICPi	应用糖皮质激素
1	无症状或轻度症状，没有酮症或自身免疫性糖尿病的证据	大于正常上限，但小于8.9mmol/L	部分可启用口服药治疗，若有血糖急性升高或急性酮症，应及时启用胰岛素治疗	否	—
2	中度症状，能够进行日常活动，有酮症或自身免疫性糖尿病的证据	8.9～13.9mmol/L	内分泌门诊评估，可调整口服药物剂量或添加胰岛素治疗；无法进行早期门诊评估或存在DKA迹象，请优先使用胰岛素	暂停ICPi治疗，直至血糖得到控制	—
3	有严重症状，有医学上重大后果或生命危险，无法进行日常活动	13.9～27.8mmol/L	及时启用胰岛素，需住院治疗，进行内分泌科会诊	暂停ICPi治疗，直至血糖得到控制	—
4	有严重症状，有医学上重大后果或生命危险，无法进行日常活动，危及生命	大于27.8mmol/L	及时启用胰岛素，住院治疗，紧急进行内分泌科会诊	暂停ICPis治疗，直至血糖得到控制	—

注：DKA. 酮症酸中毒；CTCAE. 常见不良事件评价标准。

疗诱因，避免并发症，严密观察防止复发。

4）对患者进行饮食、生活方式及血糖监测等宣教。ICPi相关糖尿病并不是继续PD-1或PD-L1抑制剂治疗的禁忌，患者可在胰岛素治疗的同时继续ICPi治疗。在病情较重（2级及2级以上）者中，可待血糖控制后继续ICPi治疗。

（2）预后及临床转归：ICPi相关糖尿病通常是永久性的，因此ICPi治疗停止后也应继续糖尿病的治疗和随访。每个治疗周期开始前（2～3周）进行血糖监测，治疗结束后每隔3～6周进行血糖监测。

（3）随访

1）每3个月检测糖化血红蛋白。

2）就诊时应询问症状性和无症状性低血糖，对于出现过1次或多次低血糖的患者，应重新评估其治疗方案。

3）定期对患者及其家属进行的糖尿病教育包括血糖监测、营养运动、糖尿病酮症酸中毒的预防等。

4）定期评估糖尿病微血管及大血管并发症。

（三）第二代抗精神病药（SGA）

几乎所有的第二代抗精神病药（SGA）均可引起血糖升高，但严重程度差别很大。奥氮平和氯氮平升血糖作用最明显；阿立哌唑、齐拉西酮、帕利哌酮、鲁拉西酮的升血糖作用最弱；喹硫平和利培酮的升血糖作用居中；阿塞那平和伊潘立酮的临床数据有限。

目前认为，体重增加是SGA升高血糖的主要原因：SGA与组胺-1、血清素、去甲肾上腺素、多巴胺受体结合，通过调节饥饿和饱腹感增加体重。SGA的增重作用与其升糖作用平行，奥氮平和氯氮平的增重作用最明显，喹硫平和利培酮居中，阿立哌唑、齐拉西酮、帕利哌酮、鲁拉西酮的增重作用最弱。体重增加并非SGA升糖的唯一原因，动物研究提示SGA通过拮抗α_1受体、毒蕈碱样受体（M3）和血清素受体（5-HT$_2$）抑制胰岛素分泌。

SGA除引起血糖升高和体重增加外，还可导致血脂的异常，增加心血管疾病的风险。2004年美国糖尿病学会、精神病学会、内分泌医师协会等多个指南提出：在服用SGA时需密切监测血糖、血脂和体重，当体重增加≥5%，应考虑换用另一种SGA。

对于SGA引起的高血糖，生活方式干预是基础，对于血糖升高明显的患者，可考虑换用另一种对血糖影响较小的SGA。有研究证实，从奥氮平换为阿立哌唑后，高血糖明显改善。当生活方式干预血糖改善不明显时，可加用降血糖药物。如无禁忌，二甲双胍可作为首选药物。GLP-1RA具有减重效果，利拉鲁肽已获批减重药物的适应证，但在抗精神药治疗患者中的应用尚缺乏RCT证据。

（四）结合型口服避孕药

以往认为口服避孕药可诱发糖尿病，目前证据显示结合型口服避孕药（COC）对糖代谢无明显影响。31项临床研究分析显示，COC与静脉血栓栓塞、脑卒中和心肌梗死等心血管疾病风险增加有关，对糖代谢无明显影响。

（五）绝经期激素治疗

目前研究已证实绝经后激素替代治疗对糖代谢无明显影响。心脏和雌/孕激素替代治疗研究（HERS）观察了2800例有冠心病的绝经后妇女，绝经期激素治疗（MHT）治疗4年后，与安慰剂组比较，MHT组的妇女发生糖尿病的风险降低35%。同样，WHIHT也证实，服用倍美力（结合雌激素）和甲羟孕酮组发生糖尿病的风险低21%。因此，绝经期激素治疗对血糖代谢无不良影响，甚至可降低糖尿病的发生风险。

（六）噻嗪类利尿剂

噻嗪类利尿剂的升糖作用已被证实，但对血糖的影响很小，可使血糖升高（0.4 ± 0.4）mmol/L。其升糖机制与低钾血症有关，钾的缺失可使胰岛素的分泌减少。糖尿病患者大多合并高血压，选择降压药物时需考虑到噻嗪类利尿剂的升糖作用，维持血钾正常是最好的预防措施。

（七）β受体阻滞剂

早期研究证实，β受体阻滞剂可使糖尿病的发生风险增加28%。最新的一项系统性回顾分析发现，具有α受体阻断作用的β受体阻滞剂并不增加甚至可降低糖尿病发生的风险。因此，糖尿病患者和糖尿病高危人群可优先选择有血管舒张作用的β受体阻滞剂，如卡维地洛和奈必洛尔。

（八）HMG-CoA还原酶抑制剂（他汀类药物）

他汀类药物可以增加胰岛素抵抗、减少胰岛素分泌，引起血糖升高。2012年FDA修改了他汀类药物的说明书，增加了升高血糖的不良反应。由于他汀类药物带来的心血管获益大于其升高血糖的不良反应，目前国内外指南均推荐他汀类药物用于有心血管疾病或合并心血管病风险因素的糖尿病患者。

（九）人类免疫缺陷病毒（HIV）的抗反转录病毒治疗

治疗HIV-1的药物有核苷反转录酶抑制剂（NRTI）、非核苷反转录酶抑制剂（NNRTI）、蛋白酶抑制剂（PI）等。PI和部分NRTI（齐多夫定、司他夫定、去羟肌苷）可引起血糖升高。PI可增加胰岛素抵抗，导致脂肪营养不良。NRTI除上述作用外，还可引起胰腺炎。

（十）喷他脒

喷他脒是一类抗寄生虫药，用于治疗和预防HIV、免疫缺陷或恶性肿瘤患者发生的卡氏肺囊虫肺炎，喷他脒既可升高血糖，也可引起低血糖。

喷他脒具有细胞毒性，可导致胰岛B细胞损伤，甚至坏死，其作用呈时间和剂量依赖性。有部分患者在用药1周内由于胰岛素快速释放引起高胰岛素血症和低血糖，而后出现持续性高血糖。有部分患者在2～6个月出现高血糖，甚至酮症酸中毒。在128例使用喷他脒的获得性免疫缺陷综合征（AIDS）患者中，有37.5%出现严重的糖代谢紊乱，其中低血糖7例，低血糖后发展为糖尿病者18例，23例仅出现血糖升高。

喷他脒诱发高血糖的危险因素：大剂量用药、肾功能不全、患者一般状况差。

（十一）喹诺酮类抗生素

喹诺酮类抗生素可引起严重的血糖异常（低血糖或高血糖），在目前常用的喹诺酮类药物（左氧氟沙星、环丙沙星、莫西沙星）中，莫西沙星升高血糖的风险最大。

喹诺酮类药物导致血糖异常的具体机制尚不清楚，可能与既往有糖尿病史、肾功能不全时未减量、急性疾病、年龄等因素有关。高血糖多发生在用药后的1～2周，临床用药时应密切监测血糖。

（十二）钙调磷酸酶抑制剂

钙调磷酸酶抑制剂（CNI）是实体器官移植术后、自身免疫性疾病常用的免疫调节剂，代表药物是环孢素和他克莫司，具体见本章"移植术后糖尿病"相关内容。

（十三）二氮嗪

二氮嗪是一种血管扩张剂，用于治疗恶性高血压、胰岛素瘤或胰岛细胞增生。临床已证实，二氮嗪可引起高血糖甚至糖尿病酮症酸中毒。二氮嗪使胰岛B细胞的KATP通道持续开放，抑制胰岛素分泌。二氮嗪诱发的高血糖可选择胰岛素促泌剂（包含肠促胰素类药物）。

（十四）门冬酰胺酶

门冬酰胺酶（L-Asp）是治疗急性淋巴细胞白血病及恶性淋巴瘤的主要药物之一。门冬酰胺是合成蛋白质必需的氨基酸，人体正常细胞可自身合成，白血病细胞则从细胞外摄取，L-Asp可以水解门冬酰胺从而减少氨基酸的合成，通过"饥饿疗法"杀伤肿瘤细胞。

L-Asp来源于细菌的蛋白质，应用过程中常出现一些不良反应，如过敏、肝功能异常、高血糖、胰腺炎、恶心、轻度抑郁、意识障碍、惊厥等。据文献报道，L-Asp联合化疗期间高血糖的发生率为10%～20%。

L-Asp诱发高血糖的机制：①影响胰岛素的合成和释放（胰岛素分子有3个门冬酰胺残基）；②激发特异性免疫反应，L-Asp可使体内胰岛素受体水平下降及胰岛素与受体结合下降等；③合并用药的升糖作用，如糖皮质激素、长春新碱和蒽环类药物等。此外，肿瘤细胞浸润胰腺、阻碍正常胰岛素合成也可能发生高血糖。研究显示，高血糖与药物性胰腺炎之间无明确的相关性。年龄是L-Asp引起继发性高血糖的高危因素，年龄较大的患儿容易发生高血糖。

L-Asp引起的高血糖多为暂时性，经积极治疗均能得到控制，患儿多能完成化疗，且后续治疗还可在严密监测血糖情况下继续应用L-Asp。但如发生药物相关性胰腺炎，则需停用。

总之，药物相关性高血糖是由不同药物通过不同机制诱发的高血糖，病因明确（表4-13）。除某些药物引起的不可逆的糖尿病以外，其他情况停药后，血糖异常均可恢复。临床中应以预防为主，治疗为辅。尽可能限制使用可能对血糖有影响的药物，如不能避免应用，必须密切监测血糖，对以下情况更应该密切监测血糖：药物剂量较大、同时用两种以上影响血糖的药物、同时服用可增加该类药物浓度和作用时间的药物或患者合并其他糖尿病危险因素时。

表4-13　引起血糖升高的药物及升糖机制

药物或化学物质	升高血糖的机制
糖皮质激素 　中效制剂（泼尼松/泼尼松龙） 　长效制剂（地塞米松）	胰高血糖素合成↑ 糖异生↑ 抑制周围组织对葡萄糖的摄取
第二代抗精神病药 　奥氮平/氯氮平 　阿塞那平 　伊潘立酮 　鲁拉西酮/齐拉西酮 　阿立哌唑 　帕利哌酮	体重↑ 胰岛素抵抗↑ 胰岛素分泌↓
口服避孕药	胰岛素分泌↓ 胰岛素抵抗↑
噻嗪类利尿剂	导致低钾血症引起胰岛素分泌↓
β受体阻滞剂 　普萘洛尔	胰岛素抵抗↑
HMG-CoA还原酶抑制剂	胰岛素抵抗↑ 胰岛素分泌↓
抗HIV反转录病毒 　核苷反转录病毒抑制剂 　蛋白酶抑制剂	胰岛素抵抗↑ 脂肪营养不良 胰腺炎
喷他脒	胰岛B细胞损伤甚至坏死，胰岛素分泌↓
钙调磷酸酶抑制剂 　环孢素 　他克莫司	胰岛素分泌↓（主要） 胰岛素抵抗↑
喹诺酮类抗生素	可能与拮抗激素升高，胰岛素分泌减少有关
二氮嗪	胰岛B细胞KATP通道持续开放，胰岛素分泌↓
抗PD-1/PD-L1	自身免疫性破坏胰岛B细胞
Vacor（一种杀鼠剂）	破坏胰岛B细胞
其他 　抗癫痫药（苯妥英钠、苯巴比妥钠） 　α干扰素 　mTOR抑制剂（西罗莫司） 　烟酸 　β受体激动剂 　甲状腺激素 　生长激素 　呋塞米等	

　　注：抗PD-1. anti-programmed death-1，anti-PD-1，抗程序性细胞死亡；抗PD-L1. anti-programmed death ligand-1，anti-PD-L1，抗程序性细胞死亡配体；mTOR. mammalian target of rapamycin，雷帕霉素靶蛋白。

五、单基因糖尿病

单基因糖尿病是由胰岛B细胞发育、功能或胰岛素信号通路中起关键作用的单个基因突变导致的异质性疾病。它可以在家系内以常染色体显性、隐性或非孟德尔方式进行遗传，偶有新发突变病例（非父母来源）。

单基因糖尿病的主要病理学机制分为两大类：胰岛素分泌的遗传学缺陷和胰岛素作用的遗传学缺陷，前者多见，后者少见。青少年发病的成人型糖尿病（MODY）是最常见的单基因糖尿病类型，还有新生儿糖尿病（NDM）、线粒体基因突变糖尿病、胰岛素抵抗综合征等。

（一）青少年发病的成人型糖尿病

青少年发病的成人型糖尿病（MODY）是一种以常染色体显性遗传方式在家系内传递的早发但临床表现类似T2DM的疾病，MODY是最常见的一类单基因突变型糖尿病，占所有糖尿病患者的1%～5%。MODY起病隐匿，发病初期很少出现明显代谢紊乱，进展缓慢，临床表现多样，临床症状与T1DM及T2DM均有重叠，且部分患者无典型的家族聚集表现或家系调查困难，临床上常被漏诊或误诊。

目前通用的MODY诊断标准有以下3点：①家系内至少3代直系亲属均有糖尿病患者，且其传递符合常染色体显性遗传规律；②家系内至少有1个糖尿病患者的诊断年龄在25岁或以前；③糖尿病确诊后至少在2年内不需要使用胰岛素控制血糖。

迄今为止，已经发现14种MODY亚型，其中葡萄糖激酶（GCK）和肝细胞核因子（HNF）基因突变类型较为常见。

1. MODY的临床特点　*GCK*、*HNF1α*和*HNF4α*是常见的MODY致病基因，其次是*HNF1β*，其余的致病基因都非常罕见。

（1）MODY1型：是由于编码HNF4α蛋白的*HNF4α*基因突变所致，*HNF4α*基因突变导致胰岛B细胞受葡萄糖刺激后分泌的胰岛素减少，且这种分泌缺陷随着时间的推移进行性加重。患者常在青春期或儿童期已出现高血糖，虽然磺酰脲类药物治疗的初始效果良好，但随着时间的推移与胰岛素分泌缺陷的进展，患者最终往往需要胰岛素治疗。HNF4α患者因血糖控制不佳发生微血管病变的风险与普通T2DM患者类似。

HNF4α-MODY的临床特点如下：①胎儿或新生儿存在过度胰岛素

分泌，新生儿可出现一过性高胰岛素血症性低血糖，至少50%的患者出生时为巨大儿。②患者以胰岛素分泌缺陷为主，一般没有明显的胰岛素抵抗。③患者在起病早期对磺酰脲类药物较敏感，小剂量的磺酰脲类药物可维持良好的血糖控制。

（2）MODY2型：由于编码GCK的基因突变所致。GCK的主要功能是将葡萄糖磷酸化为葡萄糖-6-磷酸，并充当胰岛B细胞的葡萄糖感受器，该酶的缺陷会导致葡萄糖刺激胰岛素分泌的阈值升高。

GCK-MODY的临床特点如下：①患者的高血糖通常稳定且轻微，主要表现为轻度空腹高血糖（5.7～8.3mmol/L）和糖化血红蛋白轻度升高（5.7%～7.6%）。②常规口服降血糖药物治疗效果差。③患者患糖尿病大血管和微血管并发症的危险非常低。

（3）MODY3型：由于编码HNF1α蛋白的 HNF1α 基因突变所致，是白种人中最常见的MODY亚型。 HNF1α 基因突变可导致胰岛素分泌异常，和HNF4α-MODY类似，HNF1α-MODY患者没有明显的胰岛素抵抗，部分使用胰岛素治疗的患者在明确 HNF1α 基因存在突变后成功转换为磺酰脲类药物单药治疗。患者的胰岛素分泌缺陷会随着病程逐渐加重，最终往往需要胰岛素治疗。HNF1α-MODY患者发生微血管病变的比例较高。

HNF1α-MODY的临床特点如下：①由于HNF1α蛋白调控肾小管上皮细胞中钠-葡萄糖协同转运蛋白2（SGLT2）基因的表达， HNF1α 基因突变可导致肾糖阈降低，出现尿糖阳性，类似于临床上使用SGLT2抑制剂，在未发病的基因突变携带者中也可检测到葡萄糖负荷引起的糖尿。②患者以胰岛素分泌缺陷为主，一般没有明显的胰岛素抵抗，常被误诊为T1DM。③对磺酰脲类药物比较敏感，降血糖效果优于二甲双胍，治疗T2DM的标准剂量磺酰脲类药物偶可诱发低血糖。④和其他类型糖尿病相比，超敏C反应蛋白水平更低。

（4）MODY5型：由编码HNF1β蛋白的 HNF1β 基因缺陷所致。除了基因点突变外， HNF1β 基因的大片段缺失也十分常见，约占所有HNF1β-MODY患者的50%， HNF1β 基因的大片段缺失通常是17q12缺失综合征的一部分。此外，HNF1β-MODY患者中约有50%为新发突变，没有家族史。HNF1β-MODY患者的临床表型十分丰富，包括早发糖尿病、胰腺萎缩、泌尿生殖系统发育异常、缓慢进展的肾功能不全、低镁血症等。其中，肾脏的发育和功能异常是HNF1β-MODY的一个重要临床特征。与*HNF1β*基因点突变不同，*HNF1β*基因大片段缺失的患者还可合并出现神经、精神系统的异常。

HNF1β-MODY的临床特点如下：①患者可表现为各种肾脏发育异常，其中肾囊肿十分常见，还可表现为孤立肾、马蹄肾、肾积水、肾小管功能障碍等。患者常伴有缓慢进展的肾功能不全。②生殖系统畸形亦常见，男性患者可有隐睾、尿道下裂、附睾囊肿、输精管发育不全等。女性患者可表现为双角子宫、双子宫、子宫缺如、双阴道、阴道发育不全等。③由于HNF1β蛋白对于胰腺内外分泌腺的发育均十分重要，患者在发育阶段即存在胰岛B细胞数量不足，因此常在青春期或成年早期被确诊为糖尿病，且通常需要胰岛素治疗。④影像学可表现为胰腺萎缩（部分胰腺组织缺如），同时合并胰腺外分泌腺功能障碍，粪便弹性蛋白酶减少。⑤患者常表现为低镁血症，同时合并低尿钙，个别患者还可合并出现甲状旁腺功能亢进。⑥患者可有肝酶升高及胆汁淤积，可有高尿酸血症及痛风发作。⑦大片段缺失的患者还可合并神经、精神系统异常，如孤独症、癫痫、认知障碍等。

2. MODY的筛查　当临床上遇到的糖尿病患者存在以下特征时，需考虑MODY的可能性：①家族成员中有多人确诊糖尿病，并符合常染色体显性遗传学特征。②新生儿糖尿病或新生儿低血糖的个人史或家族史。③早发糖尿病（起病年龄＜35岁，＜25岁时可能性更大）。④具有不同于T1DM的临床特点，即确诊时T1DM相关自身抗体均为阴性；治疗所需要的胰岛素剂量较小；诊断为T1DM 3～5年后仍能够产生胰岛素（血糖＞4mmol/L时，C肽＞0.6ng/ml或200pmol/L）；停用胰岛素不会发生酮症。⑤具有不同于T2DM的临床特征，即45岁之前起病且体重指数及腰围正常或偏低；甘油三酯正常或偏低，高密度脂蛋白胆固醇正常或升高。⑥轻度、持续的、无进展的空腹高血糖，常规降血糖药物治疗效果不佳。⑦对于磺酰脲类药物过于敏感。⑧影像学提示胰腺发育或形态学异常。⑨具有胰腺以外的综合征样临床表现（如泌尿生殖系统发育异常，合并神经、精神系统异常等）。

针对高度疑似MODY的患者，基因检测是明确诊断的金标准。常见检测方法主要包括一代测序（Sanger）和二代测序（NGS）。NGS技术能够实现单次实验检测多个基因，大大提高了检测通量和效率，同时降低了成本，已广泛用于单基因遗传病的筛查。Sanger 的准确性高、操作简单，但通量低、费用高、检测的区域和样本量受到限制，目前多用于 NGS 结果的验证和家系成员筛查。

筛查路径：建议在 BMI ≤ 24kg/m^2、无代谢综合征和有 2 代及以上家族史的糖尿病患者中，针对 ≤ 25 岁发病的患者，通过胰岛自身抗体和空腹 C 肽水平筛选；对于 25 岁 < 发病年龄 ≤ 45 岁发病的患者，T2DM 患者比例相对升高，增加为 3 代及以上家族遗传史（连续有血缘关系）和胰岛自身抗体进行筛查；对疑似 GCK-MODY 的新诊断糖尿病患者，通过空腹血糖为 5.4 ～ 8.3mmol/L 或 HbA1c 为 5.8% ～ 7.6%、口服降血糖药物疗效不佳筛选，对符合筛选条件的糖尿病患者，建议开展基因检测。

3. MODY 的治疗

（1）生活方式干预：所有糖尿病患者均建议优先进行饮食干预，尤其是当血糖和 HbA1c 水平仍在 "非糖尿病" 范围内时，合理的策略是使用低碳水化合物、低热量饮食，减少含糖饮料和果汁的摄入，增加低糖水果和蔬菜的摄入量，保持健康的生活方式。建议坚持每天进行 60min 中等强度运动。

（2）降血糖药物

1）HNF4α-MODY（MODY1 型）：患者对磺酰脲类药物敏感，且可以发挥胰腺外作用，如减少肝脏的葡萄糖输出和增强外周组织胰岛素敏感性，但需注意从小剂量起始以避免低血糖；也有患者使用 DPP-4i 能获得很好的降血糖效果，同时避免低血糖的发生。

2）GCK-MODY（MODY2 型）：患者通常无症状，血糖轻度升高，尤其以空腹血糖水平升高常见，餐后血糖变化不明显，微血管并发症少见，建议仅使用饮食干预，不推荐使用药物治疗，但妊娠期建议使用胰岛素来防止胎儿过度生长，并建议给予高于标准剂量的胰岛素。

3）HNF1α-MODY（MODY3 型）：治疗取决于年龄和 HbA1c 水平，很大程度上与 MODY1 型治疗选择类似。如果 HbA1c ＜ 6.5%，则一线治疗应采用低糖饮食。当饮食干预不能满足血糖控制时可使用磺酰脲类药物治疗，治疗时要注意避免低血糖的发生。建议在成年人中使用的初始剂量为有效量的 1/4，并在血糖控制的基础上逐步增加。但是长期使用磺酰脲类药物仍可能导致体重增加和内源性胰岛素分泌减少，最终部分患者可能进展为胰岛素依赖的 T2DM。GLP-1RA 和 DPP-4i 可减少胰岛 B

细胞凋亡，促进胰岛 B 细胞生成，在降低血糖水平的同时增加内源性胰岛素水平。临床研究也发现 GLP-1RA 在 MODY3 型治疗中能获得和磺酰脲类药物相当的降血糖效果，以及更低的低血糖发生率。因此，GLP-1RA 和 DPP-4i 在 MODY3 型患者中可能带来更多临床获益。

4）HNF1β-MODY（MODY5 型）：由于 MODY5 型患者合并胰腺发育不良和一定程度的肝胰岛素抵抗，因此对磺酰脲类药物的反应不敏感，可能需要早期胰岛素治疗。另外，其他并发症和合并症（如肾脏疾病、肝功能不全、血脂异常）也需要积极处理。肾脏管理尤其重要。MODY5 型多合并低镁血症，应注意监测患者电解质情况，适当补镁，维持电解质代谢平衡；部分患者合并早发痛风、高尿酸血症、胰腺外分泌功能下降等，均需积极对症处理。

5）其他：PDX1-MODY（MODY4 型）患者的显著特征是 12 岁以前出现肥胖和高胰岛素血症，故应密切随访与严重高血糖相关的心血管并发症和微血管并发症。而对于 MODY4 型的治疗，建议使用口服降血糖药或胰岛素，如二甲双胍、DDP-4i，其中大多数 MODY4 型患者需要使用胰岛素。约 50% 的 NEUROD1-MODY（MODY6 型）患者仅通过口服降血糖药和饮食进行治疗即有效，部分患者在接受胰岛素治疗后，使用格列美脲和二甲双胍治疗仍可以达到控制血糖的效果。KLF11-MODY（MODY7 型）发病的初始阶段建议使用胰岛素进行治疗，部分患者可使用口服降血糖药物，如二甲双胍、罗格列酮治疗。CEL-MODY（MODY8 型）患者建议使用胰岛素治疗，合并胰腺外分泌功能障碍者对症处理。在进行基因诊断前，未确诊的 PAX4-MODY（MODY9 型）患者通过饮食或口服降血糖药治疗，但在基因诊断后，确诊的患者需要用胰岛素进行治疗。INS-MODY（MODY10 型）患者的治疗可以使用口服降血糖药、早期使用口服降血糖药后改用胰岛素治疗或仅用胰岛素进行治疗。BLK-MODY（MODY11 型）患者多合并肥胖症，因此饮食管理和减重是 MODY11 型治疗的重要措施。药物治疗建议使用胰岛素，少数患者口服降血糖药有效。若 ABCC8-MODY（MODY12 型）患者在饮食干预后血糖控制不佳，建议先使用胰岛素，血糖控制稳定后可转换为口服磺酰脲类药物。目前磺酰脲类药物是 KCNJ11-MODY（MODY13 型）患者治疗的首选药物，部分患者可选择胰岛素治疗。APPL1-MODY（MODY14 型）目前的治疗方法包括饮食治疗、使用膳食补充剂（如吡啶甲酸铬和

B族维生素等）和胰岛素。

（二）新生儿糖尿病

新生儿糖尿病（NDM）多指6月龄以内发病的糖尿病，已知超过30种单基因相关NDM的遗传亚型。按病程可分为持续性新生儿糖尿病（PNDM）和暂时性新生儿糖尿病（TNDM），合并胰腺外病变者多为综合征型。TNDM者的糖尿病症状会在几周或几个月内缓解，但在儿童期或之后可能复发。所有6月龄前发病的糖尿病患儿都应进行基因检测，早期的基因检测将有助于分型和判定预后。

1. 6q24印迹区域异常导致的TNDM　60%以上的TNDM是由染色体6q24印迹区域的基因变异或甲基化异常引起的，以 PLAGL1 基因和葡萄胎相关的印迹转录子-1基因（HYMAI）变异最为常见。临床多表现为严重的宫内发育迟缓，出生后1周内出现严重的、非酮症性高血糖（平均诊断年龄0～1周龄）。1/3的患儿可合并巨舌，也可出现脐疝、先天性心脏缺陷、脑畸形等临床特征。治疗上，对于多数TNDM患儿，胰岛素治疗后剂量可逐渐减停，平均缓解年龄13周龄，观察期为18周。50%～60%的患儿会在青春期前后复发，已知最小复发年龄为4岁。复发患儿大多数仍保留一定程度的胰岛B细胞功能，一般不需要使用胰岛素治疗，口服磺酰脲类药物可有一定的治疗效果。

2. ATP敏感性钾通道（KATP）基因变异　KATP是由4个成孔Kir6.2亚单位和4个SUR1调节亚单位形成的异八聚体复合物，分别由 KCNJ11 和 ABCC8 基因编码，多为杂合变异，可阻止钾离子通道关闭、抑制胰岛素分泌，导致高血糖，是引起PNDM的最常见致病基因，也是导致TNDM的第二大原因。KCNJ11 变异多导致PNDM，ABCC8 变异多导致TNDM。家族病例中呈现常染色体显性遗传，后代发病风险为50%。部分纯合或复合杂合变异，为隐性遗传，同胞发病风险为25%，后代多不发病。临床易出现糖尿病酮症酸中毒，血清胰岛素及C肽水平低。TNDM患者多有轻度宫内发育迟缓，发病和缓解年龄均迟于6q24-TNDM，平均诊断年龄为4周龄，平均缓解年龄为35周龄，但复发时间较早。由于在神经和肌肉组织中同样表达 KATP，除糖尿病表现外，所有 KATP 基因变异患儿均存在轻度神经系统发育异常，如发育性共济障碍（特别是视觉空间障碍）、注意力缺陷多动障碍、执行功能下降、焦虑症或孤独症、睡眠障碍等。20%的 KCNJ11 变异患儿可出现严重神经系统发育异常，表现为发育迟缓、早发癫痫，称为NDM发育迟缓癫痫综合征，其余大部分表现为NDM、轻度发育迟缓且不伴癫痫的中度NDM伴轻度发育迟缓癫痫综合征。相比而言，*ABCC8*变异患儿的神经系统并发症轻微且罕见。90%以上可使用较高剂量磺酰脲类药物替代胰岛素治疗。

3. *INS*基因变异导致的NDM　*INS*基因杂合变异是PNDM的第二大常见原因，多为散发，约20%具有常染色体显性遗传的NDM家族史，罕见纯合或复合杂合变异。临床表现上，宫内发育迟缓的程度与KATP-PNDM相似，但发病时间较晚，可在6月龄后发病，胰岛素水平偏低，多不伴随神经系统异常表现。治疗上，发病后需终身使用外源性胰岛素控制血糖，胰岛素方案应个体化，起始剂量可同T1DM，也有少数案例应用磺酰脲类药物替代胰岛素治疗，但尚需进一步临床验证。

4. Wolcott-Rallison综合征　是由*EIF2AK3*基因纯合变异或复合杂合变异引起的罕见常染色体隐性遗传综合征。常染色体隐性遗传，父母为近亲结婚的患儿应尽早进行基因检测。同胞发病风险为25%。临床表现为PNDM、脊柱发育不良、多发性骨骺发育不良、复发性肝肾功能不全。婴儿期血糖增高多为其首发临床表现，其他症状可能到3～4岁才出现。治疗上，血糖控制依赖外源性胰岛素治疗，但血糖控制效果多不佳。并发症骨折需矫形治疗，肝肾功能不全需积极对症治疗，该病患儿易发生多器官功能衰竭，预后不佳。

5. IPEX综合征　由*FOXP3*基因变异所致，是唯一确认与胰岛B细胞自身免疫和胰岛自身抗体相关的PNDM。临床表现除PNDM外，多有新生儿腹泻、湿疹、自身免疫性甲状腺疾病，易出现危及生命的感染。治疗上，血糖控制需依赖胰岛素治疗，可使用免疫抑制剂西罗莫司或类固醇激素治疗，同种异体骨髓干细胞移植可能有效。

（三）线粒体糖尿病

线粒体基因突变糖尿病是最为多见的单基因突变糖尿病，占中国成人糖尿病的0.6%。绝大多数线粒体基因突变糖尿病是由线粒体亮氨酸转运RNA基因［tRNALeu（UUR）］3243位的A→G（A3243G）突变所致。常见的临床表现为母系遗传、糖尿病和耳聋。

1.临床特点

（1）母系遗传：女性患者的子女患病，而男性患者的子女均不患病，但子代的基因变异率有高于母代的趋势，故发病年龄可明显早于母代。最常见的线粒体基因点突变为线粒体tRNA亮氨酸基因3243位点突变（A→G）。

（2）常伴有神经性耳聋：是本病的特征之一，常累及高频域，后期可累及低频域。

（3）发病较早（大多数患者发病年龄≤45岁），体形消瘦或正常。

（4）胰岛B细胞功能逐渐减退，胰岛素抵抗不明显，自身抗体呈阴性。

（5）其他与线粒体相关的合并症：①神经肌肉病变，患者可有MEALS综合征的表现，如癫痫、脑卒中样发作、小脑共济失调、肌无力、肌萎缩、血乳酸增高等。②心肌，表现为心肌病、传导阻滞等。③视网膜，不典型色素性视网膜病变，视网膜呈颗粒状"胡椒盐"样外观，某些区域有色素上皮萎缩，视力多不受影响。

2.筛查　对具有下列一种尤其是多种情况者应怀疑线粒体基因突变糖尿病：①在家系内糖尿病的传递符合母系遗传；②起病早伴病程中胰岛B细胞分泌功能明显进行性减退或伴体重指数低且胰岛自身抗体检测阴性的糖尿病患者；③伴神经性耳聋的糖尿病患者；④伴中枢神经系统表现、骨骼肌表现、心肌病、视网膜色素变性、眼外肌麻痹或乳酸酸中毒的糖尿病患者或家族中有上述表现者。对疑似本症者首先应进行tRNALeu（UUR）A3243G突变检测。

3.治疗　①饮食限制可适度放宽：体形偏瘦伴能量合成不足者，不宜严格限制饮食，以免造成营养不良及加重病情。②A3243G突变糖尿病患者胰岛B细胞功能减损进展较快，确诊后应尽早应用胰岛素治疗。③因葡萄糖有氧氧化减少而无氧酵解相对增强，乳酸形成增多，故不宜应用双胍类药物和进行剧烈运动，以免发生乳酸酸中毒。是否适用于磺酰脲类药物尚无定论。④癸利酮可应用于本病的治疗：癸利酮是呼吸链的载体，还原后又成为抗氧化剂，可能防止自由基对线粒体膜蛋白及DNA的氧化损害。⑤避免应用影响线粒体功能的药物，如四环素、氯霉素、苯妥英钠、苯巴比妥、丙戊酸、抗HIV药物核苷（酸）类似物等，以及致听力损害的药物如氨基糖苷类抗生素。⑥试验性治疗：包括应用肉毒碱、肌酸、维生素B_1、核酸肽等。

（四）与糖尿病相关的其他遗传综合征

1.尿崩症、糖尿病、视神经萎缩和耳聋综合征（Wolfram综合征）
90%以上的患儿为隐性遗传的*WFS1*基因纯合变异，另一个罕见致病基因*CISD2*变异可引起出血倾向和消化性溃疡，但多无尿崩症表现。非自身免疫性的糖尿病通常是该疾病的首发临床表现，婴儿早期也可出现。进行性视神经萎缩引起的视力下降多在糖尿病诊断后数年发生，易被误诊为糖尿病视网膜病变。其他典型的临床特征，如感应神经性耳聋、中枢性尿崩症、尿路功能障碍和神经系统等症状，出现顺序没有规律性。治疗上，发病后需终身依赖外源性胰岛素治疗控制血糖，胰岛素方案应个体化，起始剂量可同T1DM。醋酸去氨加压素可改善多尿症状，配戴助听器改善耳聋等。

2.单基因胰岛素抵抗综合征　临床特征主要为高胰岛素血症、高胰岛素治疗量需求和中重度黑棘皮病，多不伴随严重肥胖，卵巢来源的高雄激素血症通常早于高血糖出现。发病机制包括原发性胰岛素信号通路缺陷、继发于脂肪组织异常的胰岛素抵抗、以胰岛素抵抗为特征表现的复杂临床综合征。

（1）由胰岛素受体基因（*INSR*）变异引起原发性胰岛素信号缺陷，导致多种罕见的胰岛素抵抗综合征。瘦素水平低，脂联素水平正常或升高。最常见的形式是A型胰岛素抵抗综合征，青少年期发病，女性多于男性，常染色体显性或隐性遗传，临床主要表现为与肥胖程度不符合的严重黑棘皮病和高雄激素血症。*INSR*基因纯合变异可导致更严重Donohue综合征和Rabson-Mendenhall综合征，新生儿期及婴儿期即可见宫内发育不良、生长迟缓、黑棘皮病、多毛、性早熟、外生殖器肥大、餐后高血糖合并空腹低血糖。治疗上，可尝试胰岛素增敏剂，但大多数患儿需要高剂量胰岛素治疗，且效果有限，糖尿病远期并发症多见。对于儿童，重组人胰岛素样生长因子1或可改善空腹和餐后血糖，但对生存的长期影响尚不明确。

（2）单基因脂肪营养不良，临床特征为选择性四肢脂肪组织缺乏，下躯干和颈部周围皮下脂肪堆积，偶有软组织假性肢端肥大表现；内脏脂肪大大增加，肝脏脂肪变性、腹部膨隆和胰岛素抵抗。80%的先天性全身性脂代谢障碍（Berardinelli-Seip综合征）由*AGPAT2*基因或*BSCL*基因纯合变异导致，多为常染色体隐性遗传。*LMNA*基因和*PPARG*基因杂合变异也可引起该病。

实验室检查除高胰岛素血症、高甘油三酯血症和低高密度脂蛋白胆固醇外，还有高雄激素血症的表现。治疗上，低脂肪、低热量饮食为主要控制手段。胰岛素增敏剂如二甲双胍和格列酮类可能有效。对于严重先天性脂肪代谢障碍的患儿，可考虑重组瘦素治疗，可改善高甘油三酯血症、高血糖和肝脏脂肪堆积情况。

（3）纤毛病变相关的胰岛素抵抗和单基因糖尿病：Alström综合征由未知功能的*ALMS1*基因变异引起，多为常染色体隐性遗传。临床表现包括肥胖、黑棘皮病、高脂血症、高尿酸血症、高血压和慢性进行性胰岛素抵抗的糖尿病症状、视锥-视杆细胞退化、感觉神经性听力丧失等，超过60%的患儿合并心肌病。早期生活方式干预可以改善代谢异常。

Bardet-Biedl综合征以智力障碍为特征表现，同时有视锥-视杆细胞退化引起的进行性视力损害、多指畸形、肥胖、糖尿病、肾发育不良、肝纤维化和性腺功能减退。Bardet-Biedl综合征与21个位于不同染色体的基因变异相关联，称为*BBS1～BBS21*，多为常染色体隐性遗传。预后较差，肾衰竭是其主要死亡原因。

单基因糖尿病并不多见，确诊需要分子遗传学检测，从而早期明确单基因糖尿病的类型，这有助于制订合适的药物治疗方案及个体化的血糖管理，并可预测疾病的临床过程和进行遗传咨询。对于无法归类到T1DM和T2DM，或者临床已经有提示高度怀疑单基因糖尿病者，均应考虑进行基因检测。二代测序能够以较低的成本同时分析多个基因，对于临床信息不够明确的患儿，二代测序优于单基因检测。对于临床特征典型的综合征患儿，无须二代测序。

附：临床信息提示需要进行分子遗传学检测的人群如下。①6月龄前发病；②6～12月龄起病，自身抗体阴性；③合并胰腺外病变（先天性心脏病、胃肠道缺陷、脑畸形、视力听力异常、严重腹泻、肾发育异常或其他自身免疫性疾病）；④家族多代（三代以上）高血糖或糖尿病史；⑤诊断T1DM 5年后，仍有部分胰岛B细胞功能保留，胰岛素需要量低，血清及尿C肽在正常范围或稍偏低；⑥轻度、非进展的空腹高血糖；⑦新生儿期有高胰岛素性低血糖症；⑧与肥胖程度不符合的显著黑棘皮病表现，可伴有高甘油三酯等脂代谢异常表现；⑨不寻常的脂肪分布，如中央脂肪堆积、四肢脂肪缺乏或肌肉发达。

第二节 不同年龄段糖尿病的个体化治疗

一、新生儿糖尿病

新生儿糖尿病（neonatal diabetes mellitus，NDM）是一种单基因糖尿病，通常指出生后6个月内发生的糖尿病，发生率约为1/10万。根据转归不同，NDM分为暂时性新生儿糖尿病（transient neonatal diabetes mellitus，TNDM）和永久性新生儿糖尿病（permanent neonatal diabetes mellitus，PNDM），两者约各占50%。TNDM最常见的病因是染色体6q24上的基因过度表达，发病3～6个月高血糖可以自行缓解或消失，但约50%的患儿会在青少年期复发，可用胰岛素以外的药物治疗。PNDM常见的病因是编码胰岛B细胞KATP通道Kir6.2亚单位（*KCNJ11*）的常染色体显性突变和SUR1亚单位（*ABCC8*）基因的常染色体显性突变（图4-2），高血糖持续终身。

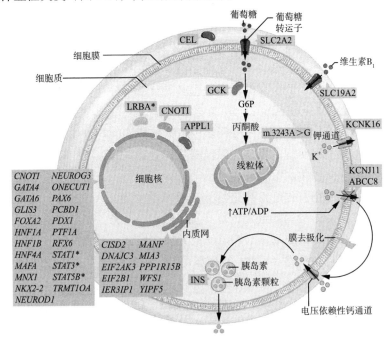

图4-2 单基因糖尿病基因产物在胰腺B细胞中的功能位点

"X"符号表示钾通道关闭

（一）暂时性新生儿糖尿病

根据分子病因，暂时性新生儿糖尿病（TNDM）分为3型：6q24印迹区域的基因突变或甲基化异常（TNDM1，最常见），其次可见 *ABCC8* 和 *KCNJ11* 基因的突变（TNDM2），少见的有 *INS* 和 *HNF-1β* 突变（TNDM3）。

1. TNDM1临床特点

（1）常在出生后数日内发病，患儿可有低胰岛素血症、酮症，需要胰岛素治疗。

（2）糖尿病通常在1年内完全缓解，中位数缓解年龄是3个月，缓解期生长发育正常，偶有应激性高血糖。50%～60%的患儿会复发，复发的平均年龄为16岁，复发年龄与缓解年龄呈负相关。

（3）若新生儿期未及时诊断糖尿病，这些患儿有时因为复发而被误诊为青少年发病的2型糖尿病。

（4）80%的患儿出生时为低体重。

（5）宫内发育迟缓及异常较常见。

（6）可伴有其他先天性发育异常：44%和21%的患儿分别有巨舌症和脐疝，18%的患儿有面部畸形，9%的患儿有肾发育异常（如双重肾、肾盂积水、肾盏扩张和膀胱输尿管反流），9%的患儿有心脏异常（动脉导管未闭、法洛四联症、房间隔缺损、卵圆孔未闭），8%的患儿伴有指弯曲、多指畸形、短指畸形，4%的患儿有甲状腺功能减退。这些先天性发育异常在父方单亲二体病及母方基因甲基化缺陷所致的TNDM中更为常见。假如患儿在染色体6q24之外的其他基因组DNA印迹区也存在低甲基化，这种多印迹区低甲基化者的临床表现会比较广泛，出现前述先天性畸形的概率会较单纯染色体6q24低甲基化患者高近3倍。

2. TNDM2临床特点

（1）*ABCC8*、*KCNJ11* 基因激活性突变使钾通道不能关闭，导致胰岛B细胞处于休息状态，高血糖诱导胰岛素分泌减少，产生糖尿病，两者所致的TNDM分别占46.4%和42.9%。相较于 *KCNJ11* 基因突变，*ABCC8* 基因突变可能更倾向发生TNDM。

（2）与6q24印迹区域基因突变或甲基化异常导致的TNDM相比，由 *KCNJ11* 或 *ABCC8* 基因突变导致的TNDM患者诊断年龄和缓解年龄都相对较晚，前者平均诊断年龄为0周龄，平均缓解年龄为13周龄，而后者平均诊断年龄为4周龄，平均缓解年龄为35周龄，复发年龄也较早。

（3）不同类型的TNDM临床表现常有交集，仅靠临床表现无法区分。对于尚未临床缓解的TNDM患者，早期积极的遗传学检测可以帮助判断其是TNDM还是PNDM，明确基因分型，更加有效地指导临床治疗决策，对预测远期复发亦有帮助。

（二）永久性新生儿糖尿病

目前已知永久性新生儿糖尿病（PNDM）由20余种基因突变所致，最常见的编码胰岛B细胞ATP敏感钾通道（KATP）的为*KCNJ11*和*ABCC8*突变，其次为*INS*基因突变。

磺酰脲类药物通过关闭KATP促进胰岛素的释放，可以治疗KATP通道突变引起的高血糖，并且改善患儿的神经系统症状，但仍有10%的*KCNJ11*和15%的*ABCC8*突变者不能实现胰岛素到磺酰脲类药物的转换。

*INS*编码前胰岛素原，其显性突变可以引起PNDM、青少年发病的成年型糖尿病（MODY）和自身抗体阴性的1型糖尿病（T1DM）。INS显性突变引起胰岛素原错误折叠，其聚集在内质网，引起内质网应激，最终导致胰岛B细胞功能障碍和凋亡。*INS*隐性突变可引起胰岛素生物合成减少导致PNDM，其表现较显性更严重，高血糖出现早、出生体重更低。

*GCK*基因编码葡萄糖激酶，其纯合突变或复合杂合突变可引起葡萄糖激酶的缺乏而导致PNDM。显性突变导致稳定的、无进展的轻度高血糖，很少需要治疗（MODY2型）。父母是近亲结婚或任意一方有糖代谢紊乱或轻度糖尿病，则患者需要考虑*GCK*突变引起的PNDM。*GCK*突变引起的NDM可能需要胰岛素治疗。

临床中对于糖尿病分型抗体阴性的患儿应尽早行基因检测，分子诊断有助于NDM的分型判定、预后判断及实现个体化治疗。

（三）新生儿糖尿病的治疗

新生儿糖尿病的治疗一般使用胰岛素。当血糖水平＞11.1～13.9mmol/L（200～250mg/dl）时，可从小剂量开始皮下注射胰岛素治疗，建议餐前短效剂量为0.1～0.15U/kg或根据静脉注射胰岛素的个体反应调整剂量。胰岛素应在婴儿喂养前且血糖 > 11.1 ～ 13.9mmol/L（200 ～ 250mg/dl）时注射。由于新生儿一天多次的喂养特点，胰岛素只能在餐前给予，并且每次给药前都应测量血糖水平，一天内需要给予胰岛素的次数为3 ～ 4次/天。近来研究表明，磺酰脲类药物能改善这类患者的胰岛素分泌，虽然有时不能完全停用胰岛素，但单用或与其他药物合用能控制好血糖，减少胰岛素用量，减少低血糖发生。

KATP通道基因相关性NDM则几乎都对磺酰脲类药物有效，90%*KCNJ11*基因突变所致的NDM和85%*ABCC8*基因突变所致的NDM可从胰岛素注射成功转换为口服磺酰脲类药物治疗。其中以格列本脲的报道最多，剂量从0.1mg/kg，每日2次起始，根据血糖逐渐调整，最大剂量可达2.5mg/（kg·d）。TNDM患者平均使用的剂量偏小 [0.15 ～ 0.59mg/（kg·d）]，这可能是因为改口服药时部分患者的糖尿病已开始进入缓解期。除格列本脲外，也有其他磺酰脲类药物如格列吡嗪、格列美脲等治疗有效的报道。

相对于胰岛素，口服磺酰脲类药物的治疗优势在于不仅可以更好地控制血糖、减少低血糖发生，而且可以改善神经肌肉症状。但并不是每次磺酰脲类药物转换都能成功，磺酰脲类药物转换失败的可能原因如下：①某些类型的基因突变如*KCNJ11*基因的*Q52R*、*I296L*，可以改变Kir6.2通道开放的动力学，使KATP通道稳定开放，导致磺酰脲类药物无效；②转换年龄太晚，病程较长。携带同一致病基因型的不同NDM患儿，对磺酰脲类药物的反应亦可能截然不同。及早起始磺酰脲类药物可能预防神经肌肉系统损害的发生发展。

最近的ADA和欧洲糖尿病研究协会的1型糖尿病共识报告建议：无论当前年龄如何，6月龄以下诊断的个体都应进行基因检测，正确诊断具有重要意义。单基因婴幼儿糖尿病的治疗和预后很大程度上取决于突变基因的类型。婴幼儿糖尿病常见基因型，按文献报道的发病率从高到低排列见表4-14。

表4-14　婴幼儿糖尿病常见基因型

基因	疾病特点	治疗
KCNJ11	出生体重低，发育迟缓，癫痫发作，以及其他神经系统缺陷	胰岛素，口服磺酰脲类药物
ABCC8	出生体重低，发育迟缓，癫痫发作，以及其他神经系统缺陷	胰岛素，口服磺酰脲类药物
6q24	出生体重低，宫内发育迟缓，复发病例可能对磺酰脲类药物有反应	胰岛素
INS	出生体重低	胰岛素
GATA6	胰腺发育不全，胰腺外分泌功能不全，心脏缺陷	胰岛素
EIF2AK3	Wolcott-Rallison综合征，骨骼发育不良（1～2岁），发作性急性肝衰竭，胰腺外分泌不足	胰岛素
GCK	出生体重低	胰岛素
FOXP3	自身免疫性甲状腺病、剥脱性皮炎、肠病（IPEX综合征）	胰岛素
ZFP57	出生体重低，巨舌症，发育迟缓	胰岛素
GLIS3	甲状腺功能减退，肾囊肿，青光眼，肝纤维化	胰岛素
PDX1	胰腺发育不良或缺如，胰腺外分泌功能不全	胰岛素
SLC2A2	Fanconi-Bickel综合征，肝大，肾小管性酸中毒	胰岛素维生素B_1（少数）
GATA4	胰腺发育不全或功能不全，外分泌功能不全，心脏缺陷	胰岛素
NeuroD1	神经系统异常、学习困难、神经性耳聋	胰岛素
Neurog3	腹泻	胰岛素
NKX2-2	神经系统异常，极低出生体重	胰岛素
RFX6	出生体重低，肠闭锁，胆囊发育不良，腹泻	胰岛素
IER3IP1	小头畸形、癫痫、脑病	胰岛素
MNX1	神经系统异常	胰岛素
HNF1B	胰腺萎缩，肾和生殖器发育异常	胰岛素

二、儿童和青少年糖尿病

（一）流行病学

随着社会经济的发展和生活水平的提高，糖尿病的患病率越来越高，发病年龄亦趋年轻化，儿童和青少年糖尿病在全球的患病率均呈明显上升趋势。1型糖尿病（T1DM）是儿童和青少年糖尿病中最常见的类型。其中，女孩1型糖尿病的患病率高于男孩，10～14岁年龄段患病率最高，与青春期胰岛素需求量增加相符合。患病率呈南低北高的趋势，大城市患病率高于中小城市，少数民族患病率高于汉族。近年来，随着全球肥胖、超重的流行，儿童、青少年2型糖尿病（T2DM）的患病率呈迅速增长趋势，并超越过去儿童以T1DM为主的传统流行模式。因此，加强对儿童及其亲属的糖尿病教育，做好血糖管理，可以延缓糖尿病并发症的发生和发展，对保障糖尿病儿童、青少年的正常生长发育，减轻家庭和社会负担与压力具有重要意义。

（二）发病机制与病理生理学

不管是T1DM还是T2DM，儿童、青少年糖尿病的主要病理生理和发病机制与成年人相同。

1.儿童和青少年1型糖尿病　1型糖尿病一直被认为是一种自身免疫性疾病，由于遗传易感性、环境因素或接触特定抗原等原因，导致胰岛B细胞功能逐渐丧失。胰岛自身抗体是胰岛B细胞遭受免疫破坏的标志物，也是诊断自身免疫性1型糖尿病的关键指标。我国50%～70%的1型糖尿病患者体内可检测到胰岛自身抗体。1型糖尿病越来越被认为是一种异质性疾病，而大多数青春期前起病的儿童在5岁以前就出现了自身免疫性疾病，诊断年龄越小的儿童其自身免疫反应越强。

2.儿童和青少年2型糖尿病　2型糖尿病是一种复杂的异质性代谢性疾病，受遗传易感性、社会、行为和环境因素的影响。电脑游戏、智能手机、缺少体力活动、高热量饮食等不良生活方式导致肥胖、异位脂质沉积、线粒体功能异常和氧化应激，这些可能是2型糖尿病患病率上升的主要因素。儿童和青少年2型糖尿病具有独特的病理生理特征，青少年患2型糖尿病的风险往往高于成年人，该疾病通常受种族、肥胖和家族史的影响。

3.特殊类型糖尿病　青少年发病的成人型糖尿病（MODY）是一种单基因突变糖尿病，目前已发现MODY1～14亚型，因各亚型致病基因不同，对胰岛B细胞功能的影响也不同。MODY以常染色体显性方式遗传，所以患者常呈家族聚集性。最常见的亚型为MODY2型和MODY3型。

（三）临床表现

1.儿童和青少年1型糖尿病

（1）大多数患儿起病较急，常因感染或饮食不当发病，可有家族史。

（2）典型症状同成年人，如口渴、多尿、多饮、多食和体重减轻的"三多一少"症状；多尿常为首发症状，如夜尿增多，甚至发生遗尿。较大儿童突然出现遗尿应考虑糖尿病的可能。

（3）不典型隐匿发病患儿多表现为乏力、食欲缺乏、遗尿等。

（4）20%～40%的患儿以急性代谢失代偿如糖尿病酮症酸中毒、高渗高血糖状态就诊，年龄越小，发生率越高。

（5）1型糖尿病常与其他自身免疫性疾病合并存在，如桥本甲状腺炎、Graves病、Addison病、乳糜泻、白癜风等，以自身免疫性甲状腺疾病为最常见。

2.儿童和青少年2型糖尿病

（1）起病缓慢，通常在10岁后或青春期的中、后期被诊断。

（2）轻者在体检或其他疾病就诊时偶然发现，重者可出现"三多一少"的症状，也可能出现急性代谢失代偿，但不易发生。

（3）约30%的患儿出现酮尿，甚至糖尿病酮症酸中毒，极少出现高血糖高渗性昏迷。重症患者，短时间内难以与1型糖尿病相鉴别。

（4）45%～80%的患儿有家族遗传史，多见于双亲家族多人发病。

（5）95%的患儿肥胖，多为向心性肥胖。

（6）50%～90%的儿童糖尿病患者存在黑棘皮征，多见于脊背（99%）、腋下（73%）、皮褶处（36%）或肘窝。黑棘皮征是胰岛素抵抗和高胰岛素血症的表现。由于肥胖，约50%的患儿伴有高脂血症、脂肪肝，少数患儿伴有高血压。

（7）在诊断2型糖尿病的同时要注意是否存在慢性并发症（合并症），包括高血压、血脂异常、微量白蛋白尿、眼底病变，以及睡眠呼吸暂停、肝脂肪变性等。

（8）青春期少女还应注意是否合并多囊卵巢综合征（PCOS），其特点是雄激素过高、不排卵。

3.特殊类型糖尿病

（1）儿童时期常见，分为原发性和继发性，包括胰岛B细胞功能的单基因缺陷、胰岛素作用的遗传性缺陷、胰腺疾病、内分泌轴病变、药物或化学因素诱导等病因导致的糖尿病。

（2）青少年发病的成人型糖尿病临床不少见，但基因检测阳性率不高。

（3）新生儿糖尿病中约46%是由胰岛B细胞KATP通道的*KCNJ11*和*ABCC8*基因突变所致。

（四）急慢性并发症

儿童和青少年1型糖尿病的急性并发症包括糖尿病酮症及酮症酸中毒、低血糖症、糖尿病高血糖高渗状态和乳酸酸中毒等，其中以酮症酸中毒和低血糖症最为常见。

糖尿病的慢性并发症包括大血管病变，包括心脑血管疾病和周围血管疾病；微血管病变，包括视网膜、肾脏、神经和心肌组织，以糖尿病肾病和视网膜病变最为常见和重要。

（五）儿童和青少年糖尿病的诊断及分型

我国采用WHO（1999年）糖尿病诊断标准和糖代谢状态分类标准，临床诊断应以静脉血浆血糖检测结果为依据。糖尿病临床诊断达到以下标准时成立：①有糖尿病症状（高血糖所导致的多饮、多食、多尿、体重下降、皮肤瘙痒、视物模糊等急性代谢紊乱表现），且随机血糖≥11.1mmol/L；②空腹血糖（FPG）≥7.0mmol/L；③葡萄糖负荷后2h血糖≥11.1mmol/L。没有糖尿病症状的患者，需改日重复检查。

1.儿童和青少年1型糖尿病的诊断　主要依据临床表现而诊断，胰岛B细胞破坏所致的胰岛素依赖是诊断1型糖尿病的金标准。通常1型糖尿病患儿并不超重，起病较急、"三多一少"症状明显，多伴有酮症或酮症酸中毒。怀疑1型糖尿病的患儿，在确立糖尿病诊断后，应进一步行胰岛自身抗体的检测，胰岛自身抗体是诊断自身免疫性1型糖尿病的关键指标，其中以GAD-Ab的敏感性最高。我国1型糖尿病患者胰岛自身抗体阳性的比例占50%～70%，若检测不到胰岛自身抗体或其他的免疫学证据，需考虑特发性1型糖尿病的可能。

2.儿童和青少年2型糖尿病的诊断　应考虑以下因素：患儿多表现为超重或肥胖，可有近期体重减轻；可有糖尿病"三多一少"症状；静脉血浆葡萄糖达到WHO糖尿病诊断标准；无胰岛素依赖性。可进行空腹胰岛素、C肽测定，以及胰岛B细胞自身抗体的检测，以与1型糖尿病鉴别。

儿童和青少年各型糖尿病的主要特征见表4-15。

表4-15　儿童和青少年各型糖尿病的主要特征

	1型糖尿病	2型糖尿病	MODY
发病年龄	6月龄至18岁	青春期，10岁	25岁以下很少
性别	无差异	女性多于男性	无差异
遗传病因和遗传因素	遗传易感（*HLA*等基因）	肥胖；遗传因素和种族倾向	常染色体显性（*HNF1α*、*HNF4α*、*GCK*等基因）
C肽	低	高	低
酮症酸中毒	常见	少见	罕见
合并症	自身免疫性疾病（甲状腺疾病、Addison病、黑棘皮病、PCOS、白癜风）、乳糜泻等	代谢综合征	MODY5型：泌尿生殖道畸形 MODY8型：胰腺外分泌功能不全

（六）综合管理

1.血糖管理　ADA2018年发布的《儿童和青少年糖尿病实践规范》建议患儿的血糖控制目标如下：空腹血糖5.0～7.2mmol/L；睡前或夜间血糖5.0～8.3mmol/L；HbA1c＜7.5%，在不发生低血糖的情况下将HbA1c控制在7.0%以下更佳；血糖控制目标的制订应个性化，应考虑平衡HbA1c达标的长期获益、低血糖相关的风险及强化治疗导致的负担三者之间的平衡。

所有患糖尿病的儿童和青少年应一天监测数次血糖水平。血糖监测的基本模式：采用强化血糖监测模式（三餐前＋三餐后2h＋睡前＋必要时）。在血糖达到稳定状态时，则可适当减少血糖测定的次数，一般可轮流测定三餐前血糖和睡前血糖。持续血糖监测（CGM）通过皮下组织葡萄糖传感技术监测皮下组织液中的葡萄糖浓度，可以反映连续、全天的血糖信息，有助于了解连续几天的血糖波动趋势。对于血糖波动大、反复低血糖或不明原因高血糖的儿童，应进行CGM监测。

2.患者教育和自我管理　《中国2型糖尿病防治指南（2020年版）》和ADA相关指南都强调了教育的重要性。ADA《儿童和青少年糖尿病实践规范（2018年）》建议，儿童确诊糖尿病后，应依据国家标准对患者本人和家人进行个体化糖尿病自我管理教育，向其家庭成员普及糖尿病相关知识，使其充分认识及了解糖尿病的特点及各种治疗的意义，熟悉并掌握有关的治疗技术，只有家庭和患者本人共同实施才有效。

目前，儿童和青少年糖尿病患者的自我管理计划主要是生活方式干预。该计划包括：①制订合理营养计划，避免摄入高脂肪、高热量的食物和含糖饮料，增加纤维摄入，对促进2型糖尿病的肥胖患儿减重非常重要。②干预不健康的饮食行为，吃饭时控制电视、电脑及其他干扰，避免外出就餐。③运动可以增加热量消耗，提高胰岛素敏感性，减轻压力，促进心理健康。目前对儿童体育活动的建议是每天进行60min中等强度的活动，在保证安全的前提下循序渐进，避免运动中和运动后出现低血糖。运动前要对患者进行综合评估，制订个体化的运动计划。

（七）治疗措施

坚持营养治疗、运动治疗、药物治疗、心理治疗及其他治疗方法并重，维持血糖良好控制，管理合并症，预防并发症，使患儿获得健康的生活作息，生理和心理同时健康成长。

1.1型糖尿病胰岛素治疗　ADA和我国1型糖尿病相关诊治指南均建议所有1型糖尿病患者应尽早使用强化胰岛素治疗方案，应根据病情需要，患者及其家人的经济情况、生活方式，对胰岛素剂量进行个体化设定及调整，尽量避免胰岛素治疗过程中发生低血糖。常见的胰岛素强化治疗方案包括基础加餐时胰岛素治疗和持续皮下胰岛素输注，目前前者为1型糖尿病患者最常用的强化方案，一般三餐前用短效胰岛素，睡前用中效或长效胰岛素。持续皮下胰岛素输注（CSII）又称胰岛素泵治疗，可模拟胰岛素的生理性分泌模式，更有利于HbA1c控制和生活质量的提高，可减少严重低血糖的发生风险。《中国1型糖尿病诊治指南（2021年版）》建议初始胰岛素剂量为0.4～0.5U/（kg·d），强化多次胰岛素注射治疗方案中，中效或长效胰岛素可能占日总剂量的30%～50%，其余的50%～70%的常规或超短效胰岛素分配在3～4次餐前给药，可以按照三餐1/3、1/3、1/3或者1/5、2/5、2/5的比例分配。

2.2型糖尿病药物治疗　肥胖儿童和2型糖尿病青少年的初始治疗应包括生活方式的干预，以家庭为中心的营养和生活方式的改变对于2型糖尿病患儿至关重要。药物治疗方面：ADA建议HbA1c＜8.5%和无症状的2型糖尿病患儿，肾功能＞30ml/（min·1.73m²）时，首选的治疗药物为二甲双胍；糖尿病"三多一少"症状明显且血糖≥13.9mmol/L、HbA1c≥8.5%的非酮症酸中毒青少年，当给予二甲双胍最大耐受剂量不能实现HbA1c目标时，初始治疗应选择胰岛素；当二甲双胍单药治疗不能达到HbA1c目标，或有禁忌证和不能忍受的副作用时，应启动基础胰岛素治疗。目前，其他药物治疗儿童和青少年2型糖尿病的研究有限，因此并不推荐使用除二甲双胍和胰岛素之外的其他药物。

（八）社会心理问题

流行病学调查表明，在儿童和青少年糖尿病患者及其家庭成员中普遍存在多种社会心理问题，如焦虑与抑郁、进食障碍、认知障碍、行为和品行障碍、不依从等。心理社会因素是糖尿病儿童和青少年自我管理的重要障碍，自我管理不良导致心理问题加剧的恶性循环。加强患者及家属的糖尿病教育，在糖尿病患儿的护理过程中，应个体化评估社会心理问题和家庭压力，若有必要，可向精神卫生专业人员转诊，心理健康专科医师应参与儿科糖尿病多学科团队。

三、老年糖尿病

老年糖尿病是指年龄≥60岁（WHO界定为年龄≥65岁），包括60岁以前和60岁以后诊断的糖尿病患者。老年糖尿病以2型糖尿病（T2DM）为主，包含少数的1型糖尿病和特殊类型糖尿病等。

国家统计数据显示，2019年我国≥65岁的老年糖尿病患者约3550万，居世界首位，占全球老年糖尿病患者的1/4，且呈现上升趋势。第七次全国人口普查表明，2020年我国60岁及以上的老年人口占总人口的18.7%（2.604亿），其中约30%老年人是糖尿病患者，45%～47%的老年人属于糖尿病前期人群。据国际糖尿病联盟预估，到2045年，老年患者占中国糖尿病患者的比例将上升至78.1%。老年患者正在演变为中国糖尿病患者的主要群体。

与中年、青年人群相似，老年人群糖尿病患病率城市略高于农村、女性略高于男性患者。农村患者的死亡风险高于城市患者。遗传因素在老年糖尿病的发生中起重要作用，此外，环境因素如生活水平、经济收入、生活习惯、体力活动、体重的变化、文化程度的差异等均是影响老年人糖尿病发生的因素。历次糖尿病普查中，均有50%以上的糖尿病患者在普查前处于未诊断状态，我国老年糖尿病患者的知晓率、诊断率、治疗率均不高，血糖总体控制水平不理想。糖尿病防治已是"健康中国行动（2019～2030年）"的重点行动之一。

（一）老年糖尿病的特点

1.病情隐匿，症状不典型。随年龄增长，渴觉中枢的感知敏感性逐渐减低、肾脏的葡萄糖重吸收增加、认知障碍和反应能力减退等因素与糖尿病相关。

2. T2DM是老年糖尿病的主要类型。2020年我国60岁及以上的老年糖尿病患者中95%以上是T2DM。

3.老年糖尿病患者异质性大，其患病年龄、病程、身体基础健康状态、各脏器和系统功能、并发症与合并症、合并用药情况、经济状况及医疗支持、治疗意愿、预期寿命等差异较大。

4.老年前已患糖尿病患者和老年后新诊断糖尿病患者的临床特点有所不同。60岁前诊断的老年糖尿病患者约占30%，糖尿病病程较长，合并糖尿病慢性并发症及合并症的比例高。60岁以后新发糖尿病患者约占70%，症状多不典型，餐后血糖升高明显且多见，空腹血糖升高幅度较轻，更多表现为有明显胰岛素抵抗和胰岛素代偿性高分泌的慢性病程，血糖相对易于控制，存在糖尿病并发症的比例相对较低，但会合并多种代谢异常及多个脏器功能受损。

5.老年糖尿病患者急性并发症症状不典型，易于误诊或漏诊，病死率高。例如，高渗性非酮症高血糖昏迷多见于老年人，多数患者发病前无糖尿病病史或仅有轻度症状。

6.老年糖尿病患者发生低血糖的风险增加且对低血糖的耐受性差，更容易发生无意识低血糖、夜间低血糖和严重低血糖，出现严重不良后果。

7.长病程的成人隐匿性自身免疫性糖尿病（LADA）患者进入老年期后血糖波动更大，易于交替发生低血糖和高血糖，从而诱发严重事件。

8.老年糖尿病患者常伴有多种动脉粥样硬化的危险因素，如肥胖、血脂异常、高血压、高尿酸血症、高凝状态、高同型半胱氨酸血症等，心、脑、下肢等大血管病变的患病率高。

9.老年糖尿病患者常为多病共存，老年综合征是常见伴随状态，易于合并肿瘤及呼吸、循环、神经等多系统疾病，伴随多重用药。老年人多脏器功能减退，使用药物种类明显受限。

10.随着年龄的增长，老年糖尿病患者认知功能障碍的发生率高，听力、视力、自我管理能力降低，运动能力及耐力下降，加之肌少症及平衡能力降低，更容易出现运动伤及跌倒。

（二）老年糖尿病的并发症与合并症

1.急性并发症　包括高渗性高血糖综合征（HHS）、糖尿病酮症酸中毒（DKA）及乳酸酸中毒。部分老年糖尿病患者以HHS为首发症状。DKA多因停用胰岛素或感染、外伤等应激情况诱发。乳酸酸中毒常见于严重缺氧及肾功能不全的患者。血糖、渗透压、酮体、血气分析及乳酸检测有助于鉴别诊断。老年糖尿病急性并发症死亡率较高，需要及时启动胰岛素治疗。

2.慢性并发症　糖尿病大血管病变以动脉粥样硬化为基本病理改变，主要包括心、脑及下肢血管病变，其主要特点如下：虽然症状相对较轻或缺如，但病变范围广泛且严重，治疗困难、预后差，是老年糖尿病伤残和死亡的主要原因。随着年龄增长及糖尿病病程增加，微血管病变患病率逐渐增高。糖尿病视网膜病变常见，但因多伴有白内障使实际诊断率下降。老年糖尿病肾损害是多种危险因素共同作用的结果，血肌酐水平不能准确反映肾功能状态，需要计算肾小球滤过率。老年糖尿病患者神经系统损害常见，包括中枢神经系统病变和周围神经病变。

3.低血糖　年龄是发生严重低血糖的独立危险因素。老年糖尿病患者发生低血糖可能诱发严重不良后果，如急性心脑血管事件、加重认知障碍甚至死亡。伴有认知障碍、自主神经病变、使用胰岛素或有反复低血糖发作史的老年患者尤其需要警惕严重低血糖的发生，及时监测血糖变化。

老年糖尿病患者出现低血糖症需鉴别以下情况：低血糖症，即有低血糖症状＋血糖＜3.9mmol/L；低血糖反应，即出现低血糖症状但血糖未达到低血糖症的标准；低血糖，即血糖达到低血糖症的标准，但未出现低血糖症的相关症状。

4.老年综合征　老年糖尿病患者易于出现包括跌倒、痴呆、谵妄、晕厥、抑郁、疼痛、压疮、便秘、尿失禁、睡眠障碍、药物滥用、营养不良、听力障碍、帕金森综合征和衰弱综合征等老年综合征，严重影响患者的生活质量和预期寿命，增加了糖尿病管理的难度。对此类患者更需要全面评估并慎重考虑治疗获益与风险的平衡，确定以提高生活质量为主的安全治疗策略。

（三）个体化血糖控制目标

老年人血糖控制目标设定原则：血糖控制水平应是既能预防和降低糖尿病血管并发症，也能尽量减少低血糖发生风险，应根据患者自身的实际情况制订个体化控制目标。在制订个体化控制标准时需对患者的预期寿命、降血糖药治疗风险（胰岛 B 细胞功能、低血糖发生、体重增加）、治疗获益程度（已有并发症、脏器功能异常程度）、患者承受治疗能力（自我管理水平、医疗条件）等进行综合评估。值得注意的是，对于健康状况不佳、病情复杂的老年患者，医疗护理标准建议血糖控制应避免过度依赖 HbA1c，而应将避免出现低血糖和有症状的高血糖作为合理的治疗目标。

1.老年 T2DM 患者血糖控制标准　见表4-16。

表4-16　老年 T2DM 患者血糖控制标准

项目	良好控制标准	中间过渡标准	可接受标准
糖化血红蛋白（%）	≤7.0	7.0～8.0	8.0～8.5
空腹血糖（mmol/L）	4.4～7.0	5.0～7.5	5.0～8.5
餐后2h血糖（mmol/L）	<10.0	<11.1	<13.9
治疗目标	预防并发症发生	减缓并发症进展	避免高血糖的急性损害
适应的患者条件	适用于新诊断、病程短、低血糖风险低，应用非胰岛素促泌剂类降血糖药物治疗为主、自理能力好或有良好辅助生活条件的老年糖尿病患者	适用于预期生存期＞5年、中等程度并发症及伴发疾病，有低血糖风险，应用胰岛素促泌剂类降血糖药物或以多次胰岛素注射治疗为主、自我管理能力欠佳的老年糖尿病患者。希望在治疗调整中转向良好控制	适用于预期寿命＜5年、伴有影响寿命的疾病、有严重低血糖发生史、反复合并感染、急性心脑血管病变、急性病入院治疗期间、完全丧失自我管理能力、缺少良好护理的患者。需避免高血糖造成的直接损害

2.老年糖尿病患者血糖控制目标　　根据老年糖尿病患者健康综合评估的结果（表4-17）和是否应用低血糖风险较高药物两项指标，推荐老年患者血糖控制目标见表4-18。

表4-17　老年健康状态综合评估

健康等级	老年糖尿病患者特点
良好 （Group 1）	患者无共病或合并≤2种除糖尿病外的慢性疾病（包括脑卒中、高血压、1～3期慢性肾脏病、骨关节炎等）和患者无ADL损伤，IADL损伤数量≤1
中等 （Group 2）	患者合并≥3种除糖尿病外的慢性疾病（包括脑卒中、高血压、1～3期肾脏病、骨关节炎等）和（或）患者满足以下任意一项：①中度认知功能受损或早期痴呆；②IADL损伤数量≥2
差 （Group 3）	患者满足以下任意一项：①合并≥1种治疗受限的慢性疾病（包括转移性恶性肿瘤、需氧疗的肺部疾病、需透析的终末期肾病、晚期心力衰竭）且预期寿命较短；②中、重度痴呆；③ADL损伤数量≥2；④需长期护理

注：ADL.日常生活活动能力，包括如厕、进食、穿衣、梳洗、行走；IADL.工具性日常生活活动能力，包括打电话、购物、做饭、服药和财务管理。

表4-18　老年糖尿病患者血糖控制目标

血糖监测指标	未使用低血糖风险较高的药物			使用低血糖风险较高的药物		
	良好 （Group 1）	中等 （Group 2）	差 （Group 3）	良好 （Group 1）	中等 （Group 2）	差 （Group 3）
HbA1c（%）	<7.5	<8.0	<8.5	7.0～7.5	7.5～8.0	8.0～8.5
空腹或餐前血糖 （mmol/L）	5.0～7.2	5.0～8.3	5.6～10.0	5.0～8.3	5.6～8.3	5.6～10.0
睡前血糖 （mmol/L）	5.0～8.3	5.6～10.0	6.1～11.1	5.6～10.0	8.3～10.0	8.3～13.9

（四）老年糖尿病患者的血糖管理

老年糖尿病的治疗虽然个体化，但其治疗的目标是相同的：①急性并发症的预防。低血糖是老年糖尿病患者治疗中最严重的并发症，故治疗中应使血糖逐步稳定降低。②慢性并发症防治。③老年糖尿病的综合防治，包括饮食、运动、药物等，也包括戒烟、控制体重、控制血压、调节血脂等。老年糖尿病患者的治疗需要各方面的努力，包括自我认知水平的提高和社会各方面的关注与帮助。

1.糖尿病教育 重视老年患者的教育和管理是提高糖尿病治疗水平的重要举措。糖尿病教育的内容和形式同一般成年人糖尿病。在老年糖尿病患者的健康教育中尤其需要关注的是：老年糖尿病患者低血糖风险大且感知低血糖能力差，在制订血糖控制目标、饮食运动方案、血糖监测策略和药物选择时应警惕低血糖的发生。同样，老年糖尿病患者也是骨量减少、骨质疏松甚至骨折的高风险人群，因此，需加强老年糖尿病患者骨折风险评估及预防骨质疏松知识的教育。衰弱对老年人健康的影响巨大，其主要表现除肌少症外，还包括机体功能缺陷、跌倒、认知障碍、抑郁、营养不良等，应进行合理的营养、饮食、运动、防跌倒及心理健康教育。在疾病诊断初期，医护人员及家庭成员需要帮助患者正视疾病，使其接受糖尿病教育、了解糖尿病的相关知识，引导患者接受并积极参与糖尿病的全程管理。

2.饮食治疗

（1）老年人能量代谢特点：人体代谢水平随着年龄的增长而逐渐减少，部分老年患者又长期能量摄入超标，表现为内脏脂肪存储过多、肌肉存量衰减型肥胖；另有部分老年患者因多种原因合并食欲缺乏、吞咽困难、口腔或牙齿等问题及各种其他功能障碍，导致体重过低和（或）肌少症的发生。不良的饮食习惯，如饮食结构单一、进食方式欠合理等是促成血糖波动大的重要影响因素，而不恰当的饮食限制也会给老年糖尿病患者带来额外的风险。

（2）老年人饮食管理原则：老年糖尿病患者的饮食管理应当保证所需热量供给、合理调配饮食结构（适当限制甜食，多进食热量密度高且富含膳食纤维、升血糖指数低的食物）和进餐模式（少食多餐、慢吃、后吃主食），以保持良好的营养状况。老年糖尿病患者的饮食结构中，碳水化合物供能应占50%～60%，无肾病限制时，蛋白质的摄入量应为1.0～1.3g/（kg·d），推荐以蛋、奶制品、动物肉类和大豆蛋白等优质蛋白为主。中国《糖尿病膳食指南》推荐膳食纤维的摄入量为每天25～30g。

（3）不同老年人糖尿病的饮食管理

1）生活能够自理者：应鼓励并协助实现和维持健康的体重，计划规律的每餐碳水化合物的摄入量，避免过量的糖、饮料和果汁的摄入。

2）生活不能自理者：要保证足量的水分摄入，尤其是避免炎热天气过度失水，对护理保健专业人员进行教育和培训，每日为老年人提供适当的个体化营养支持。

3）营养不良虚弱患者：根据营养状态的评估，选择高蛋白、高热量的食物改善营养不良和虚弱的状态，对先前已有营养不良的患者，营养干预应尽早开始。

4）痴呆患者：医疗保健人员或护理人员应根据实际情况选择适合进食的方式以管理饮食。

5）临终关怀患者：可能需要管饲营养或静脉营养来满足营养需求，个人、家庭和护理人员应符合伦理要求，参与营养支持方案的建立。

3.运动治疗

（1）运动的益处：运动治疗需要兼顾有助于血糖控制和保持良好的身体素质（体重和灵活性）两方面，适度的运动较单纯饮食控制更有益于老年人代谢和心理平衡的调整。2021年ADA标准指出强化生活方式干预对生活质量、活动能力、身体功能及控制心血管代谢风险因素有益，并建议对于超重/肥胖且有安全运动能力的老年T2DM患者，应考虑强化生活方式干预，重点是改变饮食习惯、体力活动和适度减重，如体重下降5%～7%。

（2）个体化运动

1）体能和智能水平正常的老年糖尿病患者，选择能进行并容易坚持的全身或肢体运动方式，如快走、游泳、乒乓球、羽毛球、门球、广播操、太极拳、瑜伽、五禽戏、八段锦、运动器械等。结合轻、中度运动消耗量安排时间，提倡每日三餐后进行适量的近距离轻度活动，有利于缓解餐后高血糖。每周3～5次的体能和素质锻炼，注意颈、肩、肘、腕、指、脊柱、髋、膝、踝趾多关节的适度多方位活动，有助于防跌倒、防骨折。结合有计划的抗阻运动，如对掌、举重物、抬腿保持等可以帮助老年患者延缓肌肉的减少。

2）生活不能自理的老年糖尿病患者，鼓励低强度以家庭为基础的运动计划，即使是足不出户只能在床上或椅子上的老年人，也要由陪护人员进行手臂和腿部力量及灵活性的锻炼；体质虚弱的老年人通过平衡训练改善身体功能、下肢力量、运动功能状态，以防止进一步恶化；对于痴呆患者，教育家庭成员和护理人员为其选择最安全有效的个人锻炼模式；临终关怀人员选择的运动形式应符合个人能力和身体状况。

3）肥胖老年糖尿病患者可通过适当增加有氧运动量消耗脂肪储存。运动前需进行运动安全性评估，重点关注心脑血管和运动功能指标。

4）除急性心脑血管病、急性感染、重症心肺肝肾功能不全、急性损伤等危重情况不宜运动外，也应鼓励处于疾病恢复期、慢性残障状态等的老年患者在可耐受时间段、相对固定体位进行四肢关节活动，有助于预防肌肉衰减症及促进疾病的康复。

4. 药物治疗　经过生活方式干预后血糖仍不达标的老年T2DM患者应尽早进行药物治疗。药物治疗的原则包括：优先选择低血糖风险较低的药物；选择简便、依从性高的药物，降低多重用药风险；权衡风险获益比，避免过度治疗；关注肝肾功能、心脏功能、并发症及伴发病等因素。

（1）中国老年T2DM患者降血糖用药路径见图4-3。

（2）对于健康状态综合评估结果为良好和中等的老年患者，可参照老年T2DM患者非胰岛素治疗路径（图4-4）。

（3）各类降血糖药物应用注意事项

1）非胰岛素促泌剂

A. 二甲双胍（MET）：国内外指南均推荐MET作为T2DM患者的首选或一线用药，较少的低血糖风险对老年人有一定益处，但药物带来的胃肠道反应与体重减轻对于瘦弱的老年患者可能不利。首选初始治疗药物，除非伴有心力衰竭或严重肾病，eGFR为$45 \sim 60$ml/（min·1.73m^2）时MET应减量，eGFR＜45ml/（min·1.73m^2）时应停药。双胍类禁用于肝功能不全、心力衰竭、缺氧或接受大手术的患者，避免乳酸酸中毒的发生。影像学检查使用碘化对比剂时，应暂时停用MET。

B. α-糖苷酶抑制剂（AGI）：餐后血糖升高是高龄老年T2DM患者的血糖特征。AGI主要降低餐后血糖且低血糖风险低，对于以碳水化合物为主要热量来源的老年糖尿病患者更合适。服药后的胃肠道反应可能会影响此类药物的使用，从小剂量开始，逐渐加量可以有效减少不良反应。单独服用本类药物通常不会发生低血糖。该类药物会延缓碳水化合物的分解和吸收，因而一旦发生低血糖，需口服葡萄糖制剂，食用蔗糖或淀粉类食物纠正低血糖的效果差。

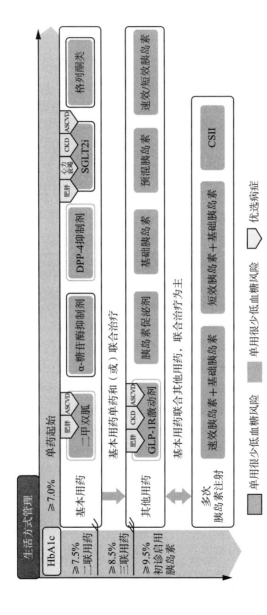

图 4-3　老年 T2DM 患者降血糖药物治疗路径

HbA1c. 糖化血红蛋白；GLP-1R. 胰高血糖素样肽 -1 受体；CSII. 持续皮下胰岛素泵；CKD. 慢性肾脏病；DPP-4. 二肽基肽酶；SGLT2i. 钠 - 葡萄糖协同转运蛋白 -2 抑制剂；ASCVD. 动脉粥样硬化性心血管疾病

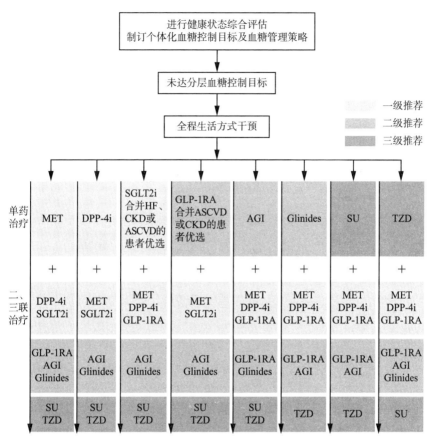

图 4-4　老年 T2DM 患者非胰岛素治疗路径

MET. 二甲双胍；DPP-4i. 二肽基肽酶 Ⅳ 抑制剂；SGLT2i. 钠 - 葡萄糖协同转运蛋白 2 抑制剂；GLP-1RA. 胰高血糖素样肽 -1 受体激动剂；AGI. α- 糖苷酶抑制剂；Glinides. 格列奈类；SU. 磺酰脲类；TZD. 噻唑烷二酮类；HF. 心力衰竭；CKD. 慢性肾脏病；ASCVD. 动脉粥样硬化性心血管疾病

C. 钠 - 葡萄糖协同转运蛋白 2 抑制剂（SGLT2i）：通过抑制肾脏近曲小管钠 - 葡萄糖协同转运蛋白 2（SGLT2）重吸收葡萄糖，增加尿液中葡萄糖的排出，达到降血糖作用。其降血糖疗效与二甲双胍相当，可抑制SGLT2，在增加尿中葡萄糖排出的同时也增加水钠和尿酸的排出，减轻体重和降低血压。我国已上市的达格列净、恩格列净和卡格列净均在一系列心血管病和肾脏病结局的大型临床研究中被证实，在具有心血管高危风险的T2DM患者中可使心血管不良事件和心力衰竭住院率显著下降。对于有糖尿病肾脏病变的患者，SGLT2i能减少蛋白尿，已被各指南推荐为该类患者的首选用药。SGLT2i单独使用时不增加低血糖发生的风险。SGLT2i的常见不良反应为生殖泌尿道感染。罕见的不良反应包括酮症酸中毒，不适用于有营养障碍、低钠血症、外周动脉闭塞及泌尿生殖道感染史的老年患者。不建议用于围手术期、有影响进食的检查、外（创）伤治疗期的老年糖尿病患者。

D.噻唑烷二酮类：有增加体重、加重水肿、心力衰竭及骨折的风险，在老年患者中的应用存在一定的负面影响，除非老年早期或有特殊需求，一般不推荐在老年糖尿病患者中使用。

2）肠促胰素类

A.胰高血糖素样肽-1受体激动剂（GLP-1RA）：GLP-1RA通过激活体内胰高血糖素样肽-1受体（GLP-1R）发挥降血糖效应，以葡萄糖浓度依赖的方式增强胰岛素分泌、抑制胰高血糖素分泌，并能延缓胃排空，通过抑制食欲中枢减少进食量。GLP-1RA可降低空腹和餐后血糖，并有降低体重、血压和TG的作用，更适用于胰岛素抵抗、腹型肥胖的老年糖尿病患者。单独使用GLP-1RA极少导致低血糖。对合并心肾病变或需要减轻体重的老年糖尿病患者，GLP-1RA为优先选择的注射类降血糖药。原则上这类药物的应用没有年龄限制，但可能导致恶心、厌食等胃肠道不良反应及体重减轻，不适合用于比较瘦弱的老年患者。因有延迟胃排空的作用，存在胃肠功能异常尤其是有胃轻瘫的老年患者不宜选用该类药物。肾功能不全时药物需要减量，有胰腺炎和甲状腺C细胞肿瘤的患者忌用。目前国内上市的艾塞那肽、利拉鲁肽、利司那肽、贝那鲁肽、度拉糖肽（周制剂）和司美格鲁肽（周制剂）均需皮下注射。

B.二肽基肽酶Ⅳ抑制剂（DPP-4i）：通过增加体内自身GLP-1的水平改善糖代谢。降血糖机制同GLP-1RA，降血糖疗效略弱，DPP-4i可增加餐时胰岛素分泌、延缓胃排空、降低餐后血糖。单独应用不增加低血糖风险，对体重影响小，耐受性和安全性比较好，用于老年患者甚至伴有轻度认知障碍的老年患者均有较多获益。目前在国内上市的有西格列汀、沙格列汀、维格列汀、利格列汀和阿格列汀，降血糖效应相近。利格列汀主要从胆肠代谢，肾衰竭患者使用时无须减量，与其他药物相互作用少，其余4种均需从肾脏排出，eGFR＜45ml/（min·1.73m^2）时需减量或停用。

3）胰岛素促泌剂

A.磺酰脲类药物：老年患者服用该类药物低血糖发生风险相对较大，尤其是格列本脲，不宜用于老年患者。对于健康状况较好的老年患者，可考虑选用缓释或控释的磺酰脲类药物，体内药物浓度平缓，低血糖发生情况少。

B.格列奈类：以降低餐后血糖为主，半衰期较短，在相同降血糖效果的前提下，格列奈类药物低血糖风险较磺酰脲类药物低。

4）胰岛素：老年T2DM患者在生活方式和非胰岛素治疗的基础上，若血糖控制仍未达标，可加用胰岛素治疗。在起始胰岛素治疗前，需要充分考虑老年糖尿病患者的整体健康状态、血糖升高的特点和低血糖风险等因素，权衡患者获益风险比，个体化选择治疗方案。与人胰岛素相比，胰岛素类似物发生低血糖的风险相对较低，但价格也更高。

起始胰岛素治疗时，首选基础胰岛素，用药方便、依从性高，适用于多数老年患者。选择基础胰岛素时，应选择血药浓度较平稳的剂型，如德谷胰岛素、甘精胰岛素，并在早上注射，以减少低血糖尤其是夜间低血糖的发生风险。可根据体重计算起始剂量，通常设定为0.1～0.3U/（kg·d），根据空腹血糖水平，每3～5天调整一次剂量，直至空腹血糖达到预定目标。如空腹血糖达标，但HbA1c不达标，应重点关注餐后血糖，必要时可添加餐时胰岛素。基础胰岛素联合餐时胰岛素（3次/天）较符合人体生理胰岛素分泌模式，但复杂的给药方案会降低患者长期治疗的依从性，且不适用于健康状态差（Group 3）、预期寿命短的老年糖尿病患者。双胰岛素每日注射1～2次，与多次胰岛素注射疗效相当，注射次数少，患者用药依从性较高。预混胰岛素与基础联合餐时的方案相比注射次数少，但在老年患者中，尤其是长病程、自身胰岛功能较差、进餐不规律的患者中，每日2次预混胰岛素治疗灵活性差，可能增加低血糖风险。

在老年糖尿病患者中，胰岛素治疗方案应强调"去强化"。对于高龄、预期寿命短或健康状态差（Group 3）的老年糖尿病患者不建议多针胰岛素治疗。对于非胰岛素治疗可将血糖控制达标的老年糖尿病患者，应逐步将胰岛素进行减停。必须联用胰岛素才能将血糖控制满意的老年糖尿病患者，应尽量简化胰岛素方案，需考虑下列几点：①尽量减少注射次数；②采用长效或超长效胰岛素类似物控制空腹及餐前血糖满意后，在餐后血糖不达标时再考虑加用餐时胰岛素；③尝试将预混胰岛素转换为基础胰岛素，以简化方案并减少低血糖风险。

老年T2DM患者胰岛素治疗路径见图4-5，老年T2DM患者短期胰岛素治疗路径见图4-6。

5.其他降血糖治疗　干细胞治疗和代谢手术治疗是近年来在糖尿病治疗领域发展迅速的糖尿病治疗方法，目前尚没有在老年糖尿病患者应用的适应证。

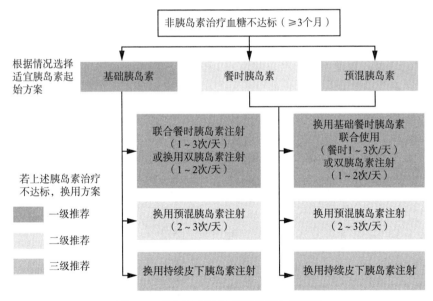

图4-5　老年T2DM患者胰岛素治疗路径

上述胰岛素包括胰岛素和胰岛素类似物，优选类似物。选用预混胰岛素注射3次/天时需选用胰岛素类似物。预混人胰岛素、双胰岛素不能3次/天注射。此路径图适用于健康状态良好（Group 1）和中等（Group 2）的老年患者

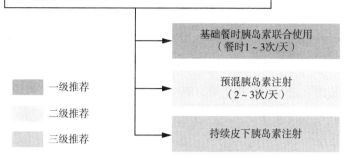

图4-6 老年T2DM患者短期胰岛素治疗路径

此路径图参考2021年美国糖尿病学会发布的糖尿病医学诊疗标准临床指南；短期胰岛素治疗时根据患者情况考虑停用非胰岛素治疗方案，高血糖状态解除时应再次评估并优化治疗策略

（五）老年糖尿病患者合并多种代谢异常的综合治疗

老年糖尿病患者常合并其他代谢异常，除进行血糖控制外，还应在综合评估治疗风险的基础上，选择合适的血压、血脂、血尿酸及体重的控制目标（表4-19）。

表4-19 老年糖尿病患者高血压及其他代谢异常的控制标准

指标	严格控制标准	一般控制标准	调整期可接受标准
血压（mmHg）	＜130/80（短病程、合并DKD蛋白尿者）	＜140/85（复杂病情、长病程、合并脑血管病变）	＜150/90（有缺血性心脑血管病史、长期高血压未控制）
LDL-C（mmol/L）	＜1.8（已有心脑血管病史，心血管病高危）	＜2.6（无心脑血管病史，心血管病中危）	＜4.4（无心脑血管病史，心血管病低危）
TG（mmol/L）	＜1.7（有胰腺炎病史，心血管病高危）	＜2.5（无胰腺炎病史，心血管病中危）	＜3.5（无胰腺炎病史，心血管病低危）
血尿酸（μmol/L）	＜360（有痛风病史，合并DKD）	＜420（单纯高尿酸血症）	＜300（严重痛风合并痛风石、DKD）
体重指数（kg/m²）	＞20～＜24	＜28	肥胖者减少、消瘦者增加

注：LDL-C.低密度脂蛋白胆固醇；TG.甘油三酯；DKD.糖尿病肾病。

（六）老年糖尿病患者并发症与合并症

1.心血管病变　对于老年糖尿病患者，应早期开始干预和治疗心血管病变的危险因素，包括在糖尿病及高血压前期即开始管理、生活方式干预、及时启动降低低密度脂蛋白胆固醇治疗等综合心血管病危险因素的管理措施。有异常症状者适时行冠状动脉血管造影（DSA）可较早发现病变并及时处置。老年糖尿病患者因伴存心脏自主神经病变，可发生乏力、心悸、水肿等不典型症状或无症状性心肌梗死，易合并心律失常或心力衰竭，可导致心脏性猝死。需经心电图和心肌酶的动态监测确定诊断，及时治疗。

2.缺血性脑梗死　糖尿病合并的脑血管病变90%以上是缺血性脑梗死，近1/3脑卒中患者的病因与颈动脉狭窄有关。老年糖尿病患者脑梗死的一级预防包括积极控制血压、血糖、低密度脂蛋白胆固醇在理想水平，并戒烟。对心、脑血管高危患者，应定期检测颈动脉超声，如发现小斑块形成或颅脑CT（或MRI）检查发现小缺血灶，即开始抗血小板药物治疗。LDL-C控制在＜2.0mmol/L，HbA1c＜7.0%，急性期血压不宜控制过严，＜150/80mmHg即可。

3.下肢动脉疾病　外周动脉疾病（PAD）是糖尿病常见的大血管并发症，老年糖尿病患者多发，下肢动脉闭塞最常见。糖尿病合并高血压将增加PAD的发生及靶器官损伤。应用超声筛查下肢动脉病变，可更早及准确地检测血管损伤，并进行危险分层。对出现下肢疼痛症状者，临床上按疼痛程度分级（外周动脉疾病的分期）。治疗上按照病变不同阶段各有侧重，单纯动脉管壁增厚伴散在斑块者，需加用抗血小板药物，下肢动脉管腔狭窄＞50%、足背动脉搏动缺失或有运动后下肢无力等症状，可联合西洛他唑长期服用。下肢动脉管腔狭窄＞75%、中重度间歇性跛行伴静息痛者，有条件需行介入治疗。

4.糖尿病足　发生糖尿病足意味着同时存在全身动脉粥样硬化性改变，是发生心、脑血管严重病变的高风险信号，需对患者进行全面评估，综合治疗。病程长的患者均需注意预防足部皮肤破损，认真处置足癣和甲癣。一旦发生足部皮肤溃烂，应尽早到足病专科就诊。

5.糖尿病肾病与慢性肾衰竭　老年糖尿病肾损伤常为多因素所致。遗传因素、高血压、高血糖、肥胖、高尿酸及肾毒性药物是老年慢性肾病进展的主要影响因素，糖尿病所致肾损伤仅占1/3。

6.糖尿病视网膜病变与失明　老年糖尿病患者需定期进行眼底检查，及时发现病变，及早开始治疗获益最大。

7.糖尿病周围神经病变　50%以上的老年糖尿病患者合并外周神经病变，以感觉神经、自主神经受损最为常见。由于老年患者伴存的骨关节病变、精神异常、认知障碍等病变在一些症状的发生中相互影响，诊断糖尿病周围神经病变时需要综合分析。

8.老年骨质疏松与关节病变　骨质疏松发生于绝经后女性及老年人，预防跌倒、骨折是其治疗目标。老年糖尿病患者伴存的多种疾病均可导致跌倒及骨折的风险增高，对老年人定期进行跌倒风险及身体功能评估非常必要，同时应避免严重高血糖及低血糖导致跌倒风险的增加。

9.老年糖尿病患者存在的其他问题

（1）发生认知功能障碍的风险高于正常人，需借助简单的评估工具表对高龄、病程较长的患者进行筛查。

（2）糖尿病与抑郁症的患病率升高有关，未治疗的抑郁可能会增加发生死亡及痴呆的风险，需使用老年抑郁量表进行早期筛查。

（3）伴有腹型肥胖的老年患者阻塞性睡眠呼吸暂停综合征（OSAS）患病率增高，可伴有空腹高血糖、高胰岛素血症和清晨高血压，有增加晨时猝死的风险，需及时检查及治疗，通过改善患者通气情况改善总体预后。

第三节　特殊时期糖尿病的个体化治疗

一、糖尿病前期人群的血糖管理

糖尿病前期被认为是一种标志或分水岭，它的出现标志着将来发生糖尿病、心脑血管疾病、微血管病变、肿瘤及痴呆等疾病危险性增高。及时发现糖尿病前期人群并对其进行有效干预是预防或延缓糖尿病发生的关键。

全国流行病学调查结果显示，2008年糖尿病前期的患病率为15.5%，约1.48亿人。2010年糖尿病前期患病率为50.1%。2013年糖尿病前期患病率为35.7%。以上结果均提示糖尿病前期人群比糖尿病患者数量更为庞大。为满足我国糖尿病防控新形势的需要，中华医学会内分泌学分会发表了《中国成人糖尿病前期干预的专家共识（2020）》，并于2023年进行了修订，形成了《中国成人糖尿病前期干预的专家共识（2023）》（以下简称"共识"），本章就新修订共识主要知识点进行概括。

（一）糖尿病前期的定义与诊断标准

糖尿病前期是糖尿病发病前的过渡阶段，包括空腹血糖受损（IFG）、糖耐量受损（IGT）及两者的混合状态（IFG＋IGT），是在正常血糖与糖尿病之间的中间高血糖状态。"共识"基于WHO 1999和ADA 2022的糖尿病前期诊断标准，制定了中国成人糖尿病前期诊断标准（表4-20）。

表4-20　中国成人糖尿病前期诊断标准

静脉血浆葡萄糖及HbA1c水平	糖尿病前期		
	IFG	IGT	IFG＋IGT
空腹血糖（mmol/L）	≥6.1，＜7.0	＜6.1	≥6.1，＜7.0
加上糖负荷后2h血糖（mmol/L）	＜7.8	≥7.8，＜11.1	≥7.8，＜11.1
和（或）加上HbA1c（％）		≥5.7，＜6.5	

（二）糖尿病前期的筛查

对具有至少一项危险因素的高危人群，及早开始进行糖尿病筛查；筛查结果正常者，宜每3年至少重复筛查一次，筛查结果为糖尿病前期，建议每年筛查1次。

1.高危人群的确定

（1）"共识"采用了《中国2型糖尿病防治指南（2020年）》推荐的高危人群定义，在成年人（＞18岁）中，具有下列任何一个及以上的糖尿病危险因素，即为糖尿病高危人群：①有糖尿病前期史；②年龄≥40岁；③体重指数（BMI）≥24kg/m^{2}和（或）中心型肥胖（男性腰围≥90cm，女性腰围≥85cm）；④一级亲属有糖尿病史；⑤缺乏体力活动者；⑥有巨大儿分娩史或有妊娠期糖尿病病史的女性；⑦有多囊卵巢综合征病史的女性；⑧有黑棘皮病者；⑨有高血压史，或正在接受降压治疗者；⑩高密度脂蛋白胆固醇＜0.90mmol/L和（或）甘油三酯＞2.22mmol/L，或正在接受调脂药治疗者；⑪有动脉粥样硬化性心血管疾病（ASCVD）史；⑫有类固醇类药物使用史；⑬长期接受抗精神病药物或抗抑郁症药物治疗；⑭中国糖尿病风险评分（CDRS）总分≥25分（表4-21）。

表 4-21　中国糖尿病风险评分表

评分指标	分值	评分指标	分值
年龄（岁）		体重指数（kg/m^2）	
20～24	0	＜22.0	0
25～34	4	22.0～23.9	1
35～39	8	24.0～29.9	3
40～44	11	≥30.0	5
45～49	12	腰围（cm）	
50～54	13	男＜75.0，女＜70.0	0
55～59	15	男＜75.0～79.9，女＜70.0～74.9	3
60～64	16	男＜80.0～84.9，女＜75.0～79.9	5
65～74	18	男＜85.0～89.9，女＜80.0～84.9	7
收缩压（mmHg）		男＜90.0～94.9，女＜85.0～89.9	8
＜110	0	男≥95.0，女≥90.0	10
110～119	1	糖尿病家族（父母、同胞、子女）	
120～129	3	无	0
130～139	6	有	6
140～149	7	性别	
150～159	8	女	0
≥160	10	男	2

　　《中国2型糖尿病防治指南（2020年）》同时提出了儿童和青少年糖尿病高危人群的定义。儿童和青少年高危人群包括：BMI≥相应年龄、性别的第85百分位数；且合并以下3项危险因素中至少1项，即母亲妊娠时有糖尿病（包括妊娠期糖尿病），一级亲属或二级亲属有糖尿病史，存在与胰岛素抵抗相关的临床状态（如黑棘皮病、多囊卵巢综合征、高血压、血脂异常）。

（2）《ADA糖尿病医学诊疗标准（2023年）》建议：①糖尿病前期筛查应从35岁开始；②超重或肥胖的无症状成年人，如果合并一个或多个糖尿病危险因素，任何年龄都可以进行糖尿病前期筛查。筛查正常，至少每3年进行一次重复筛查，出现症状或风险变化时应尽早进行筛查；③GDM每3年进行一次全面检查。

《ADA糖尿病医学诊疗标准（2023年）》增加了艾滋病毒感染者的筛查，应在开始抗反转录病毒治疗前、抗反转录病毒治疗时以及开始或抗反转录病毒治疗后3～6个月，通过空腹血糖筛查糖尿病前期。如果最初的筛查结果正常，应每年检查一次空腹血糖。

《ADA糖尿病医学诊疗标准（2023年）》糖尿病危险因素如下：①一级亲属有糖尿病史；②CVD病史；③有高血压（血压≥140/90 mmHg），或正在接受降压治疗者；④高密度脂蛋白胆固醇＜0.90mmol/L和（或）甘油三酯＞2.82mmol/L；⑤有多囊卵巢综合征病史的女性；⑥缺乏体力活动者；⑦存在与胰岛素抵抗相关的临床状态（如黑棘皮病）；⑧HIV感染者。

2.筛查方法的选择　静脉血浆血糖检测（FPG、任意点血糖）、OGTT、全血血糖检测（指尖血糖）、HbA1c、CDRS、非侵袭性糖尿病风险预测模型＋指尖血糖等。FPG筛查简单易行，但有漏诊可能。

《中国2型糖尿病防治指南（2020年）》推荐：对空腹血糖≥6.1mmol/L或随机血糖≥7.8mmol/L，建议行口服葡萄糖耐量试验（OGTT），同时检测空腹血糖和糖负荷后2 h血糖。

《ADA糖尿病医学诊疗标准（2023年）》增加糖化血红蛋白筛查，以HbA1c 5.7%～6.4%作为糖尿病前期切点。

我国糖尿病前期人群庞大，"共识"推荐基层医疗机构宜采用两点法开展糖尿病前期和糖尿病筛查，即空腹血糖和OGTT 2h血糖。

（三）糖尿病前期的管理

1.目标　通过适当的干预方法控制体重，超重或肥胖者体重减轻3%～5%。可根据患者具体情况制订更严格的减重目标，使BMI达到或接近23kg/m²或体重至少下降7%，男性腰围＜85cm，女性腰围＜80cm，腰围身高比＜0.49，并长期维持。改善血脂异常等危险因素，使其血糖逆转为正常，从而预防或延缓其进展为糖尿病。

2.原则　根据发生糖尿病的风险高低进行分层（表4-22）。①极高风险人群: HbA1c > 6.0%; ②高风险人群: IFG + IGT 人群（无论是否合并其他的糖尿病危险因素），或者单纯 IFG 或 IGT 合并一种及以上的其他糖尿病危险因素者; ③低风险人群: 单纯的 IFG 或 IGT 人群。

表4-22　糖尿病前期人群的风险分层

	IFG	IGT	IFG + IGT	HbA1c > 6.0%
不合并其他糖尿病危险因素	低风险	低风险	高风险	极高风险
合并其他糖尿病危险因素	高风险	高风险	高风险	极高风险

3.方法

（1）健康教育: 使糖尿病前期人群充分认识糖尿病前期的潜在危害并掌握糖尿病前期的自我管理能力。同时给予心理支持，缓解心理压力，重视家庭成员的健康教育，鼓励家庭成员共同参与并督导实施防治计划。可采取多种教育管理形式，将数字化辅导和数字化自我管理干预的系统方法纳入教育计划，通过短信、智能手机、基于网络的应用程序及远程健康管理系统等多种手段实施，有经济条件的个体可选择相应的健康管理机构进行自我管理。

教育实施: ①评估。收集资料，包括病情、知识、行为、心理。②发现问题。找出高危个体知识和行为存在的主要问题。③制订目标。确定接受教育后在知识和行为上所能达到的目标。④列出计划。根据具体情况，制订个体化、可行性的教育计划。⑤实施。采取具体教育方法和技巧进行教育。具体内容: 糖尿病前期的自然进程、糖尿病的临床表现、糖尿病前期的危害、如何防治糖尿病及其急慢性并发症、糖尿病前期干预及自我管理的重要性、个体化的治疗目标等。⑥效果评价。反馈教育频度、内容，制订下一步教育方案。

（2）生活方式干预: 核心是合理膳食和适度运动。

1）医学营养干预:"共识"推荐合理平衡膳食（低脂低热量饮食、间歇性断食、地中海膳食、素食），摄入富含多不饱和和单不饱和脂肪酸食品，限制摄入饱和脂肪酸，避免食用反式脂肪酸，适当进食粗粮等富含膳食纤维的食物；限盐限酒，每日限盐5g，不建议饮酒。

2）运动干预："共识"建议每周＞150min中等强度活动。推荐有氧运动和抗阻运动的联合运动干预，多样的运动形式可以避免运动干预的单一性，有利于增强运动干预的依从性。具体运动干预措施详见表4-23。

表4-23　运动干预措施

	运动方式	运动时间	注意事项
有氧运动	快走、慢跑、骑自行车、游泳；医疗体操、健身操、木兰拳、太极拳；乒乓球、保龄球、羽毛球等	每周至少5次，每次持续运动不少于30min	结合个体的年龄、病情及身体承受能力；适时调整运动计划，肥胖的糖尿病前期个体需加强运动
抗阻运动	抗阻练习器械或自由负重（如哑铃和杠铃）	规律有氧运动的同时，应每周至少2次抗阻运动，每次2～3组，每组8～10遍重复的抗阻运动，组间休息2～3min；2次抗阻运动应间隔1～2天，每周3次更理想	为了避免损伤，练习的强度、频率及持续时间应缓慢增加；结合个体的年龄、病情及身体承受能力，适时调整运动计划

《中国2型糖尿病防治指南（2020年）》建议：糖尿病前期患者应通过饮食控制和运动以降低糖尿病的发生风险，并定期随访，给予社会心理支持，以确保患者良好的生活方式能够长期坚持；定期检查血糖；同时密切关注其他心血管疾病危险因素（如吸烟、高血压、血脂异常等），并给予适当的干预措施。具体目标是：①使超重或肥胖者BMI达到或接近24kg/m²，或体重至少减少7%。②每日饮食总热量至少减少400～500kcal（1kcal＝4.184kJ），超重或肥胖者应减少500～750 kcal。③饱和脂肪酸摄入占总脂肪酸摄入的30%以下；每人每天食用盐的总量不超过5g。④中等强度体力活动，每周至少保持在150min。⑤经过强化生活方式干预6个月效果不佳，可考虑药物干预。

（3）药物干预：低风险者先实施生活方式干预，6个月后未达到预期干预目标或高血糖进展和（或）无法严格遵守生活方式者，可考虑药物干预；高风险者和极高风险者可考虑在生活方式干预的同时启动药物干预。《ADA糖尿病医学诊疗标准（2023年）》建议，对于糖尿病前期人群，特别是BMI＞32.5kg/m²、年龄在25～59岁、有妊娠期糖尿病的女性，无论生活方式干预能否降低HbA1c值，均可考虑使用二甲双胍预防糖尿病。

临床试验结果显示，二甲双胍、α-糖苷酶抑制剂、噻唑烷二酮类药物、胰高糖素样肽-1（GLP-1）受体激动剂及减重药奥利司他等均可降低糖尿病前期人群发生糖尿病的风险。阿卡波糖是目前唯一在我国获得IGT适应证的药物。对伴有非酒精性脂肪性肝病的糖尿病前期人群优选吡格列酮。DAPA-CKD和DAPA-HF研究的汇总分析显示，合并糖尿病前期的CKD和心力衰竭患者接受达格列净治疗后进展为2型糖尿病风险比安慰剂组降低31.7%。

（四）特殊人群的管理

根据具体情况给予个体化区别对待。对于老年或超老年、老年痴呆、精神障碍、脏器功能受损、预期寿命＜10年及老年独居等糖尿病前期者，重点是健康教育、高血糖之外的其他心脑血管疾病危险因素的控制及定期血糖监测，一般不需要针对高血糖做特别干预。

（五）糖尿病前期预防

超重或肥胖及其伴发脂毒性在糖尿病前期及糖尿病的发病过程中发挥重要作用。超重或肥胖患者通过合理的体重管理，可明显改善胰岛素抵抗和B细胞功能，预防糖尿病前期和糖尿病的发生，还有助于改善血脂、血压等其他代谢指标。

1.体重管理　超重或肥胖患者的短期减重目标为3～6个月减轻体重的5%～10%，已实现短期目标的患者，应进一步制定长期（如1年）综合减重计划。

2.高甘油三酯血脂的干预　脂毒性参与2型糖尿病的发病过程，且高甘油三酯血脂患者内源性肠促胰素水平下降，干预脂毒性可有效改善糖尿病前期的自然进程，应早期及时干预，推荐贝特类药物降低甘油三酯。

（六）糖尿病前期人群的随访

1.随访　每6个月面对面或电话随访，了解饮食和运动执行情况，有无并发症或合并症、血糖控制情况、健康状况改善与否等。进行动态比较，制订或修订诊疗方案。

2.监测　至少每年进行1次OGTT复查，已进行药物干预者，每次随访时需检测FPG及2hPG；定期检测体重及其他心脑血管疾病危险因素。糖尿病前期筛查和干预流程图见图4-7。

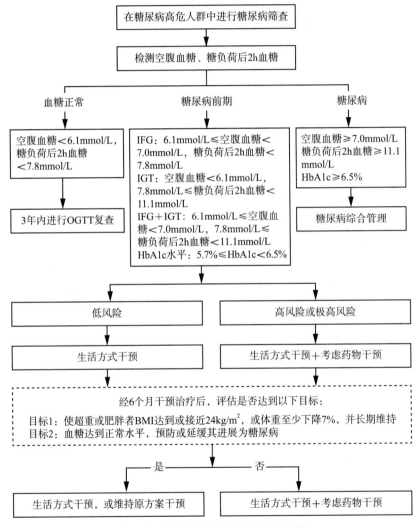

图4-7　糖尿病前期筛查和干预流程图

OGTT.口服葡萄糖耐量试验；IFG.空腹血糖受损；HbA1c.糖化血红蛋白；BMI.体重指数；IGT.糖耐量受损

二、围手术期的血糖管理

围手术期是围绕手术的全过程，包含术前、术中及术后，具体是指从确定手术治疗起，直到与这次手术有关的治疗基本结束为止，时间在术前5～7天至术后7～12天。血糖异常增高是围手术期的常见问题，每一个手术阶段都对保持血糖水平在目标范围内提出了独特的挑战。一方面，手术创伤应激诱发机体分泌儿茶酚胺、皮质醇和炎性介质等胰岛素拮抗因子，促使血糖增高。另一方面，合并糖尿病、代谢综合征等胰岛素抵抗或胰岛素分泌障碍疾病的患者更容易发生围手术期高血糖。另外，围手术期经常使用的激素、含糖营养液等会进一步增加高血糖的风险。值得注意的是，长时间禁食和不恰当的降血糖治疗也有引起患者低血糖和血糖剧烈波动的可能。大量证据表明，围手术期血糖异常（包括高血糖、低血糖和血糖波动）增加手术患者的死亡率，增加感染、伤口不愈合及心脑血管事件等并发症的发生率，延长住院时间，影响远期预后。合理的血糖监测和调控是围手术期管理的重要组成部分，应当得到重视。

（一）围手术期血糖管理的基本原则

1. 识别围手术期血糖异常的高危人群　围手术期血糖异常以高血糖为主，可分为合并糖尿病的高血糖和应激性高血糖两类。一般手术围术期高血糖以合并糖尿病者居多。目前我国糖尿病患病率逐年增高，合并糖尿病的外科手术患者也日趋增多，其中相当比例的患者术前并未得到正确诊断和有效控制。与普通人群相比，合并糖尿病尤其是未发现、未治疗的糖尿病患者血糖升高更加显著，围手术期死亡率和并发症发生率更高，应当在术前加以识别。而单纯由应激导致血糖显著增高者往往提示手术应激很强，或合并感染、败血症等并发症，可能为危重患者。

2. 合理的血糖控制目标　大量循证医学证据表明，血糖控制有利于减少外科重症患者术后感染等并发症，但控制过于严格（如降至"正常"范围）则会增加低血糖风险，对降低总死亡率并无益处。尽管目前的结论主要来源于对ICU重症患者及体外循环心脏手术患者的研究，对一般外科手术患者的理想血糖值尚缺乏高级别的研究证据，但采用适当宽松的血糖控制目标已得到广泛共识。

3. 围手术期血糖管理的要点　围手术期血糖管理的要点在于控制高

血糖，同时避免发生低血糖，维持血糖平稳。因禁食、降血糖方案未及时调整或降血糖治疗中断等因素造成的围手术期血糖波动比稳定的高血糖危害更大。严密的血糖监测、及时调整降血糖治疗方案是保持围手术期血糖平稳的关键。应根据患者术前血糖水平、治疗方案、有无并发症、手术类型等进行全面评估，制订个体化的管理方案。

（二）围手术期血糖监测和控制目标

《成人围手术期血糖监测专家共识（2021版）》推荐对所有手术患者术前、术中、术后进行多次血糖监测，及时发现围手术期血糖异常，当血糖≥16.7mmol/L时，需进一步检测血酮或尿酮、血气、血乳酸等；同时测糖化血红蛋白，了解患者近3个月的血糖情况。

1.成人围手术期血糖监测方法

（1）床旁快速血糖仪测指血糖：用于血流动力学稳定患者的围手术期血糖检测，并注意血糖监测的影响因素。血流动力学受影响时采用动脉（静脉）血糖检测。便携式血糖仪常用于围手术期快速血糖监测。血糖仪需定期校准，血糖值过低显示"Low"，应采用静脉血对照。对于危重患者、低血压、重度水肿、感染、末梢血液循环障碍，不适合末梢血糖检测者，建议检测静脉血糖。贫血、高脂血症、高胆红素血症、使用血管加压药等情况不适合末梢血糖监测，应采用动脉/静脉血气监测血糖。

（2）HbA1c检测：择期手术前血糖＞7.8mmol/L，无3个月内HbA1c数据的患者需检测HbA1c。糖尿病高危人群行心脏外科、神经外科、骨科、创伤外科、器官移植等择期手术前应筛查HbA1c。成年糖尿病（DM）高危人群指具有下列任何1个及以上因素者：年龄≥40岁；有糖尿病前期（IGT、IFG或二者同时存在）史；超重（BMI≥24kg/m²）或肥胖（BMI≥28kg/m²）和（或）向心性肥胖（男性腰围≥90cm，女性腰围≥85cm）；静坐生活方式；一级亲属中有T2DM家族史；GDM史妇女；高血压［收缩压≥140mmHg和（或）舒张压≥90mmHg］或正接受降血压治疗；血脂异常［HDL-C≤0.91mmol/L和（或）TG≥2.22mmol/L］或正接受调脂治疗；动脉粥样硬化性心血管疾病患者；有一过性类固醇性糖尿病病史患者；多囊卵巢综合征患者或伴有与胰岛素抵抗相关的临床状态，如黑棘皮征等；长期接受抗精神病药物和（或）抗抑郁药物及他汀类药物治疗的患者。

（3）糖化血清蛋白（GSP）检测：骨科围手术期GSP测定有助于评估术前血糖控制是否达标和术后短期内血糖控制水平，调整降血糖治疗策略，减少术后并发症风险。GSP可反映过去1～3周平均血糖浓度，相比HbA1c能更好地反映短期血糖变化及降血糖治疗效果。围手术期GSP反映的平均血糖浓度更接近手术时血糖水平，与感染和死亡等不良结果密切相关，而HbA1c对此反应效果不显著。GSP与围手术期预后显著相关。术前GSP检测有助于了解1～3周的血糖水平，根据血糖控制水平及术前降血糖方案决定术前是否需要胰岛素强化治疗。术后GSP检测有助于了解围手术期整体血糖水平，准确识别应激性高血糖。GSP检测联合全天多次血糖监测对术后降血糖治疗调整有指导意义，如果日间血糖偏高，但GSP不高，应警惕可能存在未发现的低血糖情况。另外，术后GSP检测对于出院后降血糖方案制订及血糖管理也具有一定的指导意义。GSP受血浆蛋白水平影响：低蛋白血症和白蛋白转化异常可影响GSP检测，使GSP降低，如肾病综合征、甲状腺功能异常、肝硬化、肝功能不全、胆红素水平升高、慢性肾功能不全等。相同血糖水平下，肥胖患者GSP检测水平偏低，可能因慢性低度炎症降低白蛋白合成，增加分解并加快白蛋白更新速度。

（4）动态血糖监测（CGM）：CGM联合CSII可用于血流动力学稳定的DM患者的血糖管理，有助于提高围手术期血糖达标率。CGM包括扫描式葡萄糖监测（FGM），可用于血流动力学稳定的DM患者。组织间液和毛细血管血液生理差异可能导致葡萄糖读数差异，尤其是在血糖快速变化时，如进餐、注射胰岛素或运动后。FGM无须指血校准，扫描传感器后获知即时葡萄糖值，可提供14天动态葡萄糖图谱（AGP）。FGM获取的葡萄糖数值较毛细血管血糖偏低。使用维生素C可能导致传感器葡萄糖读数升高，使用水杨酸可能导致传感器葡萄糖读数略低，结果偏移程度取决于体内干扰物水平。

2. 成人围手术期血糖监测方案

（1）术前血糖监测方案：对于DM或糖代谢异常患者，术前根据血糖控制情况、病情危重程度及治疗需要，血糖监测频率为4～7次/天，禁食者血糖监测频率为4～6h1次。

（2）术中血糖监测方案：术中输注生理盐水，血糖监测频率为2h1次；胰岛素输注需同时予5%葡萄糖注射液（40ml/h）或10%葡萄糖注射液（20ml/h），血糖监测频率为1h1次。术中血糖＜4.4mmol/L，静脉输注至少10%葡萄糖注射液100ml或50%葡萄糖注射液25～50ml，血糖监测频率为15～30min1次；术中血糖4.4～5.5mmol/L，静脉输注5%葡萄糖注射液40ml/h或10%葡萄糖注射液20ml/h，血糖监测频率为1h1次；术中血糖5.5～10mmol/L，血糖监测频率为2h1次；血糖＞10mmol/L，皮下或静脉胰岛素治疗，血糖监测频率为1h1次。

（3）术后血糖监测方案：术后在复苏室内血糖监测频率为1～2h1次。术后如无法进食，给予静脉或皮下胰岛素治疗，血糖监测频率为1～2h1次；术后若饮食恢复到正常的50%，给予常规胰岛素或口服降血糖药治疗方案，血糖监测频率为2h1次。出院前逐渐将静脉胰岛素治疗转为皮下胰岛素或口服降血糖药治疗，血糖监测频率为2～4次/天。

（4）妊娠合并DM围手术期血糖监测方案：产前胰岛素治疗的孕妇血糖监测频率为7次/天，包括3餐前30min、3餐后2h及夜间血糖；产前无须胰岛素治疗的孕妇，至少监测空腹及3餐后2h血糖。CGM可用于血糖控制不理想的孕前DM或血糖明显异常、需胰岛素控制血糖的GDM孕妇。产程中采用快速血糖仪监测血糖（1～2h1次），根据血糖水平调整胰岛素或葡萄糖输液速度。

3.围手术期血糖控制目标

（1）《中国住院患者血糖管理专家共识（2017版）》推荐的血糖控制目标分层

1）一般控制：空腹血糖（FPG）或餐前血糖（PMBG）6.1～7.8mmol/L；餐后2h血糖（2hPG）或随机血糖7.8～10.0mmol/L。

2）宽松控制：FPG或PMBG 7.8～10.0mmol/L；2hPG或随机血糖为7.8～13.9mmol/L。

3）严格控制：FPG或PMBG 4.4～6.1mmol/L；2hPG或随机血糖6.1～7.8mmol/L。择期手术的糖尿病患者，术前因不同手术对血糖控制有不同目标；急诊手术由于情况紧急，无论是否已确诊为糖尿病，都很难在术前对血糖水平进行理想干预，但术中及术后的高血糖应予以控制（表4-24）。

表4-24　中国成年人围手术期住院患者高血糖管理目标

围手术期住院患者	血糖控制目标
择期手术（术前、术中、术后）	
大、中、小手术	一般
器官移植手术	一般
精细手术（如整形）	严格
急诊手术（术中、术后）	
大、中、小手术	宽松
器官移植手术	一般
精细手术（如整形）	严格

（2）《成人围手术期血糖监测专家共识（2021）》推荐的成人围手术期T2DM患者血糖控制目标

1）宽松标准为HbA1c＜8.5%；FPG或餐前血糖8～10mmol/L，2hPG或不能进食时任意时点血糖8～12mmol/L，短时间血糖＜15mmol/L也可接受。

2）一般标准为FPG或餐前血糖6～8mmol/L，2hPG或不能进食时任意时点血糖8～10mmol/L。

3）严格标准为FPG或餐前血糖4.4～6.0mmol/L，2hPG或任意时点血糖水平6～8mmol/L。

4）普通手术采用宽松标准，精细手术如整形等采用严格标准，器官移植手术、身体状况良好、无心脑血管并发症风险的非老年患者或单纯应激性高血糖采用一般标准。

5）GDM控制目标为餐前血糖≤5.3mmol/L，2hPG≤6.7mmol/L，特殊情况下1hPG≤7.8mmol/L；HbA1c＜5.5%。

6）孕前DM患者控制目标为空腹、餐前及夜间血糖控制在3.3～5.6mmol/L，餐后峰值血糖5.6～7.1mmol/L，HbA1c＜6.0%。

（三）术前血糖评估与术前准备

1. 术前准备及评估

（1）择期手术：应对血糖控制及可能影响手术预后的糖尿病并发症进行全面评估。术前应检查所有糖尿病患者的随机血糖和HbA1c，以评估血糖控制情况,若随机血糖≥12.0mmol/L或HbA1c≥9.0%,建议推迟手术。应根据患者的个体化情况来制订血糖控制目标。对多数住院围手术期糖尿病患者推荐的血糖控制目标为7.8~10.0mmol/L,对少数患者如低血糖风险低、拟行心脏手术者及其他精细手术者可建议更为严格的血糖控制目标(6.1~7.8mmol/L)。而对于存在严重合并症或低血糖风险高的患者,可将血糖控制目标放宽到10.0~13.9mmol/L。根据患者的血糖情况、一般状况及手术的类型决定是否需要停用之前的口服降血糖药物及是否需要胰岛素治疗。对于需要禁食的手术,在进行手术当日早上,停用口服降血糖药物,给予胰岛素治疗。在禁食期间,每4~6小时进行1次血糖检测,超过血糖控制目标时给予胰岛素治疗。对于口服降血糖药血糖控制不佳及接受大中手术的患者,应及时改为胰岛素治疗,基础胰岛素联合餐时胰岛素可以有效改善血糖控制。关于基础胰岛素的剂量调整,手术当天早上应给予原剂量60%~80%的长效胰岛素或50%的中效胰岛素,停用所有的速效或短效胰岛素。

(2)急诊手术:主要评估血糖水平和有无酸碱、水和电解质平衡紊乱。如果存在,推荐先纠正代谢紊乱,使pH和渗透压接近正常后再进行手术。如手术有利于减轻或缓解危急病情,无须在术前严格设定血糖控制目标,应尽快做术前准备,并同时给予胰岛素控制血糖,推荐予胰岛素静脉输注治疗。

2.《围手术期血糖管理专家共识(2016版)》的推荐　术前将原有降血糖方案过渡至胰岛素治疗,并根据禁食情况减去控制餐后血糖的胰岛素剂量。

(1)糖尿病患者手术当日停用口服降血糖药和非胰岛素注射剂。

1)磺酰脲类和格列奈类口服降血糖药可能造成低血糖,术前应至少停用24h。

2)二甲双胍有引起乳酸酸中毒的风险,肾功能不全者术前停用24~48h。

3)停药期间监测血糖,使用常规胰岛素控制血糖水平。术前住院时间>3天的患者可在入院后即换用短效胰岛素皮下注射控制血糖,术前调整到合适的剂量。

4)无须禁食、禁水的短小局部麻醉手术可保留口服降血糖药常规使用。

（2）入院前长期胰岛素治疗者，方案多为控制基础血糖的中、长效胰岛素联合控制餐后血糖的短效胰岛素皮下注射。长时间大手术、术后无法恢复进食的糖尿病患者，手术日换用短效胰岛素持续静脉泵注以控制血糖。短小门诊手术者，手术当日可保留中、长效胰岛素，剂量不变或减少1/3～1/2剂量，停用餐前短效胰岛素。

（3）术前血糖水平：术前控制餐前血糖≤7.8mmol/L，餐后血糖≤10.0mmol/L。手术风险越高，术前血糖控制达标的重要性越强。术前血糖长期显著增高者，围手术期血糖不宜下降过快。因此，应当综合评估风险，合理选择手术时机，可适当放宽术前血糖目标上限至空腹血糖≤10.0mmol/L，随机血糖或餐后2h血糖≤12.0mmol/L。

（4）避免术前不必要的长时间禁食，糖尿病患者择期手术应安排在当日第1台进行。禁食期间注意血糖监测，必要时输注含糖液体。由于术前精神紧张应激，手术患者发生低血糖的风险低于普通住院患者。

（四）术中血糖管理

1.《中国2型糖尿病防治指南（2020版）》的推荐　对于仅需单纯饮食治疗或小剂量口服降血糖药即可使血糖控制达标的T2DM患者，在接受小手术时，术中不需要使用胰岛素。在大中型手术术中，需静脉输注胰岛素，并加强血糖监测。一般患者建议每1～2小时检测1次血糖；危重患者、大手术和持续静脉输注胰岛素患者，建议使用标准血糖仪每0.5～1.0小时检测1次血糖，或使用CGM。血糖控制的目标为7.8～10.0mmol/L。术中可同时输注5%葡萄糖注射液，输注速度为100～125ml/h，以防止低血糖。葡萄糖-胰岛素-钾联合输入是代替分别输入胰岛素和葡萄糖的简单方法，需根据血糖变化及时调整葡萄糖与胰岛素的比例。

2.《围手术期血糖管理专家共识（2016版）》的推荐

（1）高血糖

1）糖尿病患者围手术期需要输注葡萄糖者，建议液体中按糖（g）:胰岛素（U）=（3～4）:1的比例加用胰岛素中和。肠内、外营养的患者应注意营养液中的糖负荷，选用糖尿病专用型制剂，适当降低糖与脂肪的比例，缓慢输注，通过降低糖类总量、减慢吸收速度，降低血糖峰值，减少血糖波动。

2）尽量避免引起血糖升高的其他因素。地塞米松常用于预防术后恶心、呕吐，可升高血糖水平。使用其他糖皮质激素、儿茶酚胺类药物、生长抑素和免疫抑制药也可能造成血糖增高。

3）血糖＞10.0mmol/L时开始胰岛素治疗。静脉给胰岛素起效快，方便滴定剂量，术中和术后ICU期间适宜静脉给药。持续静脉泵注胰岛素有利于减少血糖波动，糖尿病患者和术前已经使用静脉胰岛素的患者术中首选持续静脉泵注胰岛素。应激性高血糖的患者可选择单次或间断静脉注射胰岛素，如血糖仍高，则给予持续泵注。通常使用短效胰岛素加入生理盐水，浓度1U/ml配泵，参照患者的血糖水平、术前胰岛素用量、手术刺激大小等因素来确定胰岛素的用量，密切监测，根据血糖升降适当调整泵速，注意个体化给药，避免发生低血糖。胰岛素皮下注射适合病情稳定的非重症患者，常用于术前、术后过渡；注意避免短时间内反复给药造成降血糖药效叠加。

4）严重高血糖可能造成渗透性利尿，引起高渗性脱水和低钾血症，应注意维持水、电解质平衡。由于术中大多数患者血糖水平增高，一般输注无糖液体。术后和过长时间的手术中，为了减少酮体合成和酸中毒风险，在血糖＜13.9mmol/L的前提下，静脉泵注胰岛素的同时可泵注加入中和比例胰岛素的含糖液体，根据测得的血糖水平调节泵速。胰岛素＋糖双泵同时输注有利于减少血糖波动，但可能促使钾向细胞内转移，进一步加重低钾血症。因此，持续静脉泵注胰岛素时应注意监测血钾，可预防性补钾。

（2）低血糖

1）低血糖的危害超过高血糖。血糖≤2.8mmol/L时可出现认知功能障碍，长时间≤2.2mmol/L的严重低血糖可造成脑死亡。发生一次低血糖，围手术期死亡率即可增加。

2）低血糖重在预防和及时发现。衰弱、严重感染、肝功能和（或）肾功能不全的患者低血糖风险增加。长期未得到有效控制的糖尿病患者可能在正常的血糖水平即发生低血糖反应。脑损伤患者难以耐受5.6mmol/L以下的血糖水平。需要警惕的是，全身麻醉镇静患者的低血糖症状可能被掩盖，不易及时发现。

3）静脉滴注胰岛素的患者血糖≤5.6mmol/L时应重新评估，调整泵速。血糖≤3.9mmol/L时立即停用胰岛素，开始升血糖处理。可进食的清醒患者立即口服10～25g快速吸收的碳水化合物（如含糖饮料），不能口服者静脉注射50%葡萄糖注射液20～50ml，之后持续静脉滴注5%或10%葡萄糖注射液维持血糖，每5～15分钟监测1次直至血糖≥5.6mmol/L。仔细筛查引起低血糖的可能原因。

（五）术后血糖管理

1.《中国2型糖尿病防治指南（2020版）》的推荐

（1）术后处理：在患者恢复正常饮食前仍给予胰岛素静脉输注，术后胰岛素输注应继续维持24h以上，同时补充葡萄糖，保持随机血糖在7.8～10.0mmol/L。恢复正常饮食后可给予胰岛素皮下注射。对于不能进食的患者，可仅给予基础胰岛素；正常进餐者推荐给予基础胰岛素联合餐时胰岛素的治疗方案，也可考虑使用胰岛素泵持续皮下胰岛素输注治疗，在血糖达标的同时可减少血糖波动。对于术后需要重症监护或机械通气的患者，如血浆葡萄糖＞10.0mmol/L，通过持续静脉胰岛素输注将血糖控制在7.8～10.0mmol/L范围内比较安全。中、小手术后一般的血糖控制目标为空腹血糖6.1～7.8mmol/L，随机血糖7.8～10.0mmol/L。既往血糖控制良好的患者可考虑更严格的血糖控制，同样应注意防止低血糖的发生。

（2）围手术期低血糖的处理：应根据患者低血糖的水平决定输注的液体类型及监测血糖的频率。术中血糖＜3.9mmol/L时，建议50%葡萄糖注射液15g静脉注射，并暂停胰岛素输注，15～30min检测1次血糖；血糖为3.9～5.6mmol/L时，建议减慢胰岛素输注速度，每小时监测1次血糖；血糖为5.6～10.0mmol/L时，无须特殊处理，每1～2小时检测血糖1次。术前或术后如发生低血糖，对于可进食的清醒患者，口服10～25g快速吸收的碳水化合物（如含糖饮料）；不能口服的患者，静脉注射50%葡萄糖注射液20～50ml，之后持续静脉滴注5%或10%葡萄糖注射液维持血糖，每15～20分钟监测1次，直至血糖≥5.6mmol/L。

（3）术后出院前准备：为糖尿病患者提供个体化的出院降血糖治疗计划可以减少住院时间和再住院率，并提高患者满意度。血糖控制良好且行小型手术患者，术后正常饮食后恢复原有治疗方案；行大中型手术的患者，术后继续使用胰岛素静脉输注，并根据血糖波动情况调整胰岛素剂量，待饮食恢复后改为胰岛素皮下注射或过渡为术前治疗案。建议患者出院后常规至内分泌科就诊随访。

2.《围手术期血糖管理专家共识（2016版）》的推荐

（1）术后早期管理

1）术后因疼痛应激、感染、肠内外营养液输注，是血糖波动的高危时期，也是血糖管理的重要时期。

2）术中持续静脉泵注胰岛素者，建议术后继续泵注24h以上。机械通气和应用血管活性药物的ICU患者容易出现血糖波动，胰岛素应静脉泵注。

3）病情稳定后过渡到皮下注射胰岛素。根据过渡前静脉泵速推算皮下胰岛素剂量。皮下注射和静脉泵注应有2h左右的重叠，便于平稳过渡。积极预防术后恶心、呕吐，尽早恢复正常饮食，根据进食情况逐步增加餐前短效胰岛素剂量。

（2）出院前准备

1）长期胰岛素治疗的患者在出院前1～2天恢复原有治疗方案。

2）饮食正常规律、器官功能稳定后，如无禁忌证，可恢复口服降血糖药治疗。二甲双胍在肾功能稳定后加用，并且不早于术后48h。

3）对于围手术期新发现的糖尿病患者和调整治疗方案的患者，应进行出院前宣教，安排内分泌科随诊。

4）门诊手术患者术后监测直至排除低血糖风险后方可离院。皮下注射速效胰岛素1.5h内、常规胰岛素4h内有发生低血糖的危险。离院途中应随身携带含糖饮料。常规降血糖治疗需推迟到恢复正常饮食以后。

三、危重患者的血糖管理

高血糖在重症患者中的发生率为40%～60%，在接受心脏手术的患者中高达60%～80%。高血糖和相对高血糖是危重患者死亡率增加的独立危险因素，也是住院患者短期和长期预后不良的重要预测因素。在危重患者中，血糖升高主要是由应激引起的，病理性的应激常导致危重症患者出现高血糖、低血糖及血糖变异性增加，导致患者预后不良。因此，加强危重患者的血糖管理具有重要的意义。

（一）危重症患者血糖管理的推荐意见

1. ADA糖尿病医学诊疗标准（2023版）的建议　血糖持续高于10.0mmol/L（检测2次）的高血糖患者，应起始胰岛素治疗。一旦开始胰岛素治疗，推荐大多数危重症患者血糖控制在7.8～10.0mmol/L。只要无明显低血糖,更严格的目标(如6.1～7.8mmol/L或5.6～10.0mmol/L)对某些患者可能也是合适的。

2.《中国糖尿病医学营养治疗指南(2022版)》的建议 危重症患者需要进行胰岛素干预的血糖水平设定为10.0mmol/L。胰岛素治疗的目标:控制血糖水平在7.8～10.0mmol/L。需要干预的低血糖标准为3.9mmol/L。

(二)各种疾病危重症患者的血糖管理

1.糖尿病和非糖尿病重症患者的目标血糖 一些糖尿病患者长期处于高血糖水平,其调节糖代谢的机制与非糖尿病患者不同,特别是在重症糖尿病患者中,高血糖可能具有不同的生物学和临床意义。建议非糖尿病危重患者血糖水平维持在6.1～7.8mmol/L;对于糖尿病危重患者,建议进行较宽松的血糖控制(6.1～11.1mmol/L)。

2.严重脑损伤患者的目标血糖 严重脑损伤主要包括创伤性脑损伤和脑卒中(出血性和缺血性)。高血糖是严重脑损伤患者的常见并发症,也是脑损伤恶化、临床预后不佳和死亡率高的独立危险因素。对于严重脑损伤患者,建议把血糖水平控制在6.1～10.0mmol/L。

3.脓毒症患者的目标血糖 上限为10.0～11.0mmol/L,下限为3.9～4.4mmol/L。《脓毒症与脓毒性休克处理国际指南(2021版)》建议脓毒症患者血糖控制目标为8.0～10.0mmol/L,需要胰岛素干预的高血糖水平为10.0mmol/L。

4.重症急性胰腺炎期间的目标血糖 重症急性胰腺炎患者的胰岛B细胞的绝对数量或功能性胰岛B细胞的数量可能会减少,从而加重胰岛B细胞损伤,影响葡萄糖稳态的调节,并增加高血糖的风险,血糖控制应与糖尿病患者类似。专家建议重症急性胰腺患者目标血糖水平为7.8～10.0mmol/L,当血糖≥10.0mmol/L时开始胰岛素治疗。

5.大手术后ICU患者的目标血糖 大手术后危重患者经常出现血糖水平升高,尤其是胸部和腹部手术,这与创伤、手术相关因素和压力有关。关于血糖的最佳范围存在争议,强化血糖控制可显著增加低血糖风险,且未能改善最终临床结果,相对严格的血糖水平能够平衡大手术后血糖管理的有效性和安全性。

建议控制高血糖,避免低血糖,降低血糖变异性。建议非糖尿病危重患者大手术后将血糖维持在7.8～10.0mmol/L。

6.严重烧伤患者的目标血糖　对于严重烧伤患者，建议及时干预血糖，采取有效措施控制高血糖，避免血糖波动过大。其血糖控制目标应与其他重症患者的目标水平相同或更低，建议严重烧伤患者的随机血糖水平维持在6.1～7.8mmol/L。

7.药物性高血糖的目标血糖　使用糖皮质激素治疗的患者，必要时使用胰岛素，应根据糖皮质激素剂量的变化调整降血糖治疗。对于接受糖皮质激素治疗的住院患者，建议设定较宽松的血糖目标。

（三）危重症患者的营养治疗

危重症患者经口进食受限，无法满足机体能量和蛋白质的需求，常需接受营养支持治疗，通常采用肠内营养（PN）和肠外营养（EN）。对于伴有高血糖的重症患者，建议进行肠内营养治疗，首选糖尿病专用配方。糖尿病专用配方（DSF）可通过减缓碳水化合物的吸收和减少吸收总量来帮助控制血糖，从而降低进食后的峰值血糖水平。

《中国糖尿病医学营养治疗指南（2022版）》建议合并应激性高血糖首选肠内营养，宜使用糖尿病特定肠内营养剂。

欧洲临床营养与代谢学会（ESPEN）重症监护病房临床营养指南（2023）建议危重患者不能经口进食，应尽早启动肠内营养，如肠内营养禁忌，可渐进性使用肠外营养。对于ICU患者，碳水化合物的总量不应超过5mg/（kg·min）。

（四）危重症患者低血糖的管理

强化胰岛素治疗是控制重症患者高血糖的重要治疗方法，但存在低血糖风险，相对低血糖（血糖较入院前水平降低≥30%）和轻度低血糖（<3.9mmol/L）的发生率达到34%～45%。而且患有糖尿病的危重患者比非糖尿病患者更容易发生低血糖，这会使死亡风险增加近3倍。

1.如何早期发现低血糖发作　危重患者的低血糖症状或体征可能被掩盖。若出现肾上腺素样反应和（或）中枢神经系统功能不全症状，也应尽早考虑低血糖的可能性。对于意识障碍或镇痛镇静下接受机械通气的重症患者，当出现心率加快、血压下降、脉压增宽、出汗等不能用其他原因解释的症状时，应考虑低血糖的可能。

2.重症患者的低血糖治疗策略　对于低血糖高危的重症患者，应每2小时检测一次血糖水平；对于已发生低血糖的重症患者，应在给予治疗后15min内检测一次血糖水平，直到血糖稳定在目标范围内。

对于胰岛素使用过程中出现低血糖的患者，应立即停止胰岛素输注，静脉注射葡萄糖15～20g后，继续给予葡萄糖，直至血糖水平在目标范围内，同时避免医源性高血糖。对于严重的低血糖，第一是停用胰岛素，通常需要静脉输注葡萄糖。应注意在接受外源性胰岛素治疗的危重患者中，低血糖的持续时间可能会有所不同。例如，肾衰竭会延长胰岛素的半衰期，导致胰岛素积累并延长低血糖的持续时间。

（五）危重症患者的血糖监测

在重症患者中，血糖监测采血的优先级是动脉＞静脉＞毛细血管。如果有动脉导管，首选动脉血来监测血糖；如果没有动脉导管，建议从静脉导管采血。血糖变异系数是指血糖水平在一定时间内的波动，可以反映动态变化。多项研究表明，血糖变异系数越高，重症患者的死亡率也越高，与低血糖、疾病严重程度和合并症无关，血糖变异系数也与重症患者的并发症密切相关。持续血糖监测可用于血糖波动较大的危重症患者。

对于新入院的危重症患者或接受持续胰岛素输注的重症患者，血糖监测间隔不应超过1h，直至血糖水平和胰岛素注射速率稳定。当血糖水平和胰岛素注射率稳定后，增加间隔时间至每2～4小时1次。

建议在转入ICU时常规监测HbA1c水平。在重症患者中，HbA1c可用于识别应激诱导的高血糖，也能反映内皮损伤程度和患者预后。

（六）危重症患者的降血糖治疗

强化胰岛素治疗是控制危重患者高血糖的重要治疗手段。胰岛素可加入0.9%氯化钠溶液、注射用乳酸林格溶液、注射用林格溶液或5%葡萄糖溶液中，建议配备溶液的胰岛素浓度为1U/ml。专家建议使用20ml胰岛素溶液冲洗输液管路，减少因吸附导致的胰岛素损失。

在持续胰岛素输注结束后，过渡到皮下注射方案可以减少反跳性高血糖。可选择的方案包括每24小时注射一次长效胰岛素（如甘精胰岛素）或每6～12小时注射一次中效胰岛素。建议在停止胰岛素输注前至少2～4h给予首剂皮下胰岛素，以防止高血糖。

静脉输注的每日总胰岛素剂量（TDI）可作为确定危重患者皮下胰岛素剂量的参考。吸附到容器和管道上会导致胰岛素损失，因此初始皮下胰岛素剂量可减少至TDI的60%～80%。二甲双胍被称为"胰岛素增敏剂"，在发生胰岛素抵抗的情况下，二甲双胍联合胰岛素治疗是安全有效的。

第四节　糖尿病合并其他疾病的个体化治疗

一、糖尿病合并慢性肝病

肝功能不全是指各种导致肝损伤的因素使肝实质细胞及肝组织正常结构长期、反复地遭受破坏，最终严重影响肝的各种生理功能，导致肝的物质代谢、胆汁合成与分泌、解毒及免疫功能的障碍。

（一）肝功能不全评分标准

1. Child-Turcotte-Pugh（CTP）评分　CTP评分是临床广泛使用的肝功能不全分级系统，以腹水、脑病、营养状况、血清胆红素和血清清蛋白5项指标为依据。FDA和EMA分别于2003年和2005年发布了肝功能不全药代动力学研究指南，推荐采用CTP评分评价肝功能（表4-25）。

表4-25　CTP评分方法

项目	1分	2分	3分
肝性脑病	无	1级或2级	3级或4级
腹水	无	易消退	难消退
总胆红素（μmol/L）	< 34	34 ～ 51	> 51
清蛋白（g/d）	> 35	28 ～ 35	< 28
凝血酶原时间延长（s）	< 4	4 ～ 6	≥ 6

注：5项指标的分值之和为CTP分值。5 ～ 6分为CTP评分A级或轻度肝功能不全；7 ～ 9分为CTP评分B级或中度肝功能不全；10 ～ 15分为CTP评分C级或重度肝功能不全。

对于尚无肝功能不全患者药代动力学研究资料的药物，Delco等建议：① CTP评分A级患者应用该药物时剂量减半；② CTP评分B级患者剂量减75%，同时还应考虑根据药效和毒性调整剂量；③ CTP评分C级患者应使用经临床试验证实安全性好或药代动力学不受肝病影响或可进行有效监测的药物。

2. 临床常用生化指标　这些指标包括丙氨酸转氨酶（ALT）、天冬氨酸转氨酶（AST）、总蛋白（TP）和总胆红素（TBIL）。一般认为：①当ALT > 3ULN（ULN，正常范围上限）时作为肝损伤的敏感且特异的指标，若ALT＞8～10ULN或ALT＞3ULN且TBIL＞2ULN，则为严重肝损伤；②在排除其他因素后，应用药物后如果ULN＜ALT或AST或TP或TBIL≤3ULN，则考虑减少药物剂量或加保肝药如葡醛内酯、肌苷等，并进行密切监测；③当ALT或AST或TP或TBIL≥3ULN时，则应考虑停药，并禁用化学结构类似的药物。

（二）糖尿病与肝病的关系

1.慢性肝病和糖尿病常协同存在　一方面，2型糖尿病是非酒精性脂肪性肝病（NAFLD）的重要病因，并且糖尿病还可促进其他肝病（肝硬化、肝细胞癌等）的进展；另一方面，慢性肝损伤也可导致糖耐量减退甚至发生显性糖尿病。糖尿病合并肝损伤或慢性肝病合并糖尿病既可能为一个病因在两个系统的表现，也可能是链式恶性循环的两个环节。糖尿病患者需常规检查并随访肝功能和肝脏B超，及时发现糖尿病相关肝损伤；肝病患者需常常规检查和监测血糖与胰岛素。

2.糖尿病对慢性肝病的影响　2型糖尿病患者中，高达24%患者的肝酶水平超过正常上限，其中最普遍的原因是NAFLD。糖尿病患病中NAFLD患病率为34%～74%，在肥胖糖尿病患者中，患病率为100%。而NAFLD可能是隐源性肝硬化最常见的原因。糖尿病患者急性肝衰竭的风险显著高于普通人群，不管是何种原因的糖尿病，均可促进肝病患者肝纤维化的进程，从而增加肝硬化和肝癌的患病率。作为原发性肝癌的独立危险因素，糖尿病与酒精滥用，乙型肝炎病毒、丙型肝炎病毒感染有协同致癌作用。糖尿病可增加肝移植术后感染、动脉粥样硬化的患病率，并成为影响肝移植患者寿命和生活质量的重要因素。

3.慢性肝病对血糖的影响　在肝硬化患者中，60%的患者有糖耐量异常，20%的患者表现为显性糖尿病，糖尿病患病率为12.3%～57%。与乙型肝炎肝硬化相比，丙型肝炎肝硬化和隐源性肝硬化更易并发糖耐量异常和糖尿病。研究也提示，丙型肝炎病毒使患者易患糖尿病，而非肝病本身。

（1）肝源性糖尿病：肝病引起的胰岛素抵抗和高血糖症。

1）原因：酶类活性（糖酵解及柠檬酸循环的多数酶类）减弱、内生胰岛素有抵抗、肠道吸收的葡萄糖通过侧支循环直接进入腔静脉等。

2）特点：发现糖尿病时通常已有5年以上的肝病史，一般无糖尿病家族史；大多数患者有营养不良表现，而体重超标和腹型肥胖者少见；主要表现为餐后血糖升高，仅10%的患者同时有空腹血糖升高。餐后2h血糖与空腹血糖比值、空腹血胰岛素水平等显著高于T2DM。因此，肝病合并糖尿病诊断时不能只看空腹血糖，亦应重视随机血糖或餐后血糖。

尽管糖尿病是肝硬化的常见并发症，但其糖尿病通常是亚临床型；空腹血糖水平很少＞11.2mmol/L，高血糖相关症状不明显；糖尿病相关并发症相对少见；因并存肝功能不全，在降血糖治疗时更易发生低血糖。尽管合并糖尿病的肝病患者预期寿命缩短，但主要死于肝硬化的并发症，罕见糖尿病和心血管疾病相关死亡。

（2）低血糖：原因包括以下方面。①肝组织广泛破坏，肝糖原储备严重不足。②糖原异生能力减弱。③肝清除胰岛素能力减低。肝硬化时，通过侧支循环进入体循环的胰岛素增多，使血浆胰岛素水平偏高（C肽水平偏低）。④肝组织缺氧可选择性地抑制调节葡萄糖的酶类，可引起低血糖。⑤若同时有肾衰竭，则肾不能代偿肝异生。

（三）糖尿病合并慢性肝病的治疗

1.*治疗原则*　肝病合并糖尿病时，应仔细分析其内在联系并判断影响患者预后的主要因素是肝病还是糖尿病。控制血糖的措施和血糖控制程度需权衡利弊因人而异。饮食运动的个体化治疗；积极治疗肝病，注意肝炎药物对糖代谢的影响；血糖控制不宜过低，注意防治低血糖；注意糖尿病药物对肝的影响，原则上先治疗肝病。

2.*生活方式改善*　活动性肝病患者进食差，肝硬化尤其是失代偿期患者常合并营养不良，而肝病的修复需要足够的营养，这与糖尿病患者要控制饮食相互矛盾，因此，病毒性肝炎相关性糖尿病患者在饮食控制策略上要考虑患者的肝病程度，做到两者兼顾。运动是控制血糖的重要环节，尤其在控制餐后血糖方面极其重要，但适合于普通2型糖尿病患者的运动方式和活动量对病毒性肝炎相关性糖尿病患者就可能过度了，一方面这种活动不利于肝病恢复；另一方面，活动性肝病或失代偿期肝病患者亦无法做到足够的活动量。因此，指导病毒性肝炎相关性糖尿病患者活动时要适度。避免低脂饮食；推荐富含单不饱和脂肪酸和低碳水化合物饮食。禁酒。

3.合理选择降血糖药物

（1）口服降血糖药物：较轻的患者可以通过饮食治疗和口服降血糖药物控制血糖，常用口服降血糖药物选择见表4-26。

表4-26　糖尿病合并肝功能不全口服降血糖药物选择

药物	肝功能CTP分级		
	轻度 （5～6分，A级）	中度 （7～9分，B级）	重度 （10～15分，C级）
二甲双胍	ALT＞3ULN或肝硬化失代偿期禁用		
格列本脲	禁用		
格列吡嗪	禁用		
格列喹酮	酌情应用		
格列齐特	酌情使用		禁用
格列美脲	酌情使用		禁用
瑞格列奈	慎用		禁用
那格列奈	无须调整剂量		慎用
吡格列酮或罗格列酮	活动性肝病或ALT＞2.5ULN或AST＞2.5ULN		禁用
阿卡波糖	CTP≥5或ALT＞2ULN或AST＞2ULN		慎用
伏格列波糖			慎用
米格列醇	无须调整剂量		
西格列汀	无须调整剂量		无经验
沙格列汀	无须调整剂量	慎用	不推荐
维格列汀	CTP≥5或ALT＞3ULN或AST＞3ULN		禁用
利格列汀	无须调整剂量		
阿格列汀	慎用		

1）双胍类：肝功能严重受损会明显限制乳酸的清除能力，建议血清转氨酶超过3倍正常上限或肝硬化失代偿期患者应避免使用，血清转氨酶轻度升高的患者使用时应密切监测肝功能。

2）磺酰脲类：结合磺酰脲类药品说明书，对肝功能不全患者的限制如下。①格列本脲、格列吡嗪，禁用于肝功能不全患者；②格列齐特、格列美脲，禁用于严重肝功能不全患者；③格列喹酮，肝功能不全的患者酌情使用。

3）格列奈类：①那格列奈，轻、中度肝损伤患者无须调整剂量，严重肝病患者应慎用；②瑞格列奈，其对肝的安全性较高，但仍禁用于重度肝功能异常患者。

4）α-糖苷酶抑制药：①阿卡波糖，肝功能受损患者慎用，如转氨酶轻度升高（不超过正常值的2倍），可用小剂量，但需密切随访肝功能，如有恶化趋势，则立即停药；②伏格列波糖，药品说明书要求严重肝功能不全患者慎用；③米格列醇，与健康受试者相比，肝硬化患者米格列醇药代动力学没有改变，因为米格列醇不经肝代谢，肝的生物转化功能没有影响。

5）噻唑烷二酮类：活动性肝病或转氨酶升高超过正常上限2.5倍者禁用。吡格列酮（噻唑烷二酮类）可增加脂肪组织对胰岛素敏感性，促进脂肪酸摄取和储存，可能是此类药物改善肝脏脂肪变性的主要机制。meta分析结果显示吡格列酮可以显著改善糖代谢、肝功能和肝脏组织学改变，如肝脏脂肪变性、炎症及气球样变程度，还可以缓解T2DM合并NAFLD患者的NASH，但与安慰剂相比，吡格列酮在缓解纤维化方面没有显著差异。但由于吡格列酮会增加T2DM患者发生心力衰竭的风险，出现水肿、体重增加等不良反应，因此限制了该药物的临床应用。在无心力衰竭和其他噻唑烷二酮类禁忌证时，吡格列酮是T2DM合并NASH的理想药物，并且吡格列酮是噻唑烷二酮类唯一可用于NAFLD患者的药物。

6）DPP-4抑制药：①西格列汀，用于轻度或中度肝功能不全的患者，不需要进行剂量调整；尚无严重肝功能不全患者使用的临床经验。②维格列汀，不推荐用于开始给药前血清ALT或AST大于正常上限3倍的患者；罕见有肝功能障碍（包括肝炎）的报道，需要定期检测肝酶；对于用药中发生肝酶异常者，在肝功能检测恢复正常后，不建议重新使用。③沙格列汀，用于中度肝功能不全的患者时需谨慎，不推荐用于重度肝功能不全的患者。④利格列汀，在不同程度肝功能不全的患者中使用时，均不需要调整剂量。⑤阿格列汀，在肝功能检查结果异常的患者中应慎重使用。如果患者报告发生可能提示肝损伤的症状，应迅速进行肝功能检查。如果患者出现具有临床意义的肝酶升高和肝功能检查异常结果持续或恶化，应停用阿格列汀。如果未发现引起肝功能检查异常的其他原因，不要在此类患者中再次使用阿格列汀。

7）SGLT2抑制剂：SGLT2抑制剂可以通过改善胰岛素抵抗、抗炎、降低肝脏脂质合成、促进脂质分解等改善NAFLD，并且可以减轻纤维化。SGLT2抑制剂在降血糖的同时，可降低血尿酸，而且可以改善T2DM患者心血管及肾脏结局。

8）GLP-1受体激动剂：大量研究表明GLP-1受体激动剂可以减重、降低血糖及血脂、改善胰岛素抵抗和肝功能、改善肝脏氧化应激、炎症损伤，可使心血管获益。利拉鲁肽在T2DM合并NAFLD患者中研究较广泛，利拉鲁肽治疗T2DM合并NAFLD可以显著降低肝脏脂肪含量和体重、皮下脂肪组织和内脏脂肪组织。研究表明，CD36是促进FFA摄取的FFA受体之一，而利拉鲁肽可以通过使血清催乳素（PRL）水平显著升高，抑制STAT5/CD36改善肝脏脂肪变性。血清脂联素水平较低可能在NAFLD向NASH进展过程中发挥重要病理生理作用，利拉鲁肽治疗后可使血清脂联素水平显著升高。

（2）胰岛素

1）胰岛素适应证：胰岛素不但可有效降低血糖，还有利于肝细胞修复和肝功能恢复。肝储备功能差的患者应尽早应用胰岛素。ALT ≥ 2.5倍正常高限时，宜用胰岛素治疗；严重肝病合并糖尿病时，宜用胰岛素治疗。

2）胰岛素应用注意事项：①胰岛素剂量。在失代偿的肝病患者中，由于肝糖异生和肝对胰岛素的分解能力下降，需要的胰岛素剂量减少。但是，对于肝功能受损的患者，由于胰岛素抵抗的作用，胰岛素剂量有可能需要增加。因此，肝病患者对胰岛素剂量的需求变化很大，需要严格监测血糖和频繁调整胰岛素剂量。②胰岛素种类。应尽量选用人短效胰岛素或速效胰岛素类似物，剂量由小到大并注意监测血糖的变化以调整胰岛素的用量。若空腹血糖不达标，可以联合小剂量中效胰岛素或长效胰岛素睡前注射。预混胰岛素或类似物也可以直接用于初始治疗，起始从小剂量开始。③糖尿病教育。所有开始胰岛素治疗的患者都应接受低血糖危险因素、症状和自救措施的教育。

（3）减重手术：减肥手术对T2DM和NAFLD的缓解效果很好，因为它能达到最大限度地持续减肥。减肥手术可以改善或解决脂肪变性、纤维化，降低肝癌的风险。此外，减肥手术还可以改善其他并发症，如高血压、睡眠呼吸暂停和动脉粥样硬化性血脂障碍，并降低心血管疾病的风险。减重手术可以改善NASH患者的肝脏组织学情况，包括NASH继发肝纤维化，此外还可以改善T2DM、血脂异常和高血压的症状，降低心血管疾病的发病率和病死率。

4.病毒性肝炎相关性糖尿病的抗病毒治疗　由于干扰素抗病毒治疗可以引起血糖的波动，血糖控制水平会影响干扰素抗病毒疗效，因此临床医师应根据患者的糖异常程度、肝损伤程度及该类患者抗病毒治疗的特点，慎重选择抗病毒方案。

（1）慢性乙型肝炎：目前慢性乙型肝炎抗病毒治疗药物选择分为干扰素类和核苷（酸）类似物。慢性乙型肝炎尚未出现肝硬化的糖尿病患者，符合干扰素抗病毒指征者可以应用干扰素或聚乙二醇化干扰素抗病毒治疗。但干扰素可能存在使糖尿病病情加重的风险，对血糖控制不满意的患者，建议先将血糖控制在较满意的水平，再考虑干扰素治疗。对于已经进展到肝硬化的患者，抗病毒治疗方案推荐应用核苷（酸）类似物，治疗期间同样要注意定期监测和耐药管理。但应用核苷（酸）类似物要注意评估并发症，尤其是否出现了糖尿病肾损害，如出现肾功能不全，应避免使用阿德福韦酯。其他核苷类药物在肌酐清除率下降时需要调整药物剂量或用药间隔。

（2）慢性丙型肝炎：慢性丙型肝炎抗病毒治疗方案为聚乙二醇化干扰素或普通干扰素联合利巴韦林。对于代偿期、肝损伤较轻、血糖控制满意的患者，可使用常规剂量的干扰素治疗，但必须严密监测患者的肝功能、血糖变化和干扰素不良反应，随时调整治疗方案。推荐指征可根据肝功能代偿情况进行区分：CTP评分A级患者推荐治疗，CTP评分B级患者慎重治疗，而CTP评分C级患者原则上不推荐治疗。

患者肝功能代偿情况处于动态变化过程，评分差的患者经治疗后可得到一定程度的改善，对未达到评分要求的患者可先积极改善肝功能，控制血糖，待肝功能好转、血糖有所控制后再评估是否进行抗病毒治疗，在干扰素应用指南中将未控制的糖尿病列为相对禁忌证，血糖应控制后再进行干扰素治疗，但血糖控制到什么标准，目前尚无循证医学证据支持。临床中还可以观察到慢性丙型肝炎患者在获得病毒学应答后，血糖较出现应答前明显下降，有的要降低降血糖药物用量，尤其是胰岛素的剂量。慢性丙型肝炎相关性糖尿病患者良好的血糖控制也可以提高抗病毒疗效。应用干扰素或聚乙二醇化干扰素建议从小剂量开始，在密切观察下逐渐增加剂量，达到临床能耐受的抗病毒治疗剂量，尽可能完成抗病毒疗程。对只能接受小剂量干扰素治疗的患者，可以适当延长疗程，以期获得较满意的疗效。

二、肿瘤相关性高血糖管理

糖尿病和恶性肿瘤均已逐渐成为中国最常见的慢性非传染性疾病，两者关系密切，糖尿病患者中多种恶性肿瘤的发生风险增加、致死率高、预后不良。肿瘤患者中血糖升高亦很常见，部分恶性肿瘤可导致高血糖和（或）糖尿病，恶性肿瘤的治疗（包括手术应激、化疗药物、放射治疗、糖皮质激素、多种靶向药物、免疫检查点抑制剂的应用等）过程中可能出现高血糖和（或）糖尿病，统称为肿瘤相关性高血糖。肿瘤相关性高血糖在临床上管理难度大，血糖控制情况的好坏与恶性肿瘤患病风险及不良预后密切相关，且肿瘤合并高血糖的患者病情较普通糖尿病患者更为复杂，需要专业、系统、规范化的治疗。鉴于此，本节依据《肿瘤相关性高血糖管理指南（2021年版）》（简称"指南"）进行肿瘤相关性高血糖的概述，以期对肿瘤相关性高血糖患者进行规范化管理。

（一）肿瘤相关性高血糖的流行病学

糖尿病和恶性肿瘤作为严重威胁人类健康的两类常见疾病，发病率呈逐年上升趋势，越来越多的研究显示，恶性肿瘤与糖尿病关系密切。与非糖尿病患者相比，糖尿病患者患结直肠癌、肺癌、肝癌、乳腺癌等的风险增加，且糖尿病人群多种新发肿瘤风险升高。同样，恶性肿瘤患者中高血糖和糖尿病的比例明显升高，近17%以上的肿瘤患者伴有糖尿病和血糖异常升高，调整年龄、性别后，与恶性肿瘤相关的糖尿病危险比（HR）显著增加，在恶性肿瘤诊断后的2年内，患糖尿病的风险最高，且具有延续性：胰腺癌（HR＝5.15）、肾癌（HR＝2.06）、肝癌（HR＝1.95）、胆囊癌（HR＝1.79）、肺癌（HR＝1.74）、血液系统恶性肿瘤（HR＝1.61）、乳腺癌（HR＝1.60）、胃癌（HR＝1.35）、甲状腺癌（HR＝1.33）。

（二）肿瘤相关性高血糖的主要病因

1.肿瘤本身对糖代谢的影响与肿瘤细胞能量代谢特点、分泌异位激素及肿瘤细胞的破坏作用密切相关。肿瘤细胞为了保持不受控制的增长速度，对葡萄糖的摄取增加，在有氧条件下摄取葡萄糖并产生乳酸（Warburg效应）。分泌升糖激素的一些内分泌腺体肿瘤（如肾上腺皮质肿瘤、垂体肿瘤等）和神经内分泌肿瘤（如小细胞肺癌）也是导致肿瘤相关性高血糖的重要原因之一。肿瘤细胞的破坏作用可能导致血糖升高，最常见的是来自胰腺的肿瘤，其生长直接破坏胰岛 B 细胞，导致胰岛素分泌减少，血糖升高。

2.肿瘤的治疗方式，如化疗药物的毒性作用、糖皮质激素的使用、免疫抑制剂的使用、放疗方式、手术应激等均有可能导致肿瘤患者血糖升高。其中，靶向治疗通过抑制促癌信号靶点和通路，可以改善肿瘤患者预后，因此在临床使用中日益广泛。但抗肿瘤胰岛素样生长因子-1受体（IGF-1R）、表皮生长因子受体（EGFR）、磷脂酰肌醇3-激酶/蛋白激酶B/哺乳动物雷帕霉素靶蛋白（PI3K-Akt-mTOR）等分子靶点及细胞内信号传导途径存在高度复杂性，这些抗肿瘤靶向药物会引起许多不能忽视的不良反应，其中包括血糖异常波动或致糖尿病的风险。目前用于肿瘤治疗的免疫检查点抑制剂主要是细胞毒性T淋巴细胞相关抗原4（CTLA-4）抑制剂和程序性死亡［蛋白］-1（PD-1）/程序性死亡［蛋白］配体-1（PD-L1）抑制剂，其中使用CTLA-4抑制剂的患者一般不会出现高血糖和糖尿病，但使用PD-1/PD-L1抑制剂的患者发生1型糖尿病的风险增高，可导致持续的胰岛素缺乏，糖尿病临床症状更为严重，表现为绝对的胰岛素依赖，甚至糖尿病酮症酸中毒。其原因可能是PD-1/PD-L1抑制剂在治疗肿瘤时突然解除了T细胞的免疫抑制，引发针对胰腺的免疫攻击，造成胰岛素依赖型糖尿病。同时，PD-1/PD-L1抑制剂也容易导致其他内分泌腺体功能异常，如靶向药物治疗后出现的甲状腺功能减退等。

3.胰岛素抵抗、高胰岛素血症及所致的糖尿病也是癌症的危险因素，与肿瘤具有显著相关性，且与肿瘤的不良预后密切相关。虽然糖尿病与恶性肿瘤之间相互影响的分子生物学机制尚未完全阐明，但已有研究证实，胰岛素/胰岛素样生长因子（IGF）轴激活多种代谢和有丝分裂信号转导通路，促进细胞异常增殖、侵袭、迁移和抑制细胞凋亡等，也是恶性肿瘤发生、发展的基础。

（三）肿瘤相关性高血糖的诊断与鉴别诊断

肿瘤相关性高血糖不仅包括肿瘤本身导致的高血糖和糖尿病，也包括治疗恶性肿瘤过程中出现的高血糖和糖尿病。目前肿瘤相关性高血糖并无统一诊断标准，参考WHO1999年制定的糖尿病标准，"指南"定义肿瘤相关性糖尿病诊断标准如下：在肿瘤患者诊治过程中新出现的糖尿病典型症状（烦渴多饮、多尿、多食、不明原因体重下降等）合并随机静脉血浆葡萄糖≥11.1mmol/L或空腹血浆葡萄糖（FPG）≥7.0mmol/L或口服葡萄糖耐量试验（OGTT）的2h静脉血浆葡萄糖≥11.1mmol/L；若无典型症状，需改天复查确认。肿瘤相关性高血糖标准：即由肿瘤本身或肿瘤治疗过程中导致的高血糖，以及肿瘤患者合并已知的糖尿病状态，即空腹血糖＞6.1mmol/L，随机血糖水平＞7.8mmol/L（随机血糖指不考虑上次进食时间的任一时相血糖；空腹即禁热量摄入至少8h）。目前，我国HbA1c的检测并没有标准化，因此，"指南"指出HbA1c≥6.5%提示已存在高糖状态，但尚未推荐HbA1c≥6.5%为诊断肿瘤相关性糖尿病标准之一。

以上标准在诊断上仍然需要排除其他原因引起的血糖升高，需与以下疾病进行鉴别。①应激性糖尿病：出现脑出血、麻醉、大量消化道出血、骨折、手术等应激情况时，血糖呈暂时性升高，部分甚至发展成糖尿病，可于随访中加以鉴别；②其他因素引起的高血糖：除肿瘤、抗肿瘤治疗之外的其他因素也可能会导致血糖升高，如高糖饮食、药物损伤、肝功能异常、胰腺损伤、类固醇性高血糖等。

（四）肿瘤相关性高血糖的管理

癌症患者合并糖尿病可能对死亡率和预后有深远影响，糖尿病会使癌症患者的全因死亡率和癌症特异性死亡率增加30%～50%。血糖控制不好会影响癌症的治疗效果，并且血糖控制与糖尿病合并癌症患者的预后呈正相关。高血糖会加剧术后或化疗后的感染风险，还可能导致营养状况恶化，所有这些都会影响癌症患者的预后。

肿瘤相关性高血糖的评估和控制目标：血糖的控制情况可以通过HbA1c、糖化白蛋白、动态血糖监测（CGM）和自我血糖监测（SMBG）进行评估。对于无严重低血糖的非妊娠成年肿瘤患者，血糖控制目标可分为两部分：①建议HbA1c＜7%；②若使用AGP/葡萄糖管理指数（GMI）评估血糖管理，则与HbA1c目标对应的推荐控制目标为

TIR＞70%且葡萄糖低于目标范围时间（TBR）＜4%。葡萄糖TIR与微血管并发症密切相关，应作为血糖控制情况的重要评估指标，TBR（糖尿病患者血糖水平＜3.9mmol/L，非糖尿病患者血糖水平＜3.0mmol/L）和高于目标范围时间（TAR）（血糖水平＞10.0mmol/L）是重新调整治疗方案的依据。

（五）药物的影响

1.降血糖药对肿瘤的影响

（1）二甲双胍：作为2型糖尿病的一线用药，除降血糖作用外，已有大量研究发现二甲双胍治疗可降低癌症发病率和死亡风险。其机制可能是二甲双胍作为胰岛素的增敏剂，可提高葡萄糖氧化分解和肝糖原合成的效率，缓解胰岛素抵抗。此外，二甲双胍可以下调胰岛素受体（IR）和胰岛素生长因子（IGF）-1的表达，作用于PI3K相关通路，从而抑制肿瘤细胞生长。另外，二甲双胍可激活肝激酶B1（LKB1）-AMP活化蛋白激酶（AMPK）信号转导通路，促进肿瘤细胞内脂类分解，抑制相关蛋白合成，限制肿瘤细胞的能量供应，进而抑制肿瘤细胞的生长、增殖。也有研究提示二甲双胍抗肿瘤作用可能是通过ERK信号通路激活p53、Bax，诱导肿瘤细胞凋亡。虽然二甲双胍的抗癌作用尚需更多大规模多中心临床试验证实，但"指南"认为二甲双胍可作为预防糖尿病人群患癌的安全药物，可在肿瘤相关性高血糖患者中合理使用。

（2）胰岛素及胰岛素类似物：胰岛素作为强效降血糖药物，临床使用非常广泛。但胰岛素作为一种生长因子，被认为具有促癌效应。细胞水平研究发现胰岛素的使用可能与患癌风险增加有关。队列研究发现，长期使用人胰岛素和胰岛素类似物时，可激活胰岛素受体，致糖尿病相关癌症风险增加，且癌症发病率与胰岛素剂量呈正相关关系。胰岛素抵抗人群中，各种恶性肿瘤发生概率增加。甘精胰岛素作为临床使用广泛的长效胰岛素类似物，相较于人长效胰岛素具有降低低血糖风险的优势，但有研究指出相较于人胰岛素，使用甘精胰岛素导致前列腺癌和乳腺癌的风险升高。美国FDA还在对甘精胰岛素进行持续的安全性审查，迄今为止，还没有最终确定甘精胰岛素治疗会增加癌症进展的风险。新型的长效胰岛素类似物如德谷胰岛素等缺乏相关研究，其对患癌风险的影响尚未可知。尽管目前尚没有确切前瞻性临床证据证明外源性使用人胰岛素或胰岛素类似物具有一致性的促癌风险，但鉴于细胞和临床的研究数据，胰岛素的促癌作用有迹可循。因此，除非必须使用胰岛素（如1型糖尿病、妊娠、口服药物禁忌等），不宜在肿瘤患者中长时间使用大剂量胰岛素；但在肿瘤合并感染的患者中，为尽快控制感染，可以短期胰岛素强化治疗。

（3）磺酰脲类（SU）药物：SU是最广泛用于治疗糖尿病的一类抗糖尿病药物。SU作为胰岛素促泌剂，与癌症发生的高风险相关。接受SU单药治疗的2型糖尿病患者癌症发生率增加，与胰岛素治疗患者相似。在癌症患者中需要谨慎使用，尤其是大剂量应用。特殊类型的SU与不同的癌症发病率相关。有研究表明，与服用格列齐特的糖尿病受试者相比，服用格列本脲的糖尿病受试者的癌症死亡率和患癌风险显著升高。以上所指的SU包含格列齐特、格列美脲、格列本脲和甲苯磺丁脲，尚无其他SU（氯磺丙脲和格列吡嗪）的数据。

（4）噻唑烷二酮类（TZD）药物：TZD是另一类用于治疗2型糖尿病的药物，TZD作为核受体过氧化物酶体增殖物激活受体-γ（PPAR-γ）的激动剂，可增强胰岛素敏感性。PPAR-γ在脂肪肉瘤、肺癌和前列腺癌中介导细胞周期阻滞并具有肿瘤抑制活性。TZD在体内和体外的使用也可抑制部分癌细胞的生长。使用TZD治疗可降低糖尿病患者的肺癌、肝癌和结直肠癌发病率，但也有研究发现，吡格列酮治疗有一定的致膀胱癌风险。因此，评估TZD的安全性可能需要更长的观察时间。

（5）肠促胰岛素药物和DPP-4抑制剂：肠促胰岛素属于胃肠激素，可促进B细胞分泌胰岛素。由于胰腺癌可见于接受GLP-1治疗的患者，因此引起了研究者对肠促胰岛素在胰腺癌发展中长期作用的警惕，GLP-1治疗对恶性肿瘤发生的影响仍存在争议，可能与瘤种有关。例如，有研究发现，更高的GLP-1受体表达与子宫内膜癌更好的预后相关。葡萄糖依赖性促胰岛素多肽（GIP）和GLP-1属于肠促胰岛素家族，GIP通过7次跨膜G蛋白偶联受体发挥作用，GIP受体（GIPR）广泛分布于胰腺、胃肠道、血管内皮、脂肪组织和大脑等器官或组织中。GIPR可激活腺苷酸环化酶活性，增加环磷酸腺苷（cAMP），GIP-GIPR轴具有增殖和抗凋亡作用，通过激活MAPK信号，进一步激活PI3K/Akt信号转导通路。GIPR在脂肪组织中的低表达与胰岛素抵抗和肥胖有关。除了与代谢性疾病相关外，GIP-GIPR轴也因其在某些人类内分泌肿瘤中的不适当表达和激活而受到关注，因为GIP-GIPR轴可能参与肿瘤的发展。同时，GIPR在胃肠道和支气管肿瘤中广泛表达，在神经内分泌肿瘤中的表达更高，且在癌细胞中的表达增强，而在周围健康组织中表达减弱，提示GIPR可作为神经内分泌肿瘤显像和放疗的分子靶点。

GIPR在肾上腺肿瘤、垂体肿瘤及神经内分泌肿瘤中的表达各不相同，但无论肿瘤的类型和来源如何，cAMP信号在所有GIPR阳性肿瘤中均被激活，而在GIPR阴性肿瘤中则不被激活。因此，在确定用于治疗2型糖尿病患者的肠促胰岛素类似物时，最好能避免GIPR阳性内分泌肿瘤的存在。GLP-1在体内被DPP-4降解，DPP-4是一种细胞表面糖蛋白，也称为CD26。GLP-1对肿瘤生物学行为有多方面影响，具体取决于肿瘤类型和肿瘤微环境。DPP-4抑制剂是治疗2型糖尿病和糖尿病并发症的重要药物。DPP-4的致瘤作用在不同的肿瘤中不同。例如，在星形细胞瘤、胃肠道间质瘤和某些淋巴瘤中，DPP-4的高表达与肿瘤的侵袭性有关。相反，在某些恶性肿瘤的晚期（包括黑色素瘤、子宫内膜癌和肺鳞状细胞癌），DPP-4表达会缺失。在尿路上皮癌中，DPP-4的过度表达与肿瘤细胞生长、增殖及增强的细胞迁移和侵袭相关，抑制DPP-4可减弱尿路上皮癌细胞的侵袭性并促进其凋亡。DPP-4抑制导致内源性GLP-1和GLP-2水平升高。DPP-4在癌症进展和转移中发挥重要作用。然而，长期使用DPP-4抑制剂治疗2型糖尿病一直存在争议，虽然美国FDA认为，与使用安慰剂或其他药物治疗的患者相比，使用DPP-4抑制剂治疗的2型糖尿病患者患癌风险并不高，但也有研究者认为，使用西格列汀治疗致胰腺癌的发生率是其他治疗方法的2.7倍。最近，使用沙格列汀对糖尿病心肌梗死溶栓患者血管结局的评估（SAVOR-TIMI 53）和使用西格列汀评估心血管结局的试验也证明，胰腺癌的患病风险没有显著增加，且沙格列汀对结肠癌有保护作用。很多基础和临床转化研究也得出不一样的结果，如抑制DPP-4不会增加肿瘤发生率，但可能促进多个肿瘤细胞系发生转移。在多种恶性肿瘤细胞中发现DPP-4水平升高，且化疗敏感性增加。由此看来，DPP-4与肿瘤之间的关系复杂，还需要进一步研究。

（6）SGLT2抑制剂在癌症中的应用：SGLT2是参与肾小管葡萄糖重吸收的主要共转运蛋白，SGLT2抑制剂通过选择性抑制肾脏葡萄糖重吸收和增加尿糖排泄来降低血糖水平。此外，SGLT2抑制剂还使患者有其他获益，如减轻体重和降低血压。在临床实践中，如果患者不能通过一种或多种其他抗糖尿病药物达到血糖控制，SGLT2抑制剂可与二甲双胍和（或）其他药物联合使用，作为二线治疗（联合治疗）。目前大部分学者未发现使用SGLT2抑制剂的糖尿病人群的患癌风险增加，然而，考虑到目前研究观察时间较短，未来需要长期前瞻性研究和上市后监测研究加以证实。

2.恶性肿瘤治疗药物与血糖　癌症治疗除手术治疗外，还包括放疗、化疗及免疫治疗等改变细胞信号转导通路并影响肿瘤代谢的治疗。其中一些疗法可能导致暂时性或永久性糖尿病。靶向肿瘤生长的两种主要疗法［mTOR抑制剂（依维莫司和西罗莫司）和酪氨酸激酶抑制剂（尼罗替尼和帕唑帕尼）］与高血糖有关。依维莫司导致12%的肾细胞癌、5%的胰腺癌或胃肠道癌，以及4%的乳腺癌患者出现高血糖。尼罗替尼导致5%的慢性粒细胞白血病患者出现高血糖。靶向PI3K/Akt信号转导通路的抑制剂也可诱导高血糖。高达8.4%的接受PI3K抑制剂（BKM120）治疗的受试者出现高血糖。直接靶向IR或IGF-1R可导致更高比例的患者出现高血糖。接受PI3K/Akt/mTOR途径抑制剂治疗的患者会出现3级和4级高血糖（对照组为6.7%和0.0%）。大剂量糖皮质激素通常被用作癌症治疗的佐剂，但会导致高血糖和胰岛素抵抗。雄激素剥夺疗法被用来治疗前列腺癌。此外，睾酮抑制与胰岛素抵抗有关。只有12.5%的雄激素剥夺治疗患者出现胰岛素抵抗。糖尿病男性患者前列腺癌的发病率较低，因此在雄激素剥夺治疗期间表现出高血糖可能更为显著。嘧啶类似物（氟尿嘧啶）抑制RNA合成并引起DNA损伤，被用于治疗胰腺癌。氟尿嘧啶诱导的高血糖发生在26.1%的结直肠癌患者中，13.2%的患者发展为糖尿病。顺铂可促进癌细胞凋亡，用于治疗多种癌症。在头颈部癌症患者中，5%的患者使用顺铂导致一过性糖尿病。有研究发现，放疗与糖尿病相关，但其分子机制仍不清楚。

3.中医药治疗　中医治疗糖尿病及肿瘤基于"整体观念与辨证论治"的思想，具有多靶点、多系统及持久性的优势，在延长患者生命、提高生活质量方面具有确切疗效。糖尿病合并肿瘤的病机以"气阴两虚，痰瘀毒聚"多见，因此"益气养阴，活血化瘀"是基于代谢紊乱体现"异病同治"理论思想的主要治法。临床疗效证明养阴益气活血类中药对于糖尿病及肿瘤的医治发挥着关键作用，其中以人参、黄芪联用活血化瘀类中药为代表。

三、糖尿病合并感染

糖尿病易并发各种感染，感染导致血糖难以控制，而血糖升高又进一步加重感染，形成一个恶性循环。感染也是高血糖急性并发症的常见诱因，良好的血糖控制是糖尿病患者预防和治疗感染的前提。

（一）糖尿病患者常见感染类型

1.泌尿系感染　肾盂肾炎和膀胱炎多见。常见的致病菌是大肠埃希菌，其次为克雷伯杆菌、革兰氏阳性球菌和真菌。血糖控制满意的患者，泌尿系感染的发生率显著降低，由于女性泌尿生殖道的解剖结构，即使血糖控制良好，其无症状菌尿发生风险亦增加。感染累及肾实质及发生肾周脓肿后抗生素治疗反应差。真菌感染多见于细菌感染使用抗生素后，或继发于其他部位的真菌感染。钠-葡萄糖协同转运蛋白2抑制剂（SGLT2i）可促进大量葡萄糖从尿液中排出，增加泌尿生殖道局部葡萄糖浓度，导致发生细菌和霉菌感染的概率增加，《钠-葡萄糖共转运蛋白2（SGLT2）抑制剂临床合理应用中国专家建议》提出，发生泌尿生殖道感染时暂停SGLT2i，感染治愈后可继续使用。

2.呼吸道感染　包括上呼吸道感染和肺炎。常见致病菌包括肺炎链球菌、肺炎克雷伯杆菌、鲍曼不动杆菌、流感嗜血杆菌、金黄色葡萄球菌等，也包括支原体、病毒、真菌及特殊病原体。肺部真菌感染以曲霉最常见，多表现为以胸膜为基底的楔形影、结节或团块影，内有空洞。如有"反晕征"，需考虑肺毛霉病的可能。

肺炎是糖尿病常见并发症，男性更易出现肺炎。入院时高糖化血红蛋白水平（＞8%）与肺炎严重性相关，预示着高病死率。高龄（≥65岁）是糖尿病合并肺炎患者死亡的独立危险因素，65岁以上糖尿病患者年龄每增长1岁，肺炎的死亡风险增加16%。对于大多数糖尿病合并肺炎患者，胰岛素是控制血糖的首选治疗。对需进行重症监护的患者，推荐采用持续静脉小剂量胰岛素输注，监护期间可根据血糖波动情况随时调整胰岛素剂量；病情稳定拟改用胰岛素皮下注射时，需在停止静脉输注胰岛素前1～2h开始接受皮下胰岛素注射，同时，每日皮下胰岛素注射的总剂量可以在原每日静脉胰岛素注射的总剂量基础上减少20%～40%。不需要进行重症监护的患者推荐皮下胰岛素注射治疗，对无法正常进食、需肠内或肠外营养的患者，根据不同营养摄入情况制订血糖管理方案。如糖尿病合并肺炎患者入院前接受口服降血糖药物，入院后一般情况良好，血糖较平稳，进食规律，且没有使用口服降血糖药物的禁忌证，可以考虑继续应用其入院前已经使用的降血糖方案，注意密切监测血糖并及时调整方案。

3.结核杆菌感染　糖尿病患者发生活动性肺结核的风险增加2～3倍。临床症状通常不典型，症状轻，影像学表现较重，更易形成空洞，痰菌阳性率更高。凡是出现咳嗽2～3周以上、发热、盗汗或不明原因体重减轻的糖尿病患者，应高度怀疑结核病。结核病与糖尿病共病患者更易出现抗结核药物不良反应和较高的治疗失败率。

营养治疗是治疗基础，应保持正常的体重范围（BMI 18.5～23.9 kg/m^2）。结核病与T2DM共病患者治疗药物有二甲双胍、磺酰脲类药物（SU）和胰岛素，其他药物临床资料有限。二甲双胍是一线降血糖药物，单用二甲双胍无效或有禁忌时，SU可作为二线用药，其与利福霉素有相互作用，可导致SU疗效下降30%～80%。胰岛素主要适用于以下情况：①HbA1c≥9.0%或空腹血糖≥11.1mmol/L伴明显高血糖症状的新诊断T2DM的患者；②出现严重高血糖，HbA1c≥10%或者FPG＞15mmol/L；③使用2种或3种口服降血糖药但仍不能达到血糖控制目标者；④结核病病情严重需要住院或者体形消瘦者。

4.消化道感染　糖尿病患者感染幽门螺杆菌（HP）、肝炎病毒（包括乙型肝炎病毒和丙型肝炎病毒）的风险更高。高血糖也是肝脓肿发病的重要危险因素，且易并发胆囊炎和胆囊结石，主要致病菌是厌氧菌中的梭状芽孢杆菌，其次是大肠埃希菌。糖尿病伴胃轻瘫患者对HP普遍易感，感染后患者血糖波动不易控制，因此临床工作中要及时发现因HP感染而出现的血糖波动，及时进行规范的抗HP治疗。糖尿病易合并慢性乙型病毒性肝炎，肝功能受损的糖尿病患者应避免应用加重肝损伤的药物，且血糖控制标准稍微放宽。临床工作中要重视对肝源性糖尿病的筛查。

5.皮肤黏膜感染　糖尿病皮肤感染可表现为疖、痈、丹毒、皮肤黏膜脓肿等。致病菌主要为金黄色葡萄球菌、溶血性链球菌及真菌。皮肤葡萄球菌感染多见于下肢。足部溃疡的常见致病菌包括葡萄球菌、链球菌、革兰氏阴性菌及厌氧菌。重度感染必须以静脉使用抗生素起始，部分中度感染和重度感染患者静脉治疗有效后，可以改为口服抗生素，轻度感染可以口服抗生素。开始推荐经验性使用抗生素，之后根据细菌培养结果使用相对应的抗生素或抗生素组合。

6.其他 糖尿病患者牙周炎的发生率增加，易导致牙齿松动，合并颌面感染的情况也不少见。性传播疾病（如梅毒、淋病）感染率也很高，霉菌性生殖器感染风险也增加。也有一些致命性感染发生在糖尿病患者中，如恶性中耳炎、鼻脑型毛霉菌感染、气肿性膀胱炎、气肿性肾盂肾炎等，其中恶性中耳炎主要集中于糖尿病高龄患者中，致病菌主要是铜绿假单胞菌，炎症可累及脑神经导致面瘫，甚至脑膜炎、死亡。特殊感染发生率较低，但是病情严重，进展迅速，预后不良。

（二）糖尿病合并感染的预防和治疗

1.预防 糖尿病合并感染以预防为主，提高预防感染的意识，积极控制血糖，加强体育锻炼，增强自身抵抗力，培养良好的卫生习惯，减少侵入性检查和治疗。接种疫苗是预防感染的常用方法，年龄≥6月龄的糖尿病患者每年都要接种流感疫苗。《中国2型糖尿病防治指南（2020版）》建议2岁以下糖尿病患者接种13价肺炎球菌结合疫苗；建议所有2岁以上糖尿病患者接种23价肺炎球菌多糖疫苗；65岁以上的老年糖尿病患者都需接种23价肺炎球菌多糖疫苗，接种时间超过5年者需再接种一次。接种新冠病毒疫苗也是减少新冠病毒感染和发病的有效手段，同时应做好个人防护，戴口罩、勤洗手，保持室内良好的通风。

2.治疗 糖尿病合并感染是一个恶性循环，应积极控制血糖，同时抗感染治疗。早发现、早治疗是控制感染的关键，重症感染首选胰岛素降血糖，尽量选用广谱、高效的抗生素，之后根据药敏试验结果选用敏感抗生素，进行有效的抗感染治疗。必要时行外科手术治疗，这在糖尿病足的治疗过程中更为重要。

四、糖尿病合并肥胖

近年来，心血管疾病、糖尿病、癌症等慢性非传染性疾病导致的死亡人数占中国居民总死亡人数的近90%，已成为我国乃至全球性的重大公共卫生问题，而超重和肥胖是慢性病的主要危险因素。肥胖和2型糖尿病关系密切，我国超重与肥胖人群的糖尿病患病率分别为12.8%和18.5%；而在糖尿病患者中，超重比例为41%、肥胖比例为24.3%，腹型肥胖〔腰围≥90cm（男）或≥85cm（女）〕患者高达45.4%。与白种人相比，中国人肥胖程度较轻，而体脂分布趋向于腹腔内积聚，更易形成腹型肥胖。

（一）2型糖尿病合并肥胖管理的意义

体重增加是2型糖尿病发生的独立危险因素。体重或腰围增加均可加重胰岛素抵抗，增加2型糖尿病的发病风险及血糖控制的难度。

1.肥胖患者的胰岛素水平显著增高，而胰岛素具有抑制脂肪分解、促进脂肪合成的作用。

2.肥胖本身与糖尿病患者存在的其他代谢异常协同作用可加重2型糖尿病的胰岛素抵抗，而内脏脂肪增加可能是肥胖患者发生胰岛素抵抗的主要原因。减轻体重可以改善胰岛素抵抗、降低血糖和改善心血管疾病的危险因素，超重和肥胖2型糖尿病患者减重3%～5%，即能产生血糖、HbA1c、血压、甘油三酯均显著降低等具有临床意义的健康获益，并且提高患者的生活质量。在一定范围内，减重越多，获益越大。

3.肥胖与糖尿病存在的其他代谢异常协同作用可进一步加剧2型糖尿病患者慢性并发症的发生。肥胖是糖尿病肾病的独立危险因素，可导致慢性肾病的恶化。减轻体重有利于减少慢性肾病患者的蛋白尿，延缓肾功能衰退进程。2型糖尿病合并肥胖使心脑血管疾病患病风险升高。因此，针对2型糖尿病合并肥胖患者，在降血糖的同时加强体重管理，对于预防糖尿病并发症、提高患者的生活质量具有重要意义。

（二）2型糖尿病合并肥胖的诊断标准

2型糖尿病的诊断标准与分型参考WHO 1999年发布的标准，肥胖诊断标准参考《中国居民肥胖防治专家共识（2022）》中心性肥胖的标准。符合两种疾病诊断的患者即可按照2型糖尿病合并肥胖进行管理。肥胖的诊断标准见表4-27。

表4-27　肥胖的诊断标准

评分指标	分值
BMI（kg/m^2）	
超重	24.0～27.9
肥胖	≥28.0
中心性肥胖	
腰围（cm）	
男性	≥90.0
女性	≥85.0

注：BMI.体重指数。

（三）2型糖尿病合并肥胖的管理

1.2型糖尿病合并肥胖患者的综合控制目标　见表4-28。

表4-28　2型糖尿病合并肥胖患者的综合控制目标

指标	目标值
HbA1c（%）	<7.0
血糖（mmol/L）	
空腹	4.4～7.0
非空腹	<10.0
BMI（kg/m^2）	<24
腰围（cm）	
男性	<85
女性	<80
血压（mmHg）	<140/90
总胆固醇（mmol/L）	<4.5
HDL-C（mmol/L）	
男性	>1.0
女性	>1.3
甘油三酯（mmol/L）	<1.7

续表

指标	目标值
LDL-C（mmol/L）	
未合并冠状动脉粥样硬化性心脏病	＜2.6
合并冠状动脉粥样硬化性心脏病	＜1.8

注：HDL-C.高密度脂蛋白胆固醇；LDL-C.低密度脂蛋白胆固醇。

2.饮食、运动和心理干预　生活方式干预应当作为所有2型糖尿病合并肥胖治疗的基础性措施并长期坚持。

（1）医学营养治疗

1）控制总热量：高于正常体重的2型糖尿病患者，推荐按照25～30kcal/（kg·d）计算，再根据患者身高、体重、性别、年龄、活动量、应激状况等调整为个体化热量标准。不推荐长期＜800kcal/d的极低热量膳食。

2）培养营养均衡的膳食习惯：蛋白质摄入量在总热量的15%～20%、脂肪在总热量的30%以下、碳水化合物在总热量的45%～60%。①碳水化合物要注重食物品种的选择，不能单纯降低谷类主食量，以避免低血糖或酮症的发生。推荐增加低升糖指数（GI）食物的比例。②不建议超重或肥胖人群长期食用高蛋白质膳食；乳清蛋白有助于促进胰岛素分泌、改善糖代谢和短期内减轻体重。③应限制饱和脂肪酸与反式脂肪酸的摄入量，增加植物脂肪占总脂肪摄入的比例；膳食中增加富含ω-3多不饱和脂肪酸的植物油；每日胆固醇摄入量不宜超过300mg。④保证丰富的维生素、矿物质和膳食纤维摄入，推荐每日膳食纤维摄入量为25～30g或10～14g/1000kcal。

（2）运动治疗：合理运动可改善胰岛素敏感性、骨骼肌功能、改善代谢紊乱，对提高生活质量有正反馈作用。

1）运动治疗前进行医学评估，严格把握适应证和禁忌证。

2）制订个体化运动处方。运动处方应包括运动频率、运动强度、运动时间、运动类型和运动量五大要素。运动类型应以有氧运动为主。

3）注意事项：运动前、后监测血糖以预防低血糖，关键是自我监测与医师指导。如运动前血糖＜4.2mmol/L或有低血糖反应，应减少降血糖药的使用剂量。

（3）心理干预：肥胖和糖尿病的双重压力会进一步加重患者的心理负担。对于肥胖或超重的2型糖尿病患者，应加强心理干预。通过专业心理医师或糖尿病专科医师的心理指导，帮助患者循序渐进地改善生活方式，建立自信。降低体重不仅会减轻2型糖尿病患者的心理障碍，而且更容易从减肥和运动中获得自信，提高生活满意度。

（4）药物治疗

1）总体治疗原则：①在选择降血糖药时，应优先考虑有利于减轻体重或对体重影响为中性的药物。②需要胰岛素治疗的2型糖尿病合并肥胖患者，建议联合使用至少1种其他降血糖药，如二甲双胍、GLP-1受体激动药、钠-葡萄糖协同转运蛋白2（SGLT2）抑制药、α-糖苷酶抑制药、DPP-4抑制药等，从而减轻因胰岛素剂量过大而引起的体重增加。③体重控制仍不理想者，可短期或长期联合使用对糖代谢有改善作用且安全性良好的减肥药。

2）常用降血糖药对血糖、体重及内脏脂肪的影响见表4-29。

表4-29　常用降血糖药对血糖、体重及内脏脂肪的作用

降血糖药分类	HbA1c	体重	内脏脂肪
胰岛素	↓↓↓	↑↑	—
噻唑烷二酮类	↓	↑	↓
磺酰脲类药物	↓↓	↑	—
格列奈类药物	↓↓	↑	—或↓
GLP-1受体激动药	↓↓	↓↓	↓↓
二甲双胍	↓↓	↓	—
α-糖苷酶抑制药	↓	←→或↓	—
DPP-4抑制药	↓	←→	←→
SGLT2抑制药	↓	↓↓	↓

2型糖尿病合并肥胖患者在选择降血糖药时，应兼顾血糖和体重，尽可能选择降血糖效果肯定且同时不增加体重的药物。

降血糖同时增体重的药物有胰岛素、噻唑烷二酮类、磺酰脲类药物。

降血糖同时减轻或不增加体重的降血糖药物主要有二甲双胍、GLP-1受体激动药、SGLT2抑制药、α-糖苷酶抑制药、DPP-4抑制药。

GLP-1受体激动药主要通过激活GLP-1受体发挥作用，因其降血糖作用具有葡萄糖浓度依赖性，因此低血糖发生率极低。利拉鲁肽无论单药治疗或联合治疗，均能显著降低HbA1c 1.1%～1.6%，降低体重1.0～3.2kg，持久地缩小患者腰围，且基线体重、腰围值越大，降低体重、缩小腰围的效果越显著。LEAD-2研究中，利拉鲁肽1.2mg或1.8mg治疗使患者内脏脂肪分别减少17.1%和16.4%。此外，利拉鲁肽（3.0mg/d）在美国、加拿大、欧盟已经被正式批准作为减肥药。

SGLT2抑制药主要通过减少肾对葡萄糖的重吸收、增加葡萄糖排泄而降低血糖水平。SGLT2抑制药可使HbA1c降低0.5%～1.0%，同时减轻患者体重（平均减少1.8kg）。由于SGLT2抑制药增加尿糖排出，会导致代偿性的食欲旺盛，故其减重作用需要配合控制饮食或其他类似手段。

（四）代谢手术治疗

肥胖的成人T2DM患者采取生活方式干预及药物治疗后，血糖仍然控制不佳者可考虑代谢手术治疗。代谢手术治疗可以明显改善肥胖T2DM患者的血糖控制，其中部分患者的糖尿病可达到"缓解"状态。代谢手术常用手术方式包括腹腔镜下胃袖状切除术、腹腔镜下Roux-en-Y胃旁路术和胆胰转流十二指肠转位术。

《中国肥胖及2型糖尿病外科治疗指南（2019版）》提出，对于手术目的为治疗2型糖尿病的肥胖患者，手术适应证首先需满足有胰岛素分泌功能，严格选择患者及适合的手术方式，充分进行术前评估和术前准备，并加强术后随访和营养、运动指导，这些是提高手术治疗2型糖尿病有效性和安全性的关键。

1.代谢手术的适应证

（1）年龄为16～65岁，2型糖尿病患者，经生活方式干预和各种药物治疗难以控制（HbA1c＞7.0%），且无严重器官功能障碍。

（2）BMI≥32.5kg/m^{2}时，建议积极手术；27.5kg/m^2≤BMI＜32.5kg/m^{2}时，推荐行手术；25kg/m^2≤BMI＜27.5kg/m^{2}时，经改变生活方式和药

物治疗难以控制血糖，且至少符合2项代谢综合征组分，或存在合并症（如阻塞性睡眠呼吸暂停综合征、非酒精性脂肪性肝炎、高尿酸血症、多囊卵巢综合征、肾功能异常等），慎重开展手术；对于 $25kg/m^2 \leqslant BMI < 27.5kg/m^2$ 的患者，若男性腰围 $\geqslant 90cm$、女性腰围 $\geqslant 85cm$，应酌情提高手术推荐等级。

2. 代谢手术的禁忌证

（1）滥用药物、酒精成瘾、患有难以控制的精神疾病，对代谢手术的风险、获益、预期后果缺乏理解能力。

（2）1型糖尿病。

（3）胰岛B细胞功能明显衰竭。

（4）外科手术禁忌者。

（5）$BMI < 25kg/m^2$。

（6）妊娠期糖尿病（GDM）及其他特殊类型的糖尿病。

3. 代谢手术的疗效判定　术后仅用生活方式干预可使 $HbA1c \leqslant 6.5\%$，空腹血糖 $\leqslant 5.6mmol/L$，可视为T2DM缓解。

（五）血糖和体重监测

1. 血糖监测　HbA1c可反映近2～3个月的血糖平均水平，是评价长期血糖控制的金标准，也是指导临床调整治疗方案的重要依据。在治疗初期建议每3个月检测1次，一旦达到治疗目标可每6个月检查1次。

2. 体重监测

（1）有效性评估：采用药物治疗3个月后对疗效进行评价：体重下降2%～3%为不显著；体重下降3%～5%为显著；体重下降>5%为非常显著。

（2）在6个月时间内达到体重下降5%～15%；重度肥胖患者（如 $BMI > 35kg/m^2$）可能需要更多（20%或以上）的体重减轻。

（3）对于接受手术治疗的患者，在术后第1年至少要进行3次门诊随访，还需要更多的电话或其他方式的随访。对于可调节胃绑带术的患者，门诊随访的次数可能需要增加，以便对绑带进行适当的调节。

（六）2型糖尿病合并肥胖心血管病风险因素的控制

确诊2型糖尿病及肥胖后，每年至少应评估1次心血管疾病的危险因素，包括心血管疾病的既往史和现状、年龄、有无心血管危险因素（吸烟、血脂异常、高血压及其家族史等）、肾损伤、心房颤动。综合评估和控制心血管危险因素，合理降压、调脂、抗血小板治疗，可显著改善糖尿病患者心脑血管疾病和死亡的风险。

五、糖尿病合并精神心理疾病

饮食、生活方式及药物干预、自我血糖监测等多驾马车并行是保证糖尿病患者健康获益的有效措施，但长期的降血糖药物、并发症的防治及生活方式、饮食干预的持续压力给患者及其家庭带来巨大的经济负担。终身疾病管理及并发症的威胁给患者带来严重的身心困扰。糖尿病患者有可能会出现焦虑、抑郁、烦躁、失眠甚至严重的精神障碍状态，负面情绪影响机体内环境，抑郁状态抑制胰岛素的分泌，焦虑和失眠刺激升糖激素的释放，进而进一步升高血糖，造成恶性循环。因此，对糖尿病患者赋予精神心理方面的关注非常重要，有助于调节糖尿病血糖控制水平，提高患者的生活质量，改善预后。

（一）流行病学

国际糖尿病联盟（IDF）发布的《全球糖尿病概览》提出，近年来全球糖尿病患者数量持续上升，目前全球已有糖尿病患者4.63亿，预计2030年将达5.5亿，其中中国约有1.164亿，位居世界第一。澳大利亚糖尿病协会立场声明：精神心理障碍背景下2型糖尿病的预防和管理（2017年）指出，澳大利亚近期数据显示其精神病患者的平均死亡年龄（男性45岁，女性47岁）与普通人群的男性和女性预期寿命（男性79岁，女性84岁）相比，存在极大的差距，究其原因主要为心血管因素死亡。令人忧心的是，数据同时显示，患有精神疾病的人比普通人群糖尿病患病率高3倍。德国2003年的一项研究发现，新发1型糖尿病患者的抑郁发作率是整个人群的2倍。目前，糖尿病合并存在精神心理障碍患者的问题日益加重，亟须重视及解决。

（二）发病机制

糖尿病患者的主要干预目标是控制血糖、延缓并发症的发展等。然而，当患者同时存在精神障碍疾病时，会造成下丘脑-垂体-肾上腺轴功能异常，导致胰岛素抵抗增加，对疾病治疗效果产生不良影响。目前糖尿病患者发生精神心理疾病机制尚未清楚，可能的发病机制主要包括以下几点。

1.遗传因素　2型糖尿病和精神病的共病是医学共病的一种重要形

式，精神障碍患者的糖尿病阳性家族史与精神分裂症阳性家族史相关。糖化血红蛋白水平的改变部分是由PRS（2型糖尿病多基因风险评分）、发病年龄较晚、男性、体重指数和舒张压的增加所致。2型糖尿病和精神分裂症具有共同的家族性危险因素。糖尿病和非情感性精神障碍之间存在家族性、可能遗传性的联系。父母患有2型糖尿病也是患者合并2型糖尿病的独立预测因子。这些联系可能是由于共同的环境或基因危险因素，或基因环境相互作用。

2.社会心理因素　糖尿病患者需要长期治疗，包括生活方式干预、药物治疗等，这对很多糖尿病患者来说是非常大的精神负担，除却经济压力、精神压力，旁人眼光也容易使其产生自卑心理，长此以往，易产生焦虑、烦躁、抑郁等不良情绪，可诱发糖尿病患者精神心理状态异常。另外，长病程糖尿病患者有可能会出现眼底、肾脏等微血管并发症、心脑血管疾病或神经病变并发症、糖尿病足等，严重者影响日常生活，甚至发生失明、尿毒症、坏疽等，给患者及其家人带来非常大的困扰。一项以人群为基础的队列研究发现，与无糖尿病神经病变的糖尿病患者相比，糖尿病神经病变患者的任何精神障碍危险及所有特异性精神障碍［精神障碍、双相障碍、单相抑郁和（或）焦虑障碍］的诊断风险显著增加。糖尿病性神经病变似乎与发生精神疾病的危险性显著增加有关。良好的血糖及治疗依从性可有效减缓或控制并发症的发生，同时，准确识别患者的不良精神心理状态是保证有效治疗的先决条件。

3.抗精神病药物的作用　加拿大糖尿病协会在最新治疗指导方案中认为精神分裂症是糖尿病发病危险因素之一，未使用精神类药物的患者有可能出现血糖代谢紊乱，药物治疗会进一步加重血糖调节障碍。常见的第一代抗抑郁药物有两种，即三环类抗抑郁药（TCA，如阿米替林、多噻嗪）和单胺氧化酶抑制剂（MAOI，如苯乙肼、异卡波肼），前者可能增加患者食欲，不利于体重及血糖控制，后者可能会加重胰岛素或者口服降血糖药物的低血糖反应，均不是糖代谢异常患者的首选药物。第二代或非典型抗精神病药物包括氯氮平、奥氮平、利培酮、帕利哌酮、喹硫平、氨磺吡啶、阿立哌唑、齐拉西酮、阿塞那平和鲁拉西酮及储备制剂等，具有多种代谢作用，可能导致高泌乳素血症。所产生的影响会因使用的药物种类和剂量而有所不同。抗精神病药物会对患者的脂质谱、血糖浓度和脂肪代谢产生显著的不良影响。尽管有副作用，由于疗效优越和总体耐受性，非典型抗精神病药物已经成为治疗精神分裂症和相关疾病的首选药物。体重增加是某些抗精神病药物治疗的常见和潜在的严重并发症，并可伴有高血脂、高血压和高血糖，某些极端病例可伴有糖尿病酮症酸中毒（DKA）。与使用第二代抗精神病药物（非典型抗精神病药物）相关的食欲、体重增加和体脂增加的潜在机制尚未完全阐明，但可能涉及大脑食欲和奖励系统中的几种不同肽、神经递质和（或）受体系统。如*ADRA2A*、5-羟色胺（2C）受体基因（*HTR2C*）等基因病变所致遗传因素，IL-1 等炎症因子分泌增加影响摄食中枢，组胺 H_1 受体亲和力异常诱导体重增加等。

在抗精神病药物治疗的最初几周至几个月，体重增加往往发生得最快。就其导致体重增加的倾向而言，可用的抗精神病药物之间存在一些异质性。理论上，代谢更中性的药物是首选。与奥氮平和氯氮平等药物相比，阿立哌唑和齐拉西酮似乎发挥了更多的"代谢中性"作用。值得注意的是，氯氮平被认为是最有效的抗精神病药物，用于治疗难治性精神分裂症。然而，氯氮平的使用与已知的代谢和心血管疾病有关（如高血糖、高脂血症、心律失常甚至 DKA 等）。体重增加和药物治疗之间的联系并不是新的观点，抗精神病药物的使用与糖尿病风险之间的关联可以追溯到 20 世纪 50 年代。抗精神病药物、情绪稳定剂和抗抑郁药通常是联合使用的，这可能会加剧任何代谢紊乱，其中一些药物如丙戊酸钠可能和奥氮平一样具有食欲刺激性。抗精神病药物的致糖尿病潜能取决于体重增加（表 4-30），精神病药物对血糖的影响见表 4-31。

表 4-30　抗精神病药物的致糖尿病潜能取决于体重增加

抗精神病药	糖尿病风险	体重增加
氯氮平	+++	+++
氯丙嗪	+++	+++
奥氮平	+++	+++
利培酮	++	++
喹硫平	++	++
氨磺吡啶	++	++
阿塞那平	++	+

续表

抗精神病药	糖尿病风险	体重增加
鲁拉西酮	+/++	+
齐拉西酮	++	+
阿立哌唑	+/++	+
氟哌啶醇	+	++
奋乃静	+	+
帕利哌酮	+	++

注：+++.高；++.中等；+/++.低/中等；+.低。

表4-31　精神病药物对血糖的影响

抗精神病药	FG	2-h PG	HbA1c
奥氮平	↓/↑（多数↑）	↑	↑
氟哌啶醇	↓/↑（多数↑）	↔/↑	↓
利培酮	↓/↑	↑	↓/↑（多数↓）
齐拉西酮	↓/↑（多数↓）	↔	↓
阿立哌唑	↓/↑（多数↓）	↑	N/A
喹硫平	↓/↑（多数↑）	↑	↓/↑（多数↑）
鲁拉西酮	↓/↑（多数↓）	N/A	↓/↑（多数↑）
氯氮平	↑	↔	N/A
佐替平	↑	N/A	N/A
帕利哌酮	↑	N/A	N/A
依匹哌唑	↑	N/A	N/A
卡利拉嗪	↑	N/A	N/A
伊潘立酮	↓/↑	N/A	↓
舍吲哚	↑	N/A	N/A
阿塞那平	↓	N/A	N/A
氨磺吡啶	↓	N/A	N/A
氯丙嗪	N/A	↔	N/A

注：FG.空腹血糖；HbA1c.糖化血红蛋白；2-h PG.口服葡萄糖耐量试验（OGTT）后2h测定的血糖；↑.增加；↓.减少；↔.中性；N/A.数据不可用。

多种不同的因素（包括遗传易感性）可能会导致糖尿病和其他心脏代谢异常的风险增加，而这些风险不仅仅归因于抗精神病药物的使用。Holt及其同事报道称，尽管典型和非典型抗精神病药物可能在精神病患者糖尿病和肥胖的发生中发挥重要作用，但传统的可改变的心血管风险因素，如不良的饮食习惯和缺乏体育活动，也是导致该人群糖尿病患病率上升的重要因素。

4.神经内分泌因素　在糖尿病合并精神心理疾病机制中发挥着一定的作用。

（1）下丘脑-垂体-肾上腺轴（HPA轴）功能紊乱：HPA轴是内分泌系统发挥重要调节作用的神经内分泌激素轴之一，由下丘脑分泌促肾上腺皮质激素释放激素（CRH），作用于垂体，促进促肾上腺激素（ACTH）的释放，再作用于靶腺——肾上腺，引起皮质醇的释放，后者参与抗感染、抗炎、免疫反应等机体生理过程，对机体内环境的稳态起重要作用。本轴同时受负反馈调控。当机体处于应激状态时，糖皮质激素受体表达急剧下降，反馈给机体，产生大量糖皮质激素，失去皮质醇原有的正常节律，导致脑内高亲和性的盐皮质激素受体和低亲和性的糖皮质激素受体失去平衡，激活电压门控通道钙离子通道，引起5-羟色胺对其特异性受体的敏感性降低，这种病理改变有可能参与抑郁的发生。同时，大量糖皮质激素增加胰岛素抵抗，导致糖代谢紊乱或加重原来的血糖代谢异常状态。另外，海马也是HPA轴的负反馈中枢，与学习记忆密切相关，是血糖代谢异常时脑内最易受影响的部位，也参与认知障碍、情绪低下等异常精神心理状态的发生。

（2）多巴胺等神经递质在糖尿病、精神心理疾病过程中也发挥着重要的作用，是二者共同的病理生理基础。

（三）临床特点

一般来说，糖尿病合并精神心理疾病早期因其非特异性而往往被忽视，某些患者相关低诉求加剧了此情况，后期可能出现严重的心理问题甚至造成不可挽回的后果。因此，需重视本病的临床特点，做到尽早发现问题、解决问题。

1.焦虑、抑郁状态　糖尿病患者极易出现焦虑、抑郁状态，尤其是初发糖尿病，因其对疾病了解有限，且初期难以接受疾病状态，故经常出现头晕、乏力、胸闷、心悸，呼吸困难、口干、尿频、尿急、多汗甚至震颤和不安等症状，国内一项研究结果显示在糖尿病患者中，中度焦虑和重度焦虑占72.6%，2型糖尿病患者普遍存在较为严重的焦虑情况。同时，轻度、中度、中重度和重度抑郁患者占49.8%，2型糖尿病患者近50%存在抑郁情况。在临床过程中，除外器质性病变的同时，应注意心理异常状态的识别。

2.糖尿病痛苦　是指糖尿病患者特有的、因长期应对及管理疾病而产生的情绪困扰或心理问题。糖尿病痛苦会降低患者的自我管理能力、生活质量，影响患者血糖控制水平。ADA指出要定期特别是在治疗目标未实现和（或）出现糖尿病并发症时，监测糖尿病患者的糖尿病痛苦。

3.睡眠障碍　糖尿病患者普遍存在睡眠质量问题，有研究发现2型糖尿病中存在睡眠障碍者占87.3%，同时，休息欠佳会进一步加剧血糖异常，二者造成恶性循环。

4.神经衰弱综合征　以易激惹和易衰弱表现为主，包括精神易兴奋，又容易疲劳，注意力不集中、记忆力减退、思考困难、理解迟钝、情绪易激惹、肌紧张性头痛及自主神经功能紊乱等，良好的心态及睡眠是其保证。

此外，严重者甚至还可能出现意识障碍、认知障碍、幻觉等症状，临床需进行相应鉴别及处理。

（四）诊断

1.糖尿病患者精神心理状态评估　糖尿病患者的心理状态评估和干预也是患者维持良好身心健康状态中重要的一环，《中国2型糖尿病防治指南（2020版）》强调评估糖尿病相关心理压力，并采取有效措施，改善患者的精神心理问题。

（1）糖尿病患者焦虑、抑郁及睡眠质量评价指标

1）焦虑评价指标：可使用广泛性焦虑量表GAD-7评估研究对象的焦虑状态。该量表由7个问题组成，每个问题有4个程度可选项，分别对应分值0分、1分、2分、3分。根据7个问题的总分，评估是否有焦虑及焦虑的程度。0～4分：没有焦虑；5～9分：轻度焦虑；10～14分：中度焦虑；15～21分：重度焦虑。也可采用焦虑自评量表（self-rating anxiety scale，SAS）。

2）抑郁评价指标：采用抑郁症筛查量表PHQ-9评估研究对象的抑

郁状态。该量表由 9 个问题组成，每个问题有 4 个程度可选项，分别对应分值 0 分、1 分、2 分、3 分。根据 9 个问题的总分，评估是否有抑郁及抑郁的程度。0 ～ 4 分：没有抑郁；5 ～ 9 分：轻度抑郁；10 ～ 14 分：中度抑郁；15 ～ 19 分：中重度抑郁；20 ～ 27 分：重度抑郁。也可采用抑郁自评量表（self-rating depression scale，SDS）。

3）睡眠质量评价指标：采用阿森斯失眠量表（AIS）评估研究对象的失眠状态。该量表由 8 个问题组成，每个问题有 4 个程度可选项，分别对应分值 0 分、1 分、2 分、3 分。根据 8 个问题的总分，评估是否有睡眠障碍。0 ～ 3 分：没有睡眠障碍；4 ～ 5 分：可能有睡眠障碍；6 ～ 24 分：有睡眠障碍。

（2）糖尿病痛苦评估相关量表

1）糖尿病问题量表（PAID）：由 Polonsky 等于 1994 年制定，最初应用于以 1 型糖尿病为主的女性患者人群，被普遍认为是第一个成人糖尿病痛苦评估工具。该量表共 20 个条目，采用 Likert 5 级评分，从"没有问题"到"有严重问题"分别赋值 0 ～ 4 分，将所有项目总分相加，得分越高表明情绪负担越重，≥ 40 分表明"有严重的糖尿病痛苦"。其缺点是 PAID 仅产生一个整体总分，没有子量表来帮助确定糖尿病痛苦的具体来源。该量表于 2010 年由 Huang 等进行汉化，形成中文版糖尿病问题量表（PAID-C）。

2）糖尿病痛苦量表（DDS）：由 Polonsky 等于 2005 年改良研制而成。DDS 主要针对 2 型糖尿病的成年人，它包含 17 个项目，与 PAID 评分方法相同。但有 4 个子量表评价糖尿病痛苦的具体来源，分别是"情绪负担""治疗相关痛苦""医护相关痛苦"和"人际关系痛苦"。每个子量表可分别进行管理。项目平均分被划分为很少或没有痛苦（＜ 2.0 分）、中度痛苦（≥ 2.0 分且≤ 2.9 分）和高度痛苦（≥ 3.0 分）3 个程度。

3）1 型糖尿病痛苦量表（T1-DDS）：由 Fisher 等于 2015 年研究制定，仅针对 1 型糖尿病成人人群，包含一个由 28 个项目组成的主量表及 7 个子量表，子量表包括 1 型糖尿病患者常见痛苦来源、无力感、自我管理痛苦、低血糖痛苦、消极的社会观念、饮食相关痛苦、医护相关痛苦和朋友/家人相关痛苦。项目评分方式与 DDS 相同，其中，中度和高度痛苦被认为具有临床意义。

糖尿病特异性生存质量量表（DSQOLS）、糖尿病症状修订版自评量表（DSC-R）、幸福感问卷28（WBQ 28）、世界卫生组织五项身心健康指标（WHO-5）等量表也可用于糖尿病患者的临床心理评估，根据不同的情况进行选择和对话。尽管目前用于评估的量表种类很多，但尚未有任何一个可以覆盖全方面的调研和情况。另外，在具体临床应用过程中，需要专业人员个体化分析和诊治。

2.糖尿病合并精神心理疾病的诊断步骤　对于糖尿病合并精神心理疾病，若患者有较明显的临床精神状态异常，诊断并不困难，但若患者处于无症状或症状不明显阶段，容易漏诊或误诊，故需结合精神心理疾病的临床特点、相关体征及实验室检查等辅助手段，根据相关疾病的诊断标准，协助诊断。

患者临床出现意识障碍甚至昏睡、昏迷状态时，需急查血常规、血生化、尿常规、动脉血气分析等指标，排除糖尿病酮症酸中毒及高血糖高渗状态等，诊断明确，对症处理。同时，需排除急性心脑血管病、心律失常、神经病变等病理性状态。排除器质性病变后，行心理量表检测，根据患者临床症状、病史及相关检查结果回报明确诊治，必要时心理科医师协助专科评价。

目前尚无糖尿病合并精神心理疾病特定的诊断标准，临床需严密监测患者病情，综合评价，做到避免漏诊、误诊等。

（五）治疗

传统上，抗精神病药物被认为是严重精神疾病患者中糖尿病和代谢性疾病高发的"罪魁祸首"。对于已经存在糖尿病的患者，抗精神病药物的应用可能会导致血糖和代谢控制难度系数增加。患者需要加强血糖监测、生活方式干预和可能的降血糖治疗。既往无糖尿病病史的患者，体重增加和其他因素也可能会增加患糖尿病的风险。因此，结合澳大利亚糖尿病协会工作组建议，提出以下治疗建议，以期更好地为监测和进一步改善精神心理疾病患者的整体代谢健康，特别是糖尿病和糖尿病风险提供建议。

1.监测和检测患者患糖尿病或糖尿病相关并发症的风险：体重、BMI和腰围及血压、血糖和血脂水平都是2型糖尿病发展的既定危险因素。除了监测相关指标，还需要适当的管理和更长期的随访。因此，建议至少应在基线时测量以下内容，之后定期监测：①身高、体重和腰围（后两者每次就诊均测量一次）；②血压（每次就诊测量一次）；③血糖水平（推荐空腹血糖、6个月复查，必要时缩短时间）；④HbA1c筛查（诊断糖尿病每年检查，管理糖尿病每3个月检查1次）；⑤血脂检查（6～12个月）。

2.应积极解决糖尿病和心血管疾病的可控危险因素（如吸烟、高血压、血脂异常、缺乏体育活动、不良饮食、阻塞性睡眠呼吸暂停等）：建立相关的卫生保健规划（如健身规划、戒烟规划等）。理想情况下，应有营养学家和运动生理学家的参与。

3.如果病情允许，建议精神病类药物改用代谢更中性的抗精神病药物可能更有益。

4.精神心理因素的管理：对有严重精神心理疾病的糖尿病患者，在日常生活或临床治疗过程中，需要关注的方面有很多，但是结果常不尽如人意，其原因主要是：①患者依从性差，不能有效地配合治疗；②保健专业人员缺乏特殊精神心理疾病患者的糖尿病管理经验，对血糖的监测和降血糖方案调整不到位；③特殊类型患者的经济财务障碍，难以保障长期规律药物治疗。

结合工作组建议，提供以下解决方案：①在管理患者时，应考虑患者和疾病相关因素；②应解决医疗专业人员层面的障碍；③考虑与医疗保健系统相关的障碍

5.生活方式干预：有精神心理疾病的患者通常没有收到有关饮食或运动的临床建议，可以向患者说明这些因素是如何影响其糖尿病风险的，并提供具体预防建议。在这方面，有组织、有监督、以小组为基础的教育可能非常有益。非药物干预确实有可能减少与第二代口服抗精神病药物治疗和其他食欲精神药物相关的体重增加。减肥可以通过强化干预措施来实现，包括住院患者的严格饮食、强化训练或短期治疗（≤12周）。STRIDE研究的结果表明，生活方式干预对脂质、葡萄糖、体重和弗雷明汉风险评分有好处。这些研究可能有其局限性，然而研究结果仍表明，尽管患者的依从性存在障碍，但抗精神病药物具有潜在的食欲影响，这些非药物干预措施在该人群中与在普通人群中一样有效。

6.降血糖药物治疗：综上所述，我们关注的是应该给有精神心理疾病的糖尿病患者优选减重药物，目前对减重有可能有益的降血糖药物包括二甲双胍、SGLT2抑制剂及GLP-1受体激动剂等。既往已有研究证明

药物治疗可减轻抗精神病药物诱导的体重增加，但在临床应用过程中还应注意个体化治疗。

（1）二甲双胍：该药是迄今为止研究最多的药物。各种meta分析的结果表明，如果要考虑药理学药物，二甲双胍可能是预防和治疗与抗精神心理疾病药物相关的体重增加最合适的药物。最近的一项meta分析表明，二甲双胍对首发精神病患者的有益作用似乎最大。分析40项研究结果，认为药物治疗可以减轻体重增加，二甲双胍与安慰剂相比，患者体重差异为3.17kg。糖尿病预防计划和糖尿病预防计划结局研究的结果显示，在一组使用安慰剂或强化生活方式改变的患者中，持续使用抗抑郁药与糖尿病发生的风险显著相关，然而，在每日两次使用850mg二甲双胍的患者中没有发现这种风险。需要强调的是，该研究纳入发展为糖尿病的高风险患者（年龄≥25岁，BMI≥24kg/m^{2}或≥22kg/m^{2}的亚裔美国人，空腹血糖为95～125mg/dl或≤125mg/dl的美洲印第安人，OGTT 2h餐后血糖为140～199mg/dl），包括10.3%的诊断为轻度抑郁的患者和5.5%的使用抗抑郁药的患者。在一年内诊断为糖尿病的患者中，使用二甲双胍或强化生活方式改变的患者在贝克抑郁量表上有显著改善。然而，尚未发现抑郁症状加重或使用抗抑郁药与随后显著增加的糖尿病患病率相关。在国内，目前只有在咨询专科医师并与患者就适应证、禁忌证、预防措施和费用进行详细讨论后才能考虑使用二甲双胍。

有观点认为，2型糖尿病确诊后0.5～2年，严重精神疾病（SMI）患者接受降血糖药物治疗的比例高于无SMI患者，这种差异主要由二甲双胍引起。对于除2型糖尿病患者外的SMI患者，二甲双胍在2型糖尿病确诊后的最初几年更易被应用。

（2）胰高血糖素样肽1（GLP-1）受体激动剂：艾塞那肽在接受第一代抗精神病药物（奋乃静、氯丙嗪）和第二代抗精神疾病药物（氯氮平、奥氮平、阿立哌唑、利培酮、帕利哌酮、喹硫平、齐拉西酮、氨磺必利和舍吲哚）治疗的糖尿病或糖尿病前期患者中每周给药一次，持续3个月，不仅与体重和BMI显著下降相关，也与HbA1c和IFG水平的降低相关。同时安慰剂组在统计学上也出现了类似减少的结果。但是实验组在使用该药时没有出现新的糖尿病病例，而安慰剂组中有一名患者患病。

利拉鲁肽可用于有精神分裂症、精神分裂型障碍或偏执型精神病的超重和肥胖患者，使用氯氮平或奥氮平治疗至少6个月，从治疗开始到一年随访结束，两组间未发现发生糖尿病的患者数量有差异；利拉鲁肽组和安慰剂组在IFG、HbA1c、C肽、HOMA-2测量和腰围方面没有差异性。氯氮平和奥氮平的剂量变化在两组之间的差异无统计学意义，从一种抗精神病药物切换到另一种抗精神病药物之间的差异也无统计学意义。

（3）吡格列酮：鉴于使用抗精神病药物的患者发生糖尿病前期和糖尿病的机制，其他具有胰岛素增敏潜力的降血糖药也被认为是有用的。Smith等的研究表明，54名精神分裂症患者在服用抗精神病药物治疗期间，以30～45mg的剂量使用包括PPAR-γ核受体拮抗剂，如吡格列酮，IGT、TG浓度≥120mg/dl和（或）低HDL-C值持续3个月，与OGTT和HOMA-IR检测中胰岛素、2h葡萄糖的显著降低有关。该药物还可以对阳性和阴性症状量表（PANSS）抑郁因子评分产生积极影响。在研究结束时，52%接受吡格列酮治疗的患者FG水平正常，而接受安慰剂治疗的患者为15%，使用吡格列酮不会增加他们的体重或引起显著的副作用。

（4）SGLT2抑制剂：从理论上来说，SGLT2抑制剂有利于体重控制，为合并心功能不全及一定程度肾功能不全糖尿病患者的首选，但目前对于SGLT2抑制剂在精神心理性疾病患者中的应用研究尚不多。一项来自瑞典的降血糖药与糖尿病和痴呆患者的痴呆后生存率研究发现，应用SGLT2抑制剂的痴呆糖尿病患者的死亡风险相对使用磺酰脲类药物者低。

迄今为止，还没有关于其他降血糖药物，如格列奈类或葡萄糖苷酶抑制剂，在使用抗精神病药物患者中的获益研究。

（六）预后

糖尿病合并精神心理疾病患者的预后主要取决于糖尿病及重型精神障碍的病情转归，因此有糖尿病的精神心理疾病患者需要重视平时的护理及长期的随访。在护理过程中，需关注患者身体及心理健康状态，敦促其按计划服药，同时注意患者健康状态的监测和随访，定期复查，并注意并发症的筛查等，以多学科方式管理严重精神疾病患者，可能有助于解决或至少克服其中的一些障碍。保证适当的转诊和建立转诊途径，全面有序地保证患者的健康状态，以提高患者的生活质量和生存时间，改善预后。

六、2型糖尿病合并阻塞性睡眠呼吸暂停

阻塞性睡眠呼吸暂停（OSA）是一种常见的睡眠呼吸障碍疾病，它与2型糖尿病（T2DM）常在同一个体存在，属于共患疾病。糖尿病患者OSA的患病率显著高于一般人群，国内研究显示T2DM患者OSA的患病率在60%以上，肥胖的T2DM患者OSA的患病率高达86%。越来越多的研究发现T2DM合并OSA患者的心血管疾病和死亡风险显著增加，医疗负担沉重。因此，对T2DM合并OSA患者的综合评估和有效防治，对于疾病治疗及改善预后有重要意义。

（一）OSA的病理生理特征及危害

OSA的主要病理生理特征：睡眠过程中上气道反复完全和（或）部分阻塞，引起呼吸暂停和（或）低通气，从而造成反复间歇低氧、高碳酸血症、睡眠结构紊乱，导致日间嗜睡、记忆力下降、注意力不集中等，是肥胖、糖尿病、高血压等代谢性疾病及心血管疾病的独立危险因素。其中，OSA发生糖尿病的风险远高于普通人群，两者紧密联系、互为因果，构成恶性循环。

OSA和T2DM均可对心血管、内分泌、中枢神经等多系统造成损伤，而最常见且最严重的损伤发生在心血管系统。OSA和T2DM均可显著增加心血管疾病（CVD）发病和CVD相关死亡风险。meta分析显示，与非OSA相比，重度OSA患者CVD相关死亡风险可增加2.7倍。此外，CVD是最常见的OSA患者死亡原因，35%～45%的死亡与之相关。

（二）OSA与T2DM互为影响的机制

近年来国内外对OSA与T2DM的相关性的机制及可能的干预治疗方法进行了较多研究。目前认为OSA可导致和加重T2DM的机制主要有：①交感神经活性增强；②间歇性低氧；③下丘脑-垂体-肾上腺轴功能失调；④全身性炎症反应；⑤脂肪细胞因子的改变，如瘦素水平升高和脂联素水平降低；⑥睡眠剥夺，以上因素均可导致胰岛素抵抗，增加糖尿病发生的风险。此外，糖尿病所致的自主神经功能失调亦可增加OSA的危险，形成恶性循环。

（三）OSA的诊断

OSA的诊断依赖于睡眠监测，包括实验室标准多导睡眠监测（PSG）和睡眠中心外睡眠监测（OCST）。标准PSG是OSA诊断及严重程度分级的金标准。睡眠分期、呼吸、觉醒、腿动、心脏等事件的判读推荐采用我国《成人阻塞性睡眠呼吸暂停多学科诊疗指南（2018版）》和美国睡眠医学会（AASM）2012判读规则。

低通气判读标准：鼻压力信号幅度较基线下降≥30%，同时伴有血氧饱和度下降≥3%或睡眠觉醒，且持续时间≥10s；呼吸暂停判读标准：口鼻热敏传感器（热敏气流信号不可用时使用鼻压力信号替代判读呼吸暂停事件）检测的呼吸气流较基线下降≥90%，且持续时间≥10s。根据睡眠呼吸暂停低通气指数（AHI）可将OSA分为轻度、中度和重度：轻度（5次/小时≤AHI＜15次/小时）、中度（15次/小时≤AHI＜30次/小时）、重度（AHI≥30次/小时）。根据夜间最低血氧饱和度（LSpO$_2$）可分为轻度低氧血症（85%～90%）、中度低氧血症（80%～84%）和重度低氧血症（＜80%）。

临床医师在诊治所有OSA患者时都应考虑合并存在T2DM的可能性，尤其是患者还出现高血压、血脂紊乱和肥胖等代谢问题时，应对患者的整体代谢紊乱状况进行评估。

（四）T2DM合并OSA的治疗及随访

T2DM合并OSA的治疗策略包括针对OSA的治疗和针对T2DM的治疗。针对OSA的治疗主要包括生活方式干预，如减重、体位疗法，以及无创气道正压通气、外科手术和口腔矫治器治疗等。针对T2DM的诊疗，需根据患者的具体情况，制订个体化综合治疗方案。

1.针对OSA的治疗

（1）病因治疗：纠正可能引起OSA或使之加重的基础疾病，如上气道结构异常引起的上气道阻塞、甲状腺功能减退、肢端肥大症等。

（2）生活方式干预：对OSA患者进行多方面的生活方式指导可缓解OSA，包括通过饮食管理和加强运动以减重、戒烟酒、避免服用镇静药物、侧卧位睡眠等。其中，减重对于OSA患者的预后改善至关重要。

（3）无创气道正压通气治疗：是目前OSA的首选治疗方法，包括持续气道正压通气（CPAP）、自动持续气道正压通气（APAP）和双水平气道正压通气（BiPAP）治疗，其中以CPAP最为常用。CPAP的适应证：①中、重度OSA患者；②轻度OSA，症状明显，合并或并发糖尿病和心脑血管疾病等；③上气道手术前、后的辅助治疗和手术失败者；④口腔矫正器治疗后仍存在OSA者。

（4）口腔矫治器治疗：适用于单纯鼾症及轻中度的OSA患者。对于不愿接受或不能耐受CPAP治疗、不能或不愿接受手术治疗或手术效果不佳者也可以试用，也可作为CPAP治疗的补充。

（5）手术：外科手术对上气道机械性阻塞的病例疗效较好，手术包括摘除肥大的扁桃体和腺样体（目前常用的手术为悬雍垂腭咽成形术及改良术式）、鼻息肉切除、正畸术和颌面部手术等。

2.针对T2DM的治疗　对于T2DM合并OSA的患者，常用降血糖药物均可选用，但应尽可能使用不增加体重的药物。研究发现使用GLP-1受体激动剂、SGLT2抑制剂能有效降低血糖、体重和AHI，改善低氧血症和日间嗜睡。由于OSA易发生夜间缺氧，对于低氧血症严重者应慎用或禁用双胍类药物。

除糖尿病外，OSA常合并代谢综合征，故应同时对血压、血脂进行管理。治疗目标如下：①肥胖，体重在1年内减轻7%～10%，力争逐渐达到正常BMI和腰围；②血糖，空腹血糖＜7.0mmol/L，非空腹血糖＜10.0mmol/L，HbA1c＜7.0%；③血压，＜140/90mmHg；④血脂，LDL-C＜2.60mmol/L，TG＜1.70mmol/L，HDL-C＞1.04mmol/L（男）或＞1.30mmol/L（女）。

3.随访　对T2DM合并OSA的患者应定期行代谢方面的评估，评估内容包括体重、BMI、腰围、臀围、颈围、血糖、胰岛素、HbA1c、血脂及血压；除评估代谢指标外，还应同时评估糖尿病并发症及CVD风险，在全面的基线评估基础上，持续监测各项指标及其变化趋势，以及时发现和干预。

七、糖尿病合并骨质疏松

糖尿病是一种慢性代谢性疾病，常伴有骨组织代谢异常，发生骨结构或质量的改变，导致糖尿病相关性骨质疏松的发生。2018年的调查显示，我国50岁以上人群骨质疏松症患病率为19.2%，65岁以上老年人骨质疏松患病率高达32%。骨质疏松相关性骨折的致残率、致死率高，因此被称为比糖尿病更严重的"沉默杀手"。迄今，我国糖尿病合并骨质疏松及骨质疏松性骨折的有效防控仍然面临巨大的挑战。

（一）糖尿病合并骨质疏松症的特点

糖尿病患者发生骨质疏松及骨折的风险均明显高于非糖尿病患者，包括1型和2型糖尿病。1型糖尿病可导致骨密度下降，引起骨量减少或骨质疏松；而2型糖尿病与骨密度的相关性受多种继发因素影响，目前尚无统一的结论，可表现为骨密度正常、升高或降低。但已有数据显示，2型糖尿病是骨密度下降相关性骨折的危险因素，其髋骨骨折的发生风险较非糖尿病患者增加1.7倍。

骨质疏松以骨强度下降为特点，其诊断主要依靠双能X线吸收法（DXA）测定骨密度，然而，有些与骨强度相关的因素如骨微结构在骨密度检测中无法测出。2型糖尿病患者通常以低骨转换性骨质疏松为特点，成骨细胞活性下降，骨修复能力受损，难以通过骨密度检测。2型糖尿病对骨骼的影响还表现在小骨基质、骨结构与骨代谢上，因此骨密度对于预测糖尿病患者的骨折风险具有局限性。作为老年患者中较为常见的两大代谢性疾病，2型糖尿病与骨质疏松症并存且相互影响，引起糖尿病性骨质疏松的发生。以色列对87 224名骨质疏松症患者的调查显示，其中18%患有糖尿病，与非糖尿病患者相比，糖尿病者所有主要部位骨折（包括髋部、椎体、肱骨和前臂）的患病率显著升高（44%vs32%），糖尿病患者的骨密度高于非糖尿病患者。Raming ham对1069例社区人群进行的HR-pQCT（高分辨率外周定量计算机断层扫描）结果显示，与非糖尿病患者相比，老年2型糖尿病患者骨皮质骨密度下降，胫骨微结构损伤，横截面积更小。

骨质疏松性骨折的危害巨大，是老年患者致残和致死的主要原因之一。发生髋部骨折后1年之内，20%的患者会死于各种并发症，约50%的患者致残，生活质量明显下降。西班牙对65～80岁126 035例人群的调查显示，与非糖尿病患者相比，男性2型糖尿病患者髋部骨折后死亡率升高28%，女性升高57%。骨质疏松症及骨折的医疗和护理需要投入大量的人力、物力和财力，会造成沉重的家庭和社会负担。因此，骨质疏松的终极治疗目标是防范脆性骨折的发生或再发生，这是降低死亡率及社会经济负担的重要途径。

（二）糖尿病合并骨质疏松的发病机制及影响因素

糖尿病患者长期的高血糖状态、胰岛素抵抗或缺乏、胰岛素样生长因子减少、晚期糖基化终末产物（AGE）、微血管及神经并发症、性腺功能减退、维生素D缺乏等可使机体多系统的结构和功能发生改变，从而影响骨代谢；此外，有些降血糖药物也会影响骨代谢。

传统观念认为骨骼是具有支持、保护和运动等功能的惰性器官，是接受机体其他部位分泌的激素调控的靶器官。近年来，随着对骨骼研究的逐渐深入，骨骼被视为一种新型的内分泌器官。骨骼主要由成骨细胞、骨细胞和破骨细胞组成，这些细胞除了发挥骨形成、骨吸收和骨重建，以及维持体内钙磷代谢平衡的作用外，还能合成并分泌多种小分子蛋白，参与能量及糖脂代谢的调控，形成骨骼与机体其他器官组织之间联系的纽带。

成骨细胞和骨细胞分泌的骨钙素不仅是反映骨代谢的指标，而且能进入血液循环发挥调节能量及糖脂代谢的作用。近年研究表明，骨钙素与糖尿病、血管钙化、动脉粥样硬化的发生及心血管事件密切相关。此外，肠道菌群可以通过影响宿主新陈代谢、免疫系统、运动系统和神经系统等多种方式调节糖代谢和骨代谢。

（三）糖尿病合并骨质疏松的诊断

糖尿病患者的骨骼状态和骨折风险可能通过骨密度、临床危险因素、骨折概率、骨微结构和骨强度来评估。

《原发性骨质疏松症诊疗指南（2022版）》提出DXA是临床和科研最常用的骨密度测量方法，可用于骨质疏松症的诊断、骨折风险性预测和药物疗效评估，也是流行病学研究常用的骨量评估方法。DXA主要测量部位是中轴骨，包括腰椎和股骨近端。对于绝经后女性、50岁及以上男性，建议参照WHO推荐的诊断标准（表4-32）。对于儿童、绝经前女性和50岁以下男性，其骨密度水平的判断建议用同种族的 Z 值表示；将 Z 值 ≤ -2.0 视为"低于同年龄段预期范围"或低骨量。有研究显示，与非糖尿病患者相比，糖尿病患者在相同的骨密度 T 值时髋部骨折和非椎体骨折风险更高。FRAX评分时纳入1型糖尿病风险，但是并未纳入2型糖尿病。一项前瞻性研究及一项回顾性研究均显示该评分会低估2型糖尿病患者的骨折风险。因此，目前骨密度检测和FRAX评分对于糖尿病患者骨折风险的评估均不能满足临床需求。

表 4-32　WHO 骨质疏松症诊断标准

诊断	T 值
正常	T 值 $\geqslant -1$
骨量减少	$-2.5 < T$ 值 < -1
骨质疏松	T 值 $\leqslant -2.5$
严重骨质疏松	T 值 $\leqslant -2.5$ 合并脆性骨折

DXA 图像分析小梁骨评分（TBS）有助于评估骨质量。Leslie 等的研究显示，与非糖尿病患者相比，糖尿病患者尽管椎体及髋部骨密度较高，但是 TBS 更低。TBS 可以预测骨折风险。

我国近年来积极开展定量 CT-QCT 骨密度测记的研究与临床应用，取得了国际认可的成绩。《中国定量 CT（QCT）骨质疏松症诊断指南（2018 版）》指出，QCT 诊断骨质疏松只需做一个部位即可，根据临床需要选择做脊柱或髋部 QCT。QCT 测量的是真正的体积骨密度，单位是 mg/cm^3，能更敏感地反映骨质疏松的骨密度变化。与面积骨密度相比，QCT 骨密度测量不受脊柱增生退变和血管钙化等因素的影响，可以避免上述因素影响造成的平面投影骨密度测量技术的假阴性结果。

（四）糖尿病管理对骨质疏松的影响

1.血糖管理对骨质疏松的影响　良好的血糖控制对于预防很多糖尿病并发症具有重要意义，然而，骨质疏松方面的作用存在争议。一项 meta 分析纳入 65 项研究，并未发现 HbA1c 与骨密度相关。近来另一项研究甚至发现糖尿病血糖控制差与高的骨密度相关。一项纳入 1222 例 50 岁以上 2 型糖尿病患者的研究显示，2 型糖尿病患者重度骨质疏松和骨量减少的患病率分别为 9.2% 和 41.3%，患病率随年龄增加；男性 2 型糖尿病患者中血糖控制差（HbA1c > 7.5%）与血糖控制好者相比，骨质疏松和骨量减少风险增加 63%。

2.降血糖药物对骨骼的作用　二甲双胍可以增加成骨细胞转录因子 RUNX2 的表达，促进骨细胞分化。一项为期 2 年的前瞻性研究发现，二甲双胍治疗的糖尿病患者 PINP（Ⅰ型胶原氨基端前肽）下降。有研究显示二甲双胍可能与骨折减少相关。磺酰脲类药物易引发低血糖，可能增加跌倒及骨折的风险，但临床研究关于磺酰脲类药物和骨折风险的相关性并不一致。噻唑烷二酮类药物相关性研究发现，其可能增加骨吸收和骨折风险。一项随机双盲安慰剂对照研究发现，吡格列酮治疗的糖尿病患者骨折风险显著增加。胰岛素可能通过增加低血糖风险而增加骨折的发生，也可能通过改善血糖控制而降低骨折风险，目前的临床数据结论尚不一致。DPP-4抑制剂对骨折的影响是中性的。有研究显示GLP-1对骨折的影响与其种类相关，一项对照研究发现对于非糖尿病肥胖患者，利拉鲁肽可以增加PINP，并且减少骨密度的降低。SGLT2抑制剂可促进尿糖排出，这可能影响钙磷代谢，使血磷升高，刺激PTH（甲状旁腺激素）分泌，造成骨吸收增强，但是目前的meta分析并未发现其对骨折风险有影响。

3.糖尿病大血管病变与骨质疏松　以色列有研究显示，在调整年龄、骨密度、风湿性关节炎、糖皮质激素、饮酒和吸烟等危险因素后，糖尿病合并骨质疏松的女性骨折患病率与心血管疾病密切相关（HR＝1.22，95%CI 1.10～1.36）。

4.糖尿病微血管病变与骨质疏松　糖尿病微血管病变可能影响骨代谢。糖尿病肾病是主要的糖尿病微血管并发症之一。研究发现糖尿病微血管损伤可能导致小梁骨的微循环障碍和缺血缺氧改变。尿白蛋白排泄率是糖尿病肾病的主要临床表现，也能反映糖尿病患者的早期肾脏病变，研究发现糖尿病肾病可造成肾小管损伤，1α羟化酶活性减弱，影响维生素D活化，可能造成骨密度的下降。一项对297例2型糖尿病患者的回顾性研究发现，在糖尿病肾病早期，骨密度改变和骨转换加速就可能发生，并且骨转换加速的发生早于骨密度改变。因此认为在糖尿病肾病早期监测骨转换标志物非常重要。另一项研究纳入2170例2型糖尿病患者，结果显示糖尿病微血管病变（包括糖尿病肾病及糖尿病视网膜病变）与绝经后女性糖尿病患者的骨密度呈负相关。也有研究认为，糖尿病视网膜病变是老年男性糖尿病患者椎体骨折的独立危险因素。韩国一项研究显示，绝经后女性糖尿病视网膜病变与骨密度下降密切相关。以色列研究显示，糖尿病合并骨质疏松的女性骨折患病率与视网膜病变显著相关（HR＝1.24，95%CI 1.05～1.47）。糖尿病患者跌倒风险增加，从而增加骨质疏松性骨折风险。日本的一项研究显示，糖尿病病史长、合并神经病变、外周血管病变和既往跌倒史与跌倒风险呈显著正相关；低体重指数、神经病变和跌倒风险与任何部位骨折风险呈正相关。

5.体重与骨质疏松 肥胖是2型糖尿病的重要危险因素，控制体重也是糖尿病管理的重要内容。BMI可能通过增加负重、脂肪因子如瘦素、高的芳香化酶活性等与骨密度呈正相关。然而，有些脂肪储备可能对骨骼有负面影响，来自内脏脂肪的一些细胞因子（如IL-6、TNF-α）可促进骨吸收，高的肌内脂肪含量与肌肉功能差有关，减弱负荷的效应，并且增加跌倒风险。大多数证据表明，肥胖患者股骨近端和椎体骨折风险较低，但是并非所有部位骨折的风险均低，包括肱骨近端（OR＝1.28）、股骨上段（OR＝1.7）和踝部骨折（OR＝1.5）在内的非椎体骨折风险增高，因此肥胖对骨折的影响具有部位特异性。一项研究发现，3年的唑来膦酸治疗可以使BMI＞25kg/m²的绝经后女性椎体骨折风险下降，效果优于BMI＜25kg/m²者。Freedom研究发现，使用狄诺塞麦3年，椎体骨折风险下降与BMI不相关，但是对于BMI＞25kg/m²的绝经后女性，非椎体骨折风险降低不显著。体重的管理要综合考虑益处和害处，肥胖带来的高骨密度不足以抵抗肥胖患者跌倒时的力度。

（五）糖尿病合并骨质疏松的治疗

对于糖尿病合并骨质疏松患者，治疗时需要考虑骨质疏松的诊断方法、抗骨质疏松药物干预阈值、糖尿病患者抗骨质疏松药物的有效性、降血糖药物的治疗选择及其他糖尿病并发症。在骨质疏松的治疗过程中，一方面，由于抗骨质疏松药物治疗起效慢、药物服用方法复杂、患者对长期治疗的疗效存疑、担心药物副作用等因素，治疗依从性差；另一方面，老年人常存在机体的反应速度和能力下降，自我防控能力下降，使治疗风险升高。《糖尿病患者骨折风险管理中国专家共识》指出，虽然不必因为糖尿病而刻意调整抗骨质疏松治疗方案，但需注意到糖尿病患者的特殊性。降血糖治疗时要尽量减少低血糖风险，从而降低跌倒风险，控制体重的同时应该适当增加负重锻炼，并保证足够营养。对糖尿病合并骨质疏松症患者个体化综合评估基础上的合理干预治疗可以增加治疗的针对性和患者依从性，减少药物不良反应，提高生活质量。

第五节 不同类型高血糖的管理

一、空腹高血糖

（一）空腹高血糖的定义

空腹血糖指8～10h无任何热量摄入，于次日清晨7：00～9：00抽取静脉血测得的血糖水平。正常人空腹血糖为3.9～6.0mmol/L，超过上述标准值即空腹高血糖。

（二）空腹血糖的来源

禁食状态下血糖的稳定状态完全依赖于内源性葡萄糖的释放。内源性葡萄糖的来源有以下几种。①肝糖原分解并释放：肝是唯一能够储存糖原又能在禁食状态下释放葡萄糖入体循环而调节血糖的器官。禁食状态下，释放入血液循环的糖50%来源于肝糖原分解，其余来自糖异生。②糖异生：肝糖异生使肝释放入血中的葡萄糖不断得到补充；肾在禁食状态下虽也释放很少量的葡萄糖，但对禁食时保持血糖稳定所做贡献甚微，只在低血糖纠正过程中发挥重要作用。因80%～85%释放入血的葡萄糖由肝输出，故肝是禁食状态下调节血糖的主要器官。

（三）空腹高血糖的意义

空腹血糖反映基础状态的血糖水平，其水平由基础胰岛素决定。故空腹血糖升高，说明基础胰岛素分泌明显受损。

（四）空腹高血糖常见原因及处理

1.“黎明现象” 指睡前或夜间血糖控制良好，也无低血糖发生，仅在黎明前一段时间出现高血糖。主要是由体内糖皮质激素、生长激素等分泌增多引起，而与食物摄入和活动无关。可以在白天口服降血糖药的基础上睡前加用中效胰岛素或长效胰岛素，或睡前加服二甲双胍。中效胰岛素、长效胰岛素作用高峰出现在黎明时间，可减轻或消除“黎明现象”，使血糖得以控制。

2.降血糖药物的使用剂量不足 临床上最常见。其特点为全天血糖均高，晚餐后或晚睡后血糖持续高于正常水平，次日清晨的空腹血糖显著升高。这种情况发生的原因是晚餐前或临睡前所使用的降血糖药物（包括胰岛素或胰岛素促泌剂）等剂量不足，处理方法是合理加大降血糖药物的用量，重新调整治疗方案。

3. Somogyi现象　指晚餐后或睡觉前血糖控制很好，夜间（多见于0：00～3：00）发生低血糖，反跳性引起清晨高血糖，主要是由于晚餐前注射的中效或长效胰岛素在凌晨时出现高峰，而且此时处于胰岛素抵抗最低点，两者相叠加诱发低血糖发生。Somogyi现象就其本身来说是有利的。低血糖发生后身体会调动一些内分泌激素，如肾上腺素、生长激素等，使血糖升高，帮助身体度过危险期，若身体不能发生此反应就会很危险。但是在出现反应后，血糖明显升高持续相当一段时间又有其不利的一面，应减少中效胰岛素或长效胰岛素剂量。睡前监测血糖或改为晚餐前注射短效胰岛素，将中效或长效胰岛素移到睡前皮下注射，使血糖得到很好的控制。

二、餐后高血糖

中国的大部分2型糖尿病患者伴有餐后血糖（PPG）升高。流行病学筛查诊断的糖尿病患者中，单纯PPG升高的比例达50%，糖尿病前期中的70%为单纯性IGT。PPG增高是导致HbA1c升高的主要原因之一，PPG升高与糖尿病慢性并发症发生发展相关。

（一）餐后高血糖的定义

1.餐后血糖　随着碳水化合物的吸收，进餐10min后，血糖开始升高。正常人进餐后0.5～1h血糖达峰，正常值＜7.8mmol/L，2～3h恢复至餐前水平。虽然血糖已恢复，但碳水化合物在餐后5～6h持续被吸收。

2.餐后高血糖　指食物消化吸收过程中的血糖峰值超越正常范围（摄食后1h血糖水平＞7.8mmol/L），反映餐后状态。另一原因为食物消化吸收完毕后的基础血糖值高于正常，一般由空腹血糖测知，可反映吸收后血糖。

人的一生中有相当一部分时间都处于餐后状态，因而餐后血糖水平升高大多代表一天中血糖的最高点，一日内血糖高峰多于餐后1～2h出现。

（二）餐后高血糖的病理生理基础

餐后高血糖与早相（第一时相）胰岛素分泌缺陷、外周组织胰岛素敏感性下降、胰高血糖素分泌在进餐后不受抑制及餐后肝糖输出持续增高相关。

此外，还与餐前血糖水平、饮食成分（碳水化合物、脂肪、乙醇）、进餐持续时间、胃肠消化吸收功能有关。

（三）餐后高血糖的特点

1. 糖尿病患者1天内可有2/3 ～ 3/4的时间处于餐后高血糖状态。

2. 餐后高血糖具有慢性血糖增高和急性血糖波动的双重特点，因此不仅要关注血糖增高的程度，还要注意慢性血糖增高持续时间及单位时间内血糖波动情况。

3. 餐后（负荷后）2h血糖并非餐后血糖峰值，因此对餐后血糖峰值的估测方法仍有待完善。

4. 餐后高血糖可引起餐后代谢紊乱和组织细胞功能异常，一次餐后高血糖对个体可能是一次危害负荷。

（四）餐后高血糖临床意义

随着研究的深入发展，PPG在糖尿病的诊断、处理并达标及并发症防治方面的重要性日益被人们重视。

1. 餐后高血糖的危害

（1）餐后高血糖与糖尿病微血管并发症发生的风险增高有关：餐后高血糖较HbA1c能更好地预测糖尿病视网膜病变的发生发展，可能的机制是快速升高的PPG造成血糖波动，导致视网膜血管内皮功能下降、血管反应性增加。

（2）餐后高血糖与糖尿病大血管并发症发生的风险增高有关：流行病学研究显示，餐后血糖或糖负荷后血糖与心血管疾病风险及其结局相关。PPG预测心血管事件的作用优于FPG。多项流行病学的观察性研究发现，2hPG是全因死亡和心血管死亡的独立危险因素和预测因素。餐后高血糖与心血管疾病风险增加相关的机制可能与血糖波动有关。急性血糖升高会快速抑制内皮型一氧化氮释放及内皮依赖性血管扩张，增加可溶性黏附分子水平，并可能激活血栓形成。急性血糖波动比慢性持续性高血糖能更显著地促进氧化应激和损害内皮功能。如果能降低餐后高血糖，则可改善氧化应激、炎症和内皮细胞功能，有可能降低血栓形成的风险。

（3）餐后高血糖与多项心血管疾病的危险因素相关：餐后高血糖可升高渗透压，增加血小板反应性，激活血小板，与餐后高凝状态相关。

餐后高血糖可减少心肌血容量及心肌血流。餐后高血糖与血糖波动与颈动脉内-中膜厚度（CIMT）增加相关。

（4）餐后高血糖对机体的其他不良影响：随病程进展，胰岛 B 细胞功能减退及餐后血糖逐渐升高，而增高的餐后血糖及血糖波动可使胰岛 B 细胞功能进一步恶化。此外，餐后高血糖及 PPG 波动与老年人整体认知、执行和注意力障碍有关。

2. 餐后高血糖是最早反映血糖紊乱的敏感指标　一些患者在疾病的某个阶段，可能只表现为 PPG（或负荷后高血糖）升高，如果只检测 FPG 而忽略 PPG，则容易漏诊。糖尿病筛查时，选择应用 2hPG 要优于单独应用空腹血糖。PPG 可在糖尿病确诊之前早已存在，并启动血管并发症的发生。IGT 可及早干预预防并延缓 2 型糖尿病的发生。

3. 反映血糖控制的重要指标

（1）糖化血红蛋白（HbA1c）：HbA1c 可反映近 2 ～ 3 个月平均的血糖水平，其水平由 FPG 及 PPG 共同决定。横断面流行病学研究显示，HbA1c 越接近正常值，PPG 对其形成的贡献就越大，当 HbA1c ＜ 7.3% 时，PPG 的贡献占 70%；HbA1c 为 7.3% ～ 9.2% 时，PPG 的贡献占 50%；即使 HbA1c ＞ 9.3% 时，PPG 的贡献仍占 40%。但上述研究对临床研究的指导价值尚需前瞻性临床研究验证（表4-33）。

表4-33　不同水平 HbA1c 对应的 FPG 及 PPG 水平

HbA1c（%）	平均 PG（mmol/L）	平均 FPG（mmol/L）	平均 PPG（mmol/L）
6.00	7.0	—	—
＜ 6.50	—	6.6	8.0
6.50 ～ 6.99	—	7.7	9.1
7.00	8.6	—	—
7.00 ～ 7.49	—	8.4	9.8
7.50 ～ 7.99	—	8.6	10.5
8.00	10.2	—	—
8.00 ～ 8.50	—	10.5	11.4

注：PG. 血糖；FPG. 空腹血糖；PPG. 餐后血糖。

（2）葡萄糖在目标范围内时间（TIR）：新指标TIR又称葡萄糖达标时间百分比，是指24h内葡萄糖在目标范围内（通常为3.9～10.0mmol/L）的时间（用min表示）或其所占的百分比，可由CGM数据或SMBG数据（至少每日7次血糖监测）计算。多项观察性研究显示，TIR与糖尿病微血管并发症、心血管疾病的替代标志物及妊娠结局显著相关。此外，一项大型队列研究显示，TIR与T2DM患者心血管死亡及全因死亡显著相关。上述结果提示，TIR有望成为评价血糖控制的有效指标。2019年发布的TIR国际共识推荐T1DM及T2DM患者的TIR控制目标为＞70%，但应高度个体化，同时关注低血糖及血糖波动。

4.控制餐后高血糖的获益情况　针对IGT进行干预的STOPNIIDM研究发现，使用阿卡波糖可显著降低IGT患者心血管疾病和高血压风险。而HEART2D研究对2型糖尿病合并急性心肌梗死的患者为研究对象发现，餐后血糖管理组和空腹血糖管理组之间对于心血管的风险无显著差异。

5.餐后血糖达标更有利于妊娠糖尿病的母体和胎儿　应用胰岛素控制妊娠糖尿病患者餐后1h的血糖，其结果优于控制空腹血糖。HbA1c水平更理想，剖宫产、巨大胎儿及新生儿低血糖的发生率低。

（五）需监测餐后血糖的情况

1.妊娠糖尿病患者。

2.怀疑有餐后高血糖的患者，任何HbA1c不达标的2型糖尿病患者，尤其是FPG达标，而HbA1c不达标。

3.低血糖风险较高的患者，如使用促泌剂或胰岛素治疗、进餐不规律或餐后剧烈运动者。

4.对于正在接受控制餐后血糖治疗的患者，如短效胰岛素、非磺酰脲类促泌剂等。

5.餐后出现低血糖者。

（六）餐后高血糖的管理

1.餐后高血糖的控制目标　HbA1c、PPG目标值的设定应根据患者年龄、病程、预期寿命、并发症严重程度、低血糖发生风险等因素个体化确定（表4-34）。

表4-34 2型糖尿病患者PPG控制目标

目标人群	HbA1c（%）	PPG（mmol/L）
常规目标	＜7.0	＜10.0
严格目标*	≤6.5	≤7.8

注：*.新诊断、病程较短、年龄较轻，且无糖尿病并发症和严重伴发疾病的2型糖尿病患者。

2.控制PPG的方法

（1）生活方式干预

1）严格控制饮食的摄入，做到均衡、合理、有规律、定时定量、杜绝暴饮暴食。

2）在控制总热量的基础上少食多餐；进餐时细嚼慢咽，延长进餐时间。

3）避免高热量、高脂肪食物，多食用含较多膳食纤维的食品。膳食纤维可延长胃排空和肠道运送速度，延缓食物中碳水化合物的摄取，使进餐后血糖不会急剧上升。

4）高血糖生成指数饮食可导致PPG升高，且增加血糖曲线下面积。分别摄入低血糖生成指数饮食与高血糖生成指数饮食可使HbA1c相差0.5%～0.7%。大多数淀粉类食物血糖生成指数较高，包括马铃薯、面包、米饭、谷类等；血糖生成指数较低的食物有豆类食物、大部分水果。有研究提示，根据血糖生成指数制订的饮食计划可改善餐后血糖水平及降低心血管事件的风险。

5）餐后运动可降低2型糖尿病患者PPG，降低幅度与运动持续时间和频率密切相关，但较少影响FPG。

（2）以降低餐后高血糖为主的药物

1）α-糖苷酶抑制药：延缓碳水化合物吸收，降低餐后高血糖和减少血糖波动；α-糖苷酶抑制药可降低HbA1c约0.5%。在我国人群中开展的MARCH研究表明，新诊断2型糖尿病患者使用阿卡波糖300mg/d，HbA1c降幅达1.1%（可能包括部分安慰剂效应）并可减低体重。单独应用一般不发生低血糖，甚至可以减少反应性低血糖。

2）短效磺酰脲类促泌剂：格列吡嗪和格列喹酮，降低HbA1c约1.0%。磺酰脲类药物可导致低血糖，更易在老年及肝功能和（或）肾功能不全的患者中发生。磺酰脲类药物可增加体重，肾功能不全者可考虑选用格列喹酮。

3）非磺酰脲类促泌剂：刺激胰岛B细胞快速、短暂地分泌胰岛素，降低HbA1c 0.5%～1.0%。

4）GLP-1类似物和DPP-4抑制药：刺激血糖依赖的胰岛素分泌，抑制胰高血糖素释放，延缓胃排空及增加饱腹感。

5）短效胰岛素：餐前15～30min皮下注射。

6）超短效胰岛素类似物：起效快、达峰早、持续时间短，符合生理胰岛素分泌模式。

7）预混胰岛素。

3. 特殊人群餐后高血糖控制药物的选择

（1）老年2型糖尿病患者：已确诊的老年2型糖尿病患者，且HbA1c＞7.0%时，需考虑口服单药或联合药物治疗。可以优先考虑不易出现低血糖的口服降血糖药物，如二甲双胍、α-糖苷酶抑制剂、DPP-4抑制药等。对没有禁忌证的老年糖尿病患者，合理使用GLP-1RA和SGLT2i在降血糖的同时可能具有改善心、肾结局的作用。年龄不是使用二甲双胍的禁忌证。对使用上述药物血糖难以达标、患者自我管理能力较强及低血糖风险可防可控的患者，酌情使用胰岛素促泌剂，如磺酰脲类药物和格列奈类药物。但应尽量避免使用降血糖效果很强、作用时间很长、低血糖纠正困难、可能给患者带来严重不良后果的药物，如格列本脲。要根据患者特定的身体状况避免使用可能对患者造成潜在不良影响的药物。肾功能不全患者要慎用主要经由肾脏排泄的药物；心力衰竭患者要慎用加重心脏负荷的药物；骨质疏松患者要慎用影响骨代谢的药物；严重缺氧状态下要慎用可能导致乳酸增加的药物等。使用胰岛素时，要充分考虑患者胰岛素治疗的获益、使用的便利性和可能出现的问题，还需要斟酌患者的视力、双手配合精细操作的能力、出现低血糖时的自我应对能力等因素。

（2）2型糖尿病合并心血管疾病：2型糖尿病合并心血管疾病患者PPG较高时可选用α-糖苷酶抑制药、DPP-4抑制药、格列奈类或短效促泌剂。MeRIA研究证实阿卡波糖的治疗与2型糖尿病患者的心血管预后改善相关。大型临床研究TECOS、EXAMINE、SAVOR和ELIXA的结果分别证实西格列汀、阿格列汀、沙格列汀和利司那肽与安慰剂比较，不增加心血管不良事件的风险。SGLT2i在一系列大型心血管结局研究中显示了心血管获益。主要获益包括①MACE（心血管死亡、非致死性心肌梗死、非致死性卒中）终点：EMPA-REG OUTCOME和CANVAS研究显示，恩格列净和卡格列净使MACE风险降低14%。②心力衰竭住院终点：EMPA-REG OUTCOME、CANVAS、DECLARE-TIMI 58及VERTIS CV研究显示，恩格列净、卡格列净、达格列净和艾托格列净均有效降低T2DM患者的心力衰竭住院风险。纳入全球56 004例患者的7项大型临床研究meta分析显示，GLP-1RA可降低3P-MACE（心血管死亡或非致死性心肌梗死或非致死性卒中复合事件）12%，降低心血管死亡风险12%，减少致死性和非致死性卒中16%，减少致死性或非致死性心肌梗死9%，降低全因死亡风险12%，减少因心力衰竭住院9%。无论HbA1c水平是否达标，若T2DM患者合并ASCVD、ASCVD高风险、心力衰竭，建议首先联合有心血管疾病获益证据的GLP-1RA或SGLT2i。

三、血糖波动大

（一）血糖波动的危害比高血糖更大

血糖波动对于糖尿病慢性并发症的危害甚至比持续性高血糖更为严重。血糖反复波动容易导致治疗过程中频繁发生低血糖，使交感神经兴奋性异常增高，从而增加心脑血管疾病的发生率及死亡率。此外，血糖波动通过激活氧化应激通路，损伤内皮细胞功能，加剧慢性炎症状态等造成血管损伤，增加糖尿病并发症的发生风险。一般来说，血糖波动性越大，慢性并发症的发生率越高、预后越差。因此，血糖波动与糖尿病慢性并发症的发生和发展密切相关。

（1）大血管并发症：血糖波动与糖尿病患者冠心病严重程度显著相关，其作用独立于血糖水平本身，平均血糖波动幅度（MAGE）与患者急性心肌梗死事件再发显著相关。meta分析也提示，血糖波动与心血管疾病的发生风险显著相关。

（2）微血管并发症：动态血糖监测系统（CGMS）测得的血糖波动与尿微量白蛋白排泄率具有相关性。血糖波动也是糖尿病视网膜病变的相关危险因素。

（二）血糖的生理调节与异常波动

1.血糖的生理调节　正常生理状态下，血糖值也并非恒定不变，一天当中的不同时间或非同日的同一时间，血糖往往都有一定的波动，只是波动的幅度不大，血糖曲线相对平缓，这主要依赖于机体具有非常精细的神经内分泌调节系统，使血糖在一定范围内保持相对稳定。一般来说，凌晨2：00～3：00血糖处于最低点，但不会低于3～3.6mmol/L，之后血糖逐渐升高，一般空腹血糖3.6～6.0mmol/L，餐后较高，餐后2h血糖＜7.8mmol/L。

2.血糖大幅度波动的原因　糖尿病患者血糖波动的主要因素包括胰岛B细胞功能状态、饮食、运动和药物等。

（1）胰岛B细胞功能状态：糖尿病患者自身胰岛B细胞功能减退甚至衰竭，导致体内胰岛素水平不足，血糖调节能力低下，导致血糖容易波动。并且胰岛B细胞功能越差，血糖波动幅度越大。

（2）饮食：饮食的"质"和"量"均可影响血糖波动，摄入高升糖指数（GI）食物及食物摄入量过多均可引起餐后血糖迅速升高，导致血糖波动的幅度增加。

（3）药物：应用降血糖药物所带来的低血糖也是血糖波动增加的诱因之一。如促进胰岛素分泌的药物或胰岛素本身等均会增加患者的低血糖风险，增加血糖波动。

此外，饮食和运动不规律、治疗依从性差、情绪应激、睡眠障碍、酗酒、感染、胰岛素不规范注射等多种因素也可增加血糖波动，而应对餐后血糖的药物作用不足也是导致血糖波动的原因之一。

3.血糖异常波动的特点　血糖异常波动主要表现为全天24h血糖曲线波动明显，尤其餐后血糖显著上升；非同日测定的空腹血糖、餐后血糖的变异度也显著增加。

（三）血糖控制的新理念——精细降糖，平稳达标

国内外大量循证医学试验证实，严格控制血糖对于减少糖尿病慢性并发症，尤其是减少微血管并发症具有十分重要的意义。但血糖控制越严格，相伴而来的低血糖风险也越高，血糖波动的幅度也相应增加，前者益处在一定程度上被后者所抵消。为了趋利避害，取得最佳的临床效益，国际上提出了"精细降糖、平稳达标"这一新的治疗理念。按照这个理念，血糖控制应包含两层含义：一是对血糖总体水平的控制（即糖化血红蛋白要达标）；二是对血糖波动性的控制。不可片面强调对血糖的严格控制，而忽视对血糖平稳的要求。

（四）全天候监测血糖波动

血糖监测是糖尿病管理中的重要组成部分，其结果有助于评估糖尿病患者糖代谢紊乱的程度，制订合理的降血糖方案，反映降血糖治疗的效果并指导治疗方案的调整。临床上监测血糖的方法包括毛细血管血糖监测、CGM，监测 HbA1c 和 GA。TIR 应纳入血糖控制目标。

SMBG 是糖尿病综合管理和教育的组成部分，建议所有糖尿病患者均需进行 SMBG。SMBG 的频率应根据患者病情的实际需要来决定，兼顾有效性和便利性。例如，每天轮换进行餐前和餐后 2h 的配对血糖监测，能够改善患者的 HbA1c 水平，且不影响生活质量。

HbA1c 在临床上已作为评估长期血糖控制状况的金标准，也是临床决定是否需要调整治疗的重要依据。标准的 HbA1c 检测方法的正常参考值为 4%～6%，在治疗之初建议每 3 个月检测 1 次，一旦达到治疗目标可每 6 个月检查 1 次。对于有贫血和血红蛋白异常疾病的患者，HbA1c 的检测结果是不可靠的。

GA 能反映糖尿病患者检测前 2～3 周的平均血糖水平，其正常参考值为 11%～17%。GA 对短期内血糖变化比 HbA1c 敏感，是评价患者短期糖代谢控制情况的良好指标。但合并某些疾病如肾病综合征、肝硬化等而影响白蛋白更新速度时，GA 检测结果并不可靠。

CGM 是指通过葡萄糖传感器连续监测皮下组织间液的葡萄糖浓度变化的技术，可以提供更全面的血糖信息，了解血糖变化的特点。CGM 包括回顾性 CGM 系统、实时 CGM 系统及扫描式 CGM 系统等。

新指标葡萄糖在目标范围内时间（TIR）或称葡萄糖达标时间百分比，是指 24h 内葡萄糖在目标范围内（通常为 3.9～10.0mmol/L）的时间（用 min 表示）或其所占的百分比，可由 CGM 数据或 SMBG 数据（至少每日 7 次血糖监测）计算。多项观察性研究显示，TIR 与糖尿病微血管并发症、心血管疾病的替代标志物及妊娠结局显著相关。此外，一项大型队列研究显示，TIR 与 T2DM 患者心血管死亡及全因死亡显著相关。上述结果提示，TIR 有望成为评价血糖控制的有效指标。2019 年发布的 TIR 国际共识推荐 T1DM 及 T2DM 患者的 TIR 控制目标为 >70%，但应高度个体化，同时关注低血糖及血糖波动。

（五）血糖波动的管理

餐后血糖高、胰岛功能差、使用胰岛素（胰岛素类似物）或胰岛素促泌剂、低血糖风险高、长病程、高龄的糖尿病患者一般血糖波动大，应重点关注。尤其是使用胰岛素（胰岛素类似物）或磺酰脲类药物的患者，因为这两类药物的低血糖风险较高，故更易造成血糖波动。研究提示，在磺酰脲类促泌剂基础上联合α-糖苷酶抑制剂，可减少低血糖，改善血糖波动；使用胰岛素/胰岛素类似物治疗的患者联合α-糖苷酶抑制剂后MAGE显著改善。

1.降低空腹血糖的波动性　以往通常采用睡前注射中效胰岛素作为补充基础胰岛素不足的手段，但由于中效胰岛素作用时间相对较短（不能覆盖24h），尤其是注射后仍有血药浓度高峰，容易导致夜间低血糖和清晨空腹血糖波动性增加。而长效胰岛素类似物（甘精胰岛素）则在很大程度上克服了中效胰岛素的上述缺点。它能更好地模拟基础胰岛素分泌，没有明显的血药浓度高峰，作用平稳而持久，对于降低空腹血糖波动性效果较好，不仅能使血糖得到严格控制，而且低血糖的危险性显著降低。

2.降低餐后血糖的波动性　餐后高血糖和低血糖是引起糖尿病患者血糖波动的两个重要原因。常用降血糖药对餐后高血糖和低血糖的影响见表4-35。

表4-35　常用降血糖药物对餐后血糖及低血糖的影响

分类	降低餐后血糖的能力	低血糖风险
二甲双胍	↓	←→
短效磺酰脲类促泌剂	↓↓↓	↑
格列奈类促泌剂	↓↓↓	↑↑
α-糖苷酶抑制剂	↓↓↓	←→或↓
DPP-4抑制剂	↓↓	←→或↑
SGLT2抑制剂	↓↓	←→
短效GLP-1受体激动剂	↓↓	←→或↑
餐时胰岛素或胰岛素类似物	↓↓↓↓	↑↑↑

注：↑.增加；↓.降低；←→.中性。

（六）特殊人群的血糖波动管理

对以下患者应适当放宽血糖控制目标，并视患者的具体情况而选用降血糖药物，以避免低血糖的发生。如果选择使用具有低血糖风险的药物，应从小剂量开始，逐渐加量并注意观察患者的血糖变化及对药物的反应。

1. 儿童及青少年糖尿病患者 推荐理想的HbA1c控制在7%以下，强调糖尿病血糖控制应权衡利弊，实行个体化，低血糖风险较高或尚无低血糖风险意识的患儿可适当放宽标准。

2. 老年糖尿病患者 通常病情复杂，病程较长，对低血糖的感知和耐受性差，慢性并发症常见，尤其是心血管疾病及认知功能障碍等。国内外相关指南均建议在全面评估的基础上，遵循个体化的原则，根据患者病情等综合情况，设定更具针对性和实用性的血糖控制分层管理目标。

3. 妊娠期的糖尿病患者 糖尿病合并妊娠、妊娠期糖尿病患者的血糖控制目标在餐前及餐后2h分别为≤5.3mmol/L、6.7mmol/L，特殊情况下可测定餐后1h血糖，其控制目标是≤7.8mmol/L；但夜间血糖不低于3.3mmol/L。

4. 糖尿病合并慢性肾脏病患者 糖尿病合并慢性肾脏病，尤其是eGFR＜45ml/（min·1.73m^2）的患者，其血糖控制目标应遵循个体化原则，尽量避免低血糖的发生。

5. 糖尿病合并心血管疾病患者 一旦发生严重低血糖，可能诱发心肌梗死、严重心律失常、卒中、猝死等严重事件，应尽量在避免低血糖的情况下使血糖控制达标。因此，《糖尿病患者血糖波动管理专家共识》建议，对于老年、病程长、合并心血管病的糖尿病患者，为了避免低血糖带来的风险，HbA1c控制目标应适当宽松（＜7.5%～8.0%）。

参考文献

陈莉明，陈伟，陈燕燕，等，2021. 成人围手术期血糖监测专家共识［J］. 中国糖尿病杂志，29（2）：81-85.

管慧娴，吴彬，温彬斌，等，2022. 2型糖尿病患者糖尿病痛苦的评估及干预研究进展［J］. 护理实践与研究，19（22）：3359-3363.

国家感染性疾病临床医学研究中心，深圳市第三人民医院，国家代谢性疾病临床医学研究中心，等，2021. 结核病与糖尿病共病的治疗管理专家共识［J］. 中国防痨杂志，43（1）：12-22.

国家老年医学中心，中华医学会老年医学分会，中国老年保健协会糖尿病专业委员会，2021．中国老年糖尿病诊疗指南（2021年版）[J]．中华糖尿病杂志，13（1）：14-46．

卢丽婷，刘俊，余博豪，等，2019．2型糖尿病患者血糖控制与精神心理因素的相关性研究［J］．中国循证心血管医学杂志，11（7）：881-885．

美国糖尿病学会，2023．2023ADA糖尿病医学诊疗标准［J］．Diabetes Care，46（Suppl．1）：S1-S291．

母义明，纪立农，杨文英，等，2016．中国2型糖尿病患者餐后高血糖管理专家共识［J］．中国糖尿病杂志，24（5）：385-392．

徐勇，胡承，杨涛，等，2022．青少年起病的成人型糖尿病筛查与诊治专家共识［J］．中华糖尿病杂志，14（5）：423-432．

张芳，唐海飞，郭丛丛，等，2022．类固醇糖尿病诊治研究进展［J］．疑难病杂志，21（7）：669-674．

《中国成人超重和肥胖预防控制指南》修订委员会，2021．中国成人超重和肥胖预防控制指南-2021［M］．北京：人民卫生出版社．

中国康复医学会器官移植康复专业委员会，2023．成人实体器官移植后糖尿病管理专家共识［J］．器官移植，14（5）：623-642．

中国抗癌协会肿瘤内分泌专业委员会，重庆市中西医结合学会肿瘤内分泌分会，周琦，等，2021．肿瘤相关性高血糖管理指南（2021年版）[J]．中国癌症杂志，31（7）：651-688．

中国老年T2DM防治临床指南编写组，中国老年医学学会老年内分泌代谢分会，中国老年保健医学研究会老年内分泌与代谢分会，等，2022．中国老年T2DM防治临床指南（2022）[J]．中华内科杂志，61（1）：12-50．

中国研究型医院学会糖尿病学专业委员会，中华医学会糖尿病学分会，北京医学会糖尿病学分会，2024．实体器官移植后糖尿病患者降糖药物应用专家共识（2024版）[J]．器官移植，15（3）：333-351．

中国研究型医院学会糖尿病专委会胰岛功能和胰岛素应用学组，2020．新型冠状病毒感染合并糖尿病患者使用胰岛素的专家建议［J］．中国糖尿病杂志，28（3）：161-166．

中国医疗保健国际交流促进会营养与代谢管理分会，中国营养学会临床营养分会，中华医学会糖尿病学分会，等，2021．中国超重/肥胖医学营养治疗指南（2021）［J］．中国医学前沿杂志（电子版），7（11）：1-55．

中国医师协会内分泌代谢科医师分会，中国住院患者血糖管理专家组，2017．中国住院患者血糖管理专家共识［J］．中华内分泌代谢杂志，33（1）：1-10．

中国医师协会睡眠医学专业委员会，2018．成人阻塞性睡眠呼吸暂停多学科诊疗指南［J］．中华医学杂志，98（24）：1902-1914．

中国营养学会，2022．中国居民膳食指南-2022［M］．北京：人民卫生出版社．

中华医学会儿科学分会内分泌遗传代谢学组，2017．儿童青少年2型糖尿病诊治中国专家共识［J］. 中华儿科杂志，55（6）：404-410.

中华医学会儿科学分会内分泌遗传代谢学组，2019. 儿童单基因糖尿病临床诊断与治疗专家共识［J］. 中华儿科杂志，57（7）：508-514.

中华医学会儿科学分会内分泌遗传代谢学组，中华儿科杂志编辑委员会，2020. 中国儿童1型糖尿病标准化诊断与治疗专家共识（2020版）［J］. 中华儿科杂志，58（6）：447-454.

中华医学会妇产科学分会产科学组，中华医学会围产医学分会，中国妇幼保健协会妊娠合并糖尿病专业委员会，2022. 妊娠期高血糖诊治指南（2022）［第二部分］［J］. 中华妇产科杂志，57（2）：81-90.

中华医学会妇产科学分会产科学组，中华医学会围产医学分会，中国妇幼保健协会妊娠合并糖尿病专业委员会，2022. 妊娠期高血糖诊治指南（2022）［第一部分］［J］. 中华妇产科杂志，57（1）：3-12.

中华医学会骨质疏松和骨矿盐疾病分会，章振林，2023. 原发性骨质疏松症诊疗指南（2022）［J］. 中国全科医学，26（14）：1671-1691.

中华医学会骨质疏松和骨矿盐疾病分会，中华医学会内分泌学分会，中华医学会糖尿病学分会，等，2019. 糖尿病患者骨折风险管理中国专家共识［J］. 中华糖尿病杂志，11（7）：445-456.

中华医学会呼吸病学分会感染学组，2020. 糖尿病合并肺炎诊治路径中国专家共识［J］. 中华结核和呼吸杂志，43（8）：639-647.

中华医学会麻醉学分会，2016. 围手术期血糖管理专家共识（快捷版）［J］. 临床麻醉学杂志，32（1）：93-95.

中华医学会内分泌学分会，2016. 中国2型糖尿病合并肥胖综合管理专家共识［J］. 中华内分泌代谢杂志，32（8）：623-627.

中华医学会内分泌学分会，2017. 糖尿病患者血糖波动管理专家共识［J］. 药品评价，14（17）：5-8，14.

中华医学会内分泌学分会，中华医学会糖尿病学分会，中国医师协会内分泌代谢科医师分会，2023. 中国成人糖尿病前期干预的专家共识（2023版）［J］. 中华内分泌代谢杂志，15（6）：484-494.

中华医学会内分泌学分会免疫内分泌学组，2021. 免疫检查点抑制剂引起的内分泌系统免疫相关不良反应专家共识（2020）［J］. 中华内分泌代谢杂志，37（1）：1-16.

中华医学会糖尿病学分会，2021. 中国2型糖尿病防治指南（2020年版）［J］. 中华糖尿病杂志，13（4）：315-409.

中华医学会糖尿病学分会，中国医师协会内分泌代谢科医师分会，中华医学会内分泌学分会，等，2022. 中国1型糖尿病诊治指南（2021版）［J］. 中华糖尿病杂志，14（11）：1143-1250.

中华医学会外科学分会甲状腺及代谢外科学组，中国医师协会外科医师分会肥胖和糖尿病外科医师委员会，2019. 中国肥胖及2型糖尿病外科治疗指南（2019版）

［J］．中国实用外科杂志，39（4）：6-11.

阻塞性睡眠呼吸暂停合并代谢综合征诊疗专家共识组，2023. 阻塞性睡眠呼吸暂停合并代谢综合征诊疗专家共识（2022）［J］．中华耳鼻咽喉头颈外科杂志，58（2）：99-110.

American Diabetes Association, 2023. Obesity and weight management for the prevention and treatment of type 2 diabetes: standards of medical care in diabetes—2023［J］. Diabetes care, 46（Supplement 1）: S128-S139.

American Diabetes Association, 2023. Prevention or delay of type 2 diabetes and associated comorbidities: standards of medical care in diabetes—2023［J］. Diabetes care, 46（Supplement 1）: S41-S48.

American Diabetes Association, 2018. Standards of medical care in diabetes-2018［J］. Diabetes Care, 41（Suppl 1）: 119-125.

American Diabetes Association, 2021. Standards of medical care in diabetes-2021［J］. Diabetes Care, 44（Suppl 1）: S1-S232.

American Diabetes Association, 2022. obesity and weight management for the prevention and treatment of type 2 diabetes: Standards of medical care in diabetes—2022［J］. Diabetes Care, 45（Supplement_1）: S113-S124.

American Diabetes Association, 2022. prevention or delay of type 2 diabetes and associated comorbidities: Standards of medical care in diabetes—2022［J］. Diabetes Care, 45（Supplement_1）: S39-S45.

American Diabetes Association, 2023. Diabetes care in the hospital: Standards of medical care in diabetes—2023［J］. Diabetes care, 46（Supplement 1）: S267-S278.

Battelino T, Danne T, Bergenstal RM, et al., 2019. Clinical targets for continuous glucose monitoring data interpretation: recommendations from the international consensus on time in range［J］. Diabetes Care, 42（8）: 1593-1603.

Kosmalski M, Różycka-Kosmalska M, Basiak M, et al., 2022. Diagnosis and management of hyperglycaemia in patients treated with antipsychotic drugs［J］. Endokrynol Pol, 73（5）: 872-884.

Libman I, Haynes A, Lyons S, et al., 2022. ISPAD Clinical Practice Consensus Guidelines 2022: definition, epidemiology, and classification of diabetes in children and adolescents［J］. Pediatr Diabetes, 23（8）: 1160-1174.

Singer P, Blaser AR, Berger MM, et al., 2023. ESPEN practical and partially revised guideline: clinical nutrition in the intensive care unit［J］. Clinical Nutrition, 42（9）: 1671-1689.

Sundberg F, DeBeaufort C, Krogvold L, et al., 2022. ISPAD Clinical Practice Consensus Guidelines 2022: managing diabetes in preschoolers［J］. Pediatr Diabetes, 23（8）: 1496-1511.

第5章

糖尿病并发症的个体化治疗

第一节 高血糖危象

高血糖危象包括糖尿病酮症酸中毒和高血糖高渗状态，是糖尿病重要的急性并发症，1型糖尿病和2型糖尿病患者均可发生。在因急性并发症入院的具体原因中，糖尿病酮症酸中毒最常见，占70.4%，低血糖和高血糖高渗状态所占构成比分别为15.2%和12.2%，乳酸酸中毒仅占2.2%。

中华医学会糖尿病学分会组织国内相关领域专家、学者，编写了《中国高血糖危象诊断与治疗指南（2012年）》，本节内容主要以此指南为依据，并结合《中国2型糖尿病防治指南（2020版）》、JBDS-IP（英国糖尿病协会联合住院治疗组）指南《成人糖尿病酮症酸中毒的管理（2022版）》ISPAD（国际儿童和青少年糖尿病学会）临床实践指南《糖尿病酮症酸中毒和高血糖高渗状态（2022版）》相关内容。

一、诱因

高血糖危象的主要诱因有胰岛素治疗不当和感染，其他诱因包括急性胰腺炎、心肌梗死、脑血管意外，诱发糖尿病急性并发症的药物包括糖皮质激素、噻嗪类利尿药、拟交感神经药物及第二代抗精神病药。因一些疾病而限制水摄入量及卧床，且渴觉反应的减弱常会引起严重脱水和高血糖高渗状态。1型糖尿病由精神疾病或饮食紊乱导致的糖尿病酮症酸中毒占糖尿病酮症酸中毒发生率的20%。亦有报道称糖尿病酮症酸中毒可为肢端肥大症、肾上腺疾病如嗜铬细胞瘤和库欣综合征的临床表现之一。糖尿病酮症酸中毒及高血糖高渗状态的主要诱因见表5-1。

表 5-1　糖尿病酮症酸中毒和高血糖高渗状态的主要诱因

诱因	举例
糖尿病	新发糖尿病
	控制不佳
	治疗中断
	胰岛素泵故障
	达格列净所致血糖正常的酮症酸中毒
急性疾病	感染
	心肌梗死
	急性胰腺炎
	腹部严重疾病
	脑血管意外
	严重烧伤
	肾衰竭
药物	噻嗪类利尿剂
	甘露醇类脱水剂
	β受体阻滞剂
	苯妥英钠
	糖皮质激素
	地达诺新
	顺铂中毒
	生长激素抑制剂
	静脉输入营养液
药物滥用	乙醇
	可卡因

二、病理生理

糖尿病酮症酸中毒与高血糖高渗状态的发病机制有许多相似之处（图 5-1），即血中胰岛素有效作用减弱，同时多种反向调节激素（胰高血糖素、儿茶酚胺、糖皮质激素、生长激素）水平升高。这些激素水平的变化导致肝、肾葡萄糖生成增加，外周组织葡萄糖利用率降低，导致高血糖，同时细胞外液渗透压发生平行变化。糖尿病酮症酸中毒时，胰岛素作用明显减弱及升糖激素作用增强，共同使脂肪组织分解为游离脂肪酸，释放入血，并在肝氧化分解产生酮体（β-羟丁酸、乙酰乙酸和丙

DKA及HHS：应激、感染和（或）胰岛素不足的发病机制

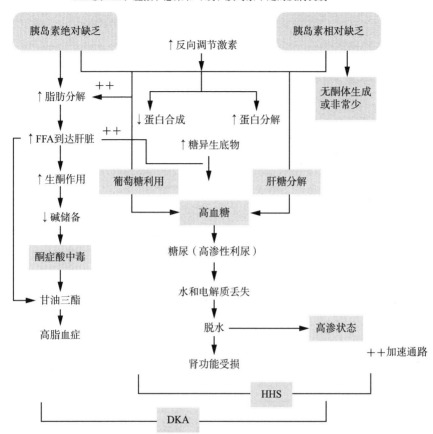

图5-1 糖尿病酮症酸中毒及高血糖高渗状态的病理生理改变

DKA.糖尿病酮症酸中毒；HHS.高血糖高渗状态

酮），从而造成酮血症及代谢性酸中毒。

研究表明，高血糖患者发生糖尿病急性并发症时常伴有一系列细胞因子［如TNF-α、IL（白细胞介素）、C反应蛋白、活性氧、脂质过氧化和PAI-1（纤溶酶原激活物抑制物-1）］的增加，当糖尿病酮症酸中毒和高血糖高渗状态纠正后，这些炎症介质逐步恢复正常水平。

高血糖高渗状态可能是由于血浆胰岛素分泌相对不足，虽然不能使胰岛素敏感组织有效利用葡萄糖，却足以抑制脂肪组织分解，不产生酮体，但目前与此有关的研究证据尚不充分。发生高血糖高渗状态的部分

患者并无昏迷，部分患者可伴有酮症。糖尿病酮症酸中毒和高血糖高渗状态均能造成尿糖增高引发渗透性利尿，从而使机体脱水，丢失钠、钾及其他电解质成分。

三、临床表现和实验室检查

（一）临床表现

糖尿病酮症酸中毒常呈急性发病，而高血糖高渗状态发病缓慢，历经数日到数周。1型糖尿病患者有自发糖尿病酮症酸中毒倾向，2型糖尿病患者在一定诱因下也可发生糖尿病酮症酸中毒，其中20%～30%的患者既往无糖尿病病史。糖尿病酮症酸中毒发病前数天，糖尿病控制不良的症状已存在，但酮症酸中毒的代谢改变常在短时间内形成（一般＜24h）。有时全部症状可骤然发生，事先无任何先兆或症状。

糖尿病酮症酸中毒和高血糖高渗状态的临床表现：多尿、多饮、多食、体重减轻、呕吐、腹痛（仅糖尿病酮症酸中毒）、脱水、虚弱无力、意识模糊，最终陷入昏迷。尽管感染是糖尿病酮症酸中毒和高血糖高渗状态的常见诱因，但由于早期外周血管舒张，体温可正常，甚至低体温（预后不良的标志）。体格检查可发现有皮肤弹性差、库斯莫尔（Kussmaul）呼吸（糖尿病酮症酸中毒）、心动过速、低血压、精神改变，最终昏迷（更常见于高血糖高渗状态）。高血糖高渗状态还可表现为局灶神经症状（偏盲和偏瘫）及占位性表现（局灶性或广泛性）。

糖尿病酮症酸中毒患者常见（＞50%）恶心、呕吐和弥漫性腹痛，但高血糖高渗状态罕见。腹痛既可以是糖尿病酮症酸中毒的结果，也可能是糖尿病酮症酸中毒的诱因（尤其是在年轻患者中），需认真分析。如果脱水和代谢性酸中毒纠正后，腹痛仍不缓解，则需进一步检查。与糖尿病酮症酸中毒相比，高血糖高渗状态失水更为严重，神经精神症状更为突出。

（二）实验室检查

对于考虑糖尿病酮症酸中毒或高血糖高渗状态的患者，首要的实验室检查应包括血糖、尿素氮或肌酐、血清酮体、电解质（可以计算阴离子间隙）、渗透压、尿常规、尿酮体、动脉血气分析、血常规、心电图。若怀疑合并感染，还应进行血、尿、咽部的细菌培养。如有相关指征，还应该做胸部X线检查，同时给予适当抗生素治疗。糖化血红蛋白检测有助于判断近期病情控制的好坏。糖尿病酮症酸中毒和高血糖高渗状态主要诊断标准见表5-2。

表5-2 糖尿病酮症酸中毒和高血糖高渗状态主要诊断标准

	糖尿病酮症酸中毒			高血糖高渗状态
	轻度	中度	重度	
血糖（mmol/L）	＞13.9	＞13.9	＞13.9	＞33.3
动脉血pH	7.25～7.30	7.00～＜7.24	＜7.00	＞7.30
血清HCO_3^-（mmol/L）	15～18	10～15	＜10	＞18
尿酮*	阳性	阳性	阳性	微量
血酮*	阳性	阳性	阳性	微量
血浆有效渗透压†	可变的	可变的	可变的	＞320mOsm/L
阴离子间隙‡	＞10	＞12	＞12	＜12
精神状态	清醒	清醒或嗜睡	木僵或昏迷	木僵或昏迷

注：*.硝普盐反应方法。

†.血浆有效渗透压的计算公式：$2×[(Na^+)+(K^+)]$（mmol/L）+血糖（mmol/L）。

‡.阴离子间隙的计算公式：$[(Na^+)-(Cl^-+HCO_3^-)]$（mmol/L）。

1.血酮 糖尿病酮症酸中毒最关键的诊断标准为血酮值。目前国内诊断糖尿病酮症酸中毒常用尿酮体检测（简便、灵敏度高）。尿酮体检测通常采用半定量硝普盐法，此方法无法检测出酮体的主要组分（β-羟丁酸），且特异性较差，假阳性率高。有时留取尿样本有困难，导致诊断延误。因此，若条件允许，诊断糖尿病酮症酸中毒时应采用血酮检测，尿酮作为备用方法。此外，对于临床需急诊处理的糖尿病酮症酸中毒患者，推荐血酮床旁监测（如便携式血酮仪）。

2.阴离子间隙（AG） 糖尿病酮症酸中毒是酮酸积聚导致阴离子间隙（AG）增加的代谢性酸中毒。$AG=[(Na^+)-(Cl^-+HCO_3^-)]$（mmol/L）。正常的AG范围在7～9mmol/L，若＞10～12mmol/L，表明存在AG增加性酸中毒。

3.白细胞计数 大多数糖尿病急性并发症患者会发生白细胞计数增高，＞$25.0×10^9$/L则提示体内有感染，须进一步检查。

4.血钠　血钠可低于正常范围。血钠下降是由于高血糖造成高渗透压，使细胞内的水转移至细胞外稀释。如果高血糖患者血钠浓度增加，则提示严重水丢失。血清乳糜微粒会干扰血糖、血钠的测定结果，因此，酮症酸中毒时有可能出现假性正常血糖和假性低钠血症。

5.血浆渗透压　有效渗透压不高（＜320mOsm/L）的糖尿病患者若出现木僵或昏迷状态，要考虑到引起精神症状的其他原因。

$$有效渗透压 = 2 \times [(Na^+) + (K^+)](mmol/L) + 血糖(mmol/L)$$

6.血钾　胰岛素缺乏及酸中毒致血钾向细胞内转移减少，进而导致高血钾。因此，如果血钾浓度低于正常，则提示机体内的总钾含量已经严重缺乏，对这类患者应进行严密的心电监护并积极补钾治疗，随着治疗的进行，血钾会进一步下降，并可能导致心律失常。

7.血清磷酸盐　糖尿病酮症酸中毒患者血清磷酸盐水平通常升高，但是这并不能反映机体的状态，因为胰岛素缺乏、分解代谢增强等均可导致细胞内磷酸盐离子向细胞外转运。

8.其他　21%～79%的糖尿病酮症酸中毒患者血淀粉酶水平升高，这可能是非胰源性的，还可能来自腮腺。血脂肪酶测定有助于胰腺炎的鉴别诊断，但糖尿病酮症酸中毒患者的脂肪酶也会升高。

四、诊断和鉴别诊断

1.诊断　早期诊断是决定治疗成败的关键，临床上对不明原因的恶心、呕吐、酸中毒、失水、休克、昏迷的患者，尤其是呼吸有酮味（烂苹果味）、血压低而尿量多者，不论有无糖尿病病史，均应想到糖尿病酮症酸中毒的可能。应立即检测末梢血糖、血酮、尿糖、尿酮，同时抽血查血糖、血酮（β-羟丁酸）、尿素氮、肌酐、电解质、血气分析等以肯定或排除糖尿病酮症酸中毒。

2.鉴别诊断

（1）糖尿病酮症：糖尿病酮症酸中毒发展过程中酸碱平衡处于代偿阶段时可仅表现为酮症。诊断标准为血酮≥3mmol/L或尿酮体阳性，血糖＞13.9mmol/L或已知糖尿病，血清HCO_3^-＞18mmol/L且动脉血pH＞7.3时可诊断为糖尿病酮症，而血清HCO_3^-≤18mmol/L和（或）动脉血pH≤7.3即可诊断为糖尿病酮症酸中毒。如发生昏迷，可诊断为糖尿病酮症酸中毒伴昏迷。

（2）其他类型糖尿病昏迷：低血糖昏迷、高血糖高渗状态、乳酸酸中毒。

（3）其他疾病所致昏迷：脑膜炎、尿毒症、脑血管意外等。

（4）酒精性酮症酸中毒：如果怀疑酒精性酮症酸中毒，应测量毛细血管β-羟丁酸而不是尿酮，因为酒精性酮症酸中毒可抑制乙酰乙酸的产生。

（5）饥饿性酮症：是由于缺乏碳水化合物的摄入而发生的，通常持续数天。

五、治疗

糖尿病酮症酸中毒和高血糖高渗状态的治疗原则：尽快补液以恢复血容量、纠正失水状态、降低血糖，纠正电解质及酸碱平衡失调，同时积极寻找和消除诱因，防治并发症，降低病死率。主要治疗方法包括补液、胰岛素治疗、补钾、补碱及磷酸盐治疗。

（一）补液治疗

糖尿病酮症酸中毒和高血糖高渗状态均伴有严重失水，其中高血糖高渗状态失水较糖尿病酮症酸中毒更严重，为迅速扩充血管内外容量和恢复肾的有效灌注，必须开始补液治疗，包括经口服或鼻饲补液。严重糖尿病酮症酸中毒患者通过单纯补液治疗即可显著降低血糖，降低胰岛素拮抗激素水平及改善胰岛素抵抗，因此，补足液体会给小剂量胰岛素治疗带来益处。严重糖尿病酮症酸中毒患者采用低渗液体、等渗液体及高渗液体进行补液治疗的效果无显著差异，而低渗液体会引起利尿，建议采用等渗液体迅速补充血浆及细胞外液容量。对于病情严重的患者，胶体溶液或晶体溶液治疗在减少死亡率方面无显著差异。

1.第1小时输入生理盐水，速度为15～20ml/（kg·h）（一般成年人为1～1.5L）。随后的补液速度取决于脱水的程度、电解质水平、尿量等。

2.若校正后的血钠正常或升高，则最初以250～500ml/h的速度补充0.45%氯化钠溶液，同时输入生理盐水。若纠正后血钠低于正常，仅输入生理盐水。校正的［Na$^+$］＝测得的［Na$^+$］（mmol/L）＋0.016×［血糖值（mg/dl）-100］。

3.要在第1个24h内补足预先估计的液体丢失量，补液治疗是否奏效取决于血流动力学（如血压）、出入量、实验室指标及临床表现。

4.对有心、肾功能不全者，补液过程中要监测血浆渗透压，并经常对患者心脏、肾、神经系统状况进行评估以防止出现补液过多。

5.当糖尿病酮症酸中毒患者的血糖≤11.1mmol/L，高血糖高渗状态患者的血糖≤16.7mmol/L时，须补5%葡萄糖注射液并继续胰岛素治疗，直到血酮、血糖均得到控制。

（二）胰岛素治疗

以往推荐首剂静脉注射胰岛素（0.1U/kg），随后以0.1U/（kg·h）速度静脉滴注。最近的研究显示初始小剂量胰岛素静脉滴注［0.14U/（kg·h）］可使血糖以2.8～4.2mmol/L的速度下降，能获得与大剂量胰岛素治疗相似的效果。

相关指南推荐：①连续静脉输注胰岛素0.1U/（kg·h），重度糖尿病酮症酸中毒患者则以0.1U/kg静脉注射后以0.1U/（kg·h）滴注。若第1小时内血糖下降不到10%，则以0.14U/kg静脉注射后继续先前的速度滴注。②床旁监测患者血糖及血酮，当糖尿病酮症酸中毒患者血酮值的降低速度＜0.5mmol/（L·h）时，需增加胰岛素的剂量（1U/h），同时检查静脉胰岛素注射泵装置（在糖尿病酮症酸中毒治疗期间，不建议经皮下胰岛素泵注射），以确保装置的正常运行。③当糖尿病酮症酸中毒患者血浆葡萄糖达到11.1mmol/L或高血糖高渗状态患者达到16.7mmol/L时，可以减少胰岛素输入量至0.02～0.05U/（kg·h），此时静脉补液中应加入葡萄糖。此后需要调整胰岛素给药速度及葡萄糖浓度以维持血糖值在8.3～11.1mmol/L（糖尿病酮症酸中毒）或13.9～16.7mmol/L（高血糖高渗状态），糖尿病酮症酸中毒患者血酮＜0.3mmol/L。④治疗轻、中度的糖尿病酮症酸中毒患者时，可以采用皮下注射超短效胰岛素类似物或短效胰岛素的方法。⑤当糖尿病酮症酸中毒缓解、患者可以进食时，应开始常规皮下注射胰岛素方案。在停止静脉输入胰岛素前1～2h进行胰岛素皮下注射。对于已确诊糖尿病的患者，可给予糖尿病酮症酸中毒和高血糖高渗状态起病前的胰岛素治疗剂量；对于未用过胰岛素治疗的患者，可以给予起始0.5～0.8U/（kg·d）不同胰岛素的方案。若患者无法进食，推荐持续静脉胰岛素注射及补液治疗。

糖尿病酮症酸中毒缓解的标准包括血糖＜11.0mmol/L，血酮＜0.3mmol/L，血清HCO_3^-≥15mmol/L，动脉血pH＞7.3，阴离子间隙

≤12mmol/L。需持续进行胰岛素滴注，直至糖尿病酮症酸中毒缓解，不可完全依靠监测尿酮值来确定糖尿病酮症酸中毒的缓解，因尿酮在糖尿病酮症酸中毒缓解时仍可持续存在。高血糖高渗状态缓解的标准还包括渗透压及精神神经状态恢复正常。糖尿病酮症酸中毒及高血糖高渗状态缓解且患者可以进食时，可改为胰岛素皮下注射治疗。

（三）补钾治疗

尽管机体的总钾量不足，糖尿病急性并发症患者常发生轻度至中度高钾血症。随着胰岛素的使用、酸中毒的纠正、补液扩容，血钾浓度会下降。故补液治疗应和补钾治疗同时进行，以防止发生心律失常、心搏骤停及呼吸肌麻痹。糖尿病急性并发症患者的补钾措施见表5-3。

表5-3　糖尿病急性并发症患者的补钾措施

血清钾（mmol/L）	治疗措施
＞5.2	无须额外补钾，1h内复查
4.0～5.2	静脉补液增加氯化钾0.8g/（L·h）
3.3～4.0	静脉补液增加氯化钾1.5g/（L·h）
＜3.3	优先补钾

（四）补碱治疗

对于pH为6.9～7.0的糖尿病酮症酸中毒患者，前瞻性研究未能证实碳酸氢盐治疗对病残率及病死率有显著影响，碳酸氢盐治疗对改善心脏和神经系统功能、降低血糖及缓解酮症酸中毒并无优势，相反还会发生如低钾血症、组织摄氧量减少和中枢神经系统酸中毒等不利影响。对于pH＜6.9的糖尿病酮症酸中毒患者，尚无使用碳酸氢盐的随机前瞻性研究的报道。因此，临床上若患者无特别严重的酸碱代谢紊乱、不伴有休克或严重高钾血症，则无须进行碳酸氢盐治疗。严重酸中毒的患者使用碳酸氢盐时应谨慎，治疗中加强随访复查，以防过量。

相关指南推荐：①pH＜6.9的成年患者进行补碱治疗，方法为碳酸氢钠8.4g及氯化钾0.8g配于400ml无菌用水（等渗等张液）中，以200ml/h速度滴注至少2h，直至pH＞7.0。此后，每2小时测定1次动脉血pH，直到pH维持在7.0以上。如有需要，治疗应每2小时重复进行

1次。②pH≥6.9无须进行碳酸氢盐治疗。

（五）磷酸盐治疗

在糖尿病酮症酸中毒和高血糖高渗状态患者，尽管机体磷酸盐的总量平均减少1mmol/kg，但血清磷酸盐的浓度常表现为正常或升高。前瞻性随机研究未能证明补充磷酸盐的治疗对糖尿病酮症酸中毒的临床结果有益处，而且过量补充磷酸盐可引起严重的低钙血症。关于高血糖高渗状态是否用磷酸盐治疗，尚无有关报道。

1.大多数糖尿病酮症酸中毒患者无磷酸盐治疗的指征。为避免与低磷有关的心肌、骨骼肌麻痹及呼吸抑制，对于心力衰竭、贫血、呼吸抑制及血浆磷酸盐浓度<0.3mmol/L者，可以补充磷酸盐。如需要，可以将磷酸钾4.2～6.4g加入输液中。

2.鉴于氯化钾过量可能会导致高氯性酸中毒，建议给予氯化钾（占2/3）加磷酸钾（占1/3）的配比方案治疗。

3.在磷酸盐治疗过程中，须监测血钙。

六、高血糖危象的治疗监测与疗效评估

1.治疗前评估　包括病史及体格检查，评估机体失液状态并立即进行实验室检查（表5-2和表5-3），在实验室检查报告前即可开始补液及胰岛素治疗。

2.治疗监测及疗效评估　建议进行连续的实验室监测：前4～6h每小时查血糖及血酮1次，随后每2～4小时检测1次电解质和血气分析，每4小时检测1次尿素氮和肌酐水平，直至病情稳定。同时准确记录液体摄入及输入量。对于无休克的糖尿病酮症酸中毒患者，治疗中一般不需要重复检查动脉血气分析。

推荐床旁监测血β-羟丁酸，无条件时测定尿酮。当酸中毒缓解、AG恢复正常时，可降低监测频率。酸中毒持续存在且治疗无效可能是由败血症、并发症及胰岛素剂量不足引起，此时需重新评估，及时干预。

治疗监测指标及治疗有效性评估：①若血酮≥3mmol/L，血糖>27mmol/L且下降速度<3mmol/（L·h），需每小时监测1次血糖及血酮。②每小时监测1次血酮，若血酮下降速度≥0.5mmol/（L·h），监测持续到酸中毒缓解后2天。若血酮下降速度<0.5mmol/（L·h），应增

加胰岛素剂量（1U/h）直至血酮降至正常。③若无法监测血酮，则监测静脉碳酸氢根浓度，血浆HCO_3^-上升速度应达到≥3mmol/（L·h），若上升速度小于上述目标值，应增加胰岛素剂量（1U/h）直至其浓度上升速度达到目标值。④当糖尿病酮症酸中毒患者血糖≤11.1mmol/L，高血糖高渗状态患者血糖≤16.7mmol/L时，需补充5%葡萄糖注射液并调整胰岛素给药速度，以维持血糖值在8.3～11.1mmol/L（糖尿病酮症酸中毒）或13.9～16.7mmol/L（高血糖高渗状态）。⑤糖尿病酮症酸中毒患者血酮＜0.3mmol/L。⑥Na^+为135～145mmol/L，血钾3.5～4.5mmol/L。⑦AG为7～9mmol/L。⑧血浆渗透压下降速度应≤3mOsm/（L·h），且目标值为285～295mmol/L。⑨每4小时监测1次磷酸盐、钙及镁，确保其在正常水平。⑩肾功能目标值，血肌酐55～120μmol/L。

七、高血糖危象并发症的治疗

1.低血糖　10.0%～25.0%的糖尿病酮症酸中毒患者治疗过程中会发生低血糖，常为无感知低血糖，必须每1～2小时监测血糖1次。高血糖高渗状态患者发生低血糖者少见。

2.低血钾　为防止低钾血症的发生，当血钾浓度降至5.2mmol/L之后，确实有足够尿量（40ml/h）的前提下，应开始补钾。

3.高氯性代谢性酸中毒　糖尿病酮症酸中毒恢复期可出现高氯血症，与使用过多氯化钠有关，通常是短暂且没有临床意义的，除非同时发生急性肾衰竭或严重少尿。限制氯离子用量可减轻高氯性代谢性酸中毒。

4.脑水肿　是糖尿病酮症酸中毒和高血糖高渗状态患者中少见但可致命的并发症。主要表现有头痛、意识障碍、昏睡、躁动、大小便失禁、视盘改变、心动过缓、呼吸骤停。这些症状随脑疝形成而进展，若进展迅速，可不出现视神经盘水肿。一旦出现昏睡及行为改变以外的其他临床症状，病死率就会很高（＞70%），仅7.0%～14.0%的患者能够痊愈而不留后遗症。治疗过程中血浆渗透压下降过快可能是其原因之一。

对于易发脑水肿的高渗患者，要逐渐补充所丢失的盐及水分［渗透压的下降速度必须≤3mOsm/（L·h）］，当糖尿病酮症酸中毒患者血糖降至11.1mmol/L及高血糖高渗状态患者血糖达到16.7mmol/L时，要增加葡萄糖输注。高血糖高渗状态患者血糖应保持在13.9 ~ 16.7mmol/L。直至高渗状态和神经症状得到改善，患者临床状态稳定为止。

5.血栓形成　糖尿病急性并发症导致的炎症及高凝状态是糖尿病酮症酸中毒及高血糖高渗状态发生心脑血管血栓形成的主要原因。弥散性血管内凝血等血栓形成机制是造成糖尿病急性并发症预后不良的主要原因之一。低分子量肝素可预防血栓形成，对于血栓形成的高危患者，可预防性使用。

八、高血糖危象特殊人群的诊断和治疗

（一）儿童与青少年高血糖危象的诊断和治疗

近15年来新诊断儿童糖尿病患者高血糖高渗状态发生率较糖尿病酮症酸中毒低，两者起病时常合并存在，多发于10岁以上的患儿。糖尿病酮症酸中毒合并高血糖高渗状态患儿较单纯糖尿病酮症酸中毒患儿病死率高，代谢紊乱更严重，高甘油三酯血症发生率更高，校正钠增高明显，成为糖尿病酮症酸中毒合并高血糖高渗状态的特殊表现。新发糖尿病误诊而输注含糖液等医源性因素是1型糖尿病高血糖高渗状态的促发因素。

1.主要临床表现　患儿的糖尿病酮症酸中毒及高血糖高渗状态临床表现可不典型或以呼吸道感染、消化道症状、急腹症等前来就诊。因此，对于原因不明的酸中毒、昏迷患者，应先了解有无糖尿病病史，并行尿糖、血糖和电解质检查，及时确定有无糖尿病酮症酸中毒。

2.诊断标准　见表5-4。

表5-4　儿童及青少年高血糖危象的主要诊断标准

指标	糖尿病酮症酸中毒			高血糖高渗状态
	轻度	中度	重度	
pH	<7.3	<7.2	<7.1	>7.3
HCO_3^-（mmol/L）	<15	<10	<5	>15
血酮（mmol/L）		>3.0		少（无或微量）
血糖（mmol/L）		>11.1		>33.3

3.治疗　　儿童及青少年高血糖危象患者的治疗与成年人类似。

（1）补液：目的是直接扩容及恢复肾的有效灌注，第1小时用生理盐水，输注速度以10～20ml/（kg·h）为宜。前4h内补液总量不超过50ml/kg。继续输液量以48h内均匀地补足丢失液量为度。24h生理盐水（根据血钠水平酌情输入0.45%氯化钠溶液）输入量为7.5ml/（kg·h），同时应使渗透压下降速度不超过3mmol/（L·h）。

（2）胰岛素：不建议首剂负荷胰岛素，开始以0.1U/（kg·h）的速度持续静脉滴注短效胰岛素即可。当糖尿病酮症酸中毒患者血糖降至11.1mmol/L或高血糖高渗状态患者达到16.7mmol/L时，开始改为输注5%葡萄糖氯化钠溶液，并调整胰岛素用量，使血糖维持在8.3～11.1mmol/L（糖尿病酮症酸中毒）或13.9～16.7mmol/L（高血糖高渗状态）。含糖液的浓度和输注速度视血糖情况而定。持续静脉输注直至患儿可进食及饮水。当患者血酮＜1.0mmol/L时，可转为皮下胰岛素治疗。

（3）补钾：最初若无血钾数据，在输入含钾液之前应先用心电监护，若无高钾数据，则尽早使用含钾液体，使血钾维持在正常范围。静脉补钾停止后改为氯化钾1～3g/d口服1周。

（4）磷酸盐补充：有充血性心力衰竭、贫血或其他缺氧情况是使用磷酸盐的指征。

（5）补碱：当pH＜6.9、休克持续不好转、心脏收缩力下降时可考虑使用。通常用5%碳酸氢钠1～2ml/kg稀释后在＞1h时间内缓慢输入，必要时可重复。

（6）一旦发生脑水肿，立即采取以下措施：①排除低血糖引发；②一旦发现头痛或脉搏变慢等症状，立即给予甘露醇0.5～1.0g/kg（20%甘露醇2.5～5.0ml/kg，20min内）；③首日限制静脉补液量至总液量的1/3，72h内补足液体总量；④转移至儿科ICU；⑤一旦患儿病情稳定，可行头颅CT以排除其他诊断（如血栓形成、出血或梗死）；⑥若治疗2h后无效果，需重复同剂量甘露醇；⑦详细记录病情。

（二）老年高血糖危象的诊断和治疗

1.老年高血糖危象的临床表现　　感染是诱发或加重老年糖尿病急性并发症病情的主要原因。最常见的感染为肺炎及尿路感染。有感染表现的老年人出现脱水体征时，应及时检测血糖和血电解质，以利于早期诊断。有40.0%的老年糖尿病患者首发症状为糖尿病急性并发症。脱水的典型表现为黏膜干燥、皮肤弹性变差、低血压和心动过速等。但老年患者的皮肤弹性常难以评估，且长期神经病变患者对血容量减少的反应较差。老年患者更易发生高渗状态。

2.老年高血糖危象治疗注意事项　老年糖尿病急性并发症治疗措施与成年人大致相同。

（1）临床上，对于原因不明的胸闷、气促、昏迷或腹痛伴频繁呕吐的老年患者，均应常规检测血糖及尿酮体。在明确诊断前，不能输注大量葡萄糖液或使用糖皮质激素，以免加重病情，延误治疗。

（2）老年人普遍存在器官退变，补液不足、大量胰岛素可促使细胞外液进入细胞内，可引起低血压、休克和肾前性肾衰竭，而补液过快、过多则可引起肺水肿、心功能不全、全身水肿、肾负担加重。补液成分首选等渗液体，胃肠内补液安全实用。

（3）使用胰岛素应注意避免血糖下降过快，否则会引起低血糖、脑水肿甚至脑疝，危及生命。积极补钾，并注意及时复查血钾，避免血钾过低诱发心律失常甚至心脏性猝死的危险。

（4）应用强有力的广谱抗生素，及早控制感染。老年患者病情多较重，易合并多脏器功能衰竭（糖尿病酮症酸中毒的直接死因）。因此，在治疗中要尽量改善心、脑、肾等重要脏器的功能，防止其功能损害或衰竭。

（三）终末期肾衰竭或透析患者酮症酸中毒的处理

酮症酸中毒伴终末期肾病患者的β-羟丁酸浓度较低，葡萄糖和阴离子间隙高于肾功能完好的患者，两者的碳酸氢盐和pH无显著性差异。因终末期肾病或透析患者无渗透性利尿作用，可能不需要补液。胰岛素应用：血糖降低幅度与肾功能完好者相同。如果下降速度较快，或血糖下降到＜14.0mmol/L，需将静脉注射胰岛素的速度降低到0.05U/（kg·h）。酸中毒可导致显著的高钾血症，这在肾衰竭患者中更常见，可考虑血液透析或血液过滤。

第二节　低　血　糖

低血糖是由多种原因引起的血糖浓度过低状态，血糖降低并出现相应的症状及体征时，称为低血糖症。反复低血糖将导致高血糖状态，从而增加糖尿病并发症风险，最终降低患者的生活质量，并导致医疗费用增加。个体化治疗是避免低血糖的关键，调整降血糖药物的剂量以确保疗效最大化，同时良好的血糖监测可确保低血糖风险最小化，尤其是对胰岛素治疗的患者。

一、低血糖的危险因素

对因治疗而反复发生低血糖的患者，应考虑传统的危险因素和对抗低血糖防卫机制减弱的危险因素（表5-5）。社会因素是导致低血糖发生的另一个重要且必须考虑的问题。我国医疗卫生体制尚不健全，城市和农村的教育及医疗资源配置差异悬殊，用于自我血糖监测的血糖仪和试纸尚未被医保覆盖，一些落后地区的药物配给也存在不足。很多糖尿病患者对糖尿病及治疗引起的低血糖的危险性认识不够、依从性差、几乎不能进行自我血糖监测，亦不具备自我管理疾病的能力，从而增加了严重低血糖的发生率，加重患者病情和经济负担。

表5-5　糖尿病患者低血糖危险因素

传统危险因素
　低血糖起病型早期糖尿病
　胰岛素或胰岛素促泌剂过量、给药时间不当或剂型错误
　外源性葡萄糖摄入减少或延迟（如未正常进食、隔夜禁食等）
　内源性葡萄糖生成下降（如大量饮酒等）
　葡萄糖利用增加（如运动等）
　胰岛素敏感性增高（如减重后、运动量增加后或血糖控制改善、夜间等）
　胰岛素清除能力降低（如肾功能不全等）
对抗低血糖的防卫机制减弱的危险因素
　内源性胰岛素缺乏
　严重低血糖发作和（或）不能察觉低血糖发作的病史，近来发生过低血糖，运动或睡眠后
　降血糖治疗过于激进（HbA1c过低、设定的血糖控制目标较低或血糖下降过快）
　垂体、肾上腺皮质功能减退等
同时伴低血糖、高血糖征群
　胰岛素自身免疫综合征
　A型、B型胰岛素抵抗综合征
　倾倒综合征
　肝源性低血糖、糖尿病综合征

二、低血糖的症状和体征

低血糖的症状和体征是由神经元缺乏葡萄糖所致，可分为2类：自主神经系统症状和神经低血糖症状（表5-6），前者由自主神经系统兴奋引起，伴有肾上腺髓质释放肾上腺素进入血液循环及靶组织内，交感神经末梢分泌去甲肾上腺素；后者是大脑缺乏葡萄糖所致。自主神经系统症状的出现往往早于神经低血糖症状。持续性的严重低血糖会引起意识丧失，造成永久性的神经损伤，甚至死亡。

表5-6　低血糖的症状与体征

自主神经系统症状		神经低血糖症状	
症状	体征	症状	体征
饥饿感、流汗	面色苍白	虚弱、乏力、视物模糊、复视	中枢性失明
心悸、焦虑不安	心动过速	头晕、头痛	低体温、癫痫发作
感觉异常、震颤	脉压增宽	意识模糊、行为异常、认知障碍	昏迷

三、低血糖的诊断和分级

目前对低血糖生化检测阈值的定义尚未达成共识，根据美国糖尿病学会、加拿大糖尿病学会和欧洲药品管理局对低血糖最新的诊断标准，血糖水平≤3.9mmol/L（70mg/dl）即可诊断为低血糖。低血糖严重程度可根据患者的临床表现进行分级（表5-7）：分为轻度、中度和重度。糖尿病患者对于重度低血糖的最好防御就是在血糖下降的早期自己能感知低血糖，并且立即进食可以快速吸收的碳水化合物。不能产生和（或）不能觉察到这样的症状，称为无感知性低血糖，是一个严重的临床问题，会使重度低血糖的危险约增加10倍。

表5-7　低血糖的临床分级

轻度：出现自主神经症状，患者可自行处理
中度：出现自主神经症状和神经性低血糖症状，患者可自行处理
重度：血糖浓度＜2.8mmol/L（＜50mg/dl），可能出现意识丧失，需要他人协助治疗

四、低血糖的处理

1.接受降血糖治疗的患者，当血糖浓度骤降或＜3.9mmol/L时，应调整治疗方案，注意预防发生低血糖的可能。

2.对反复发生低血糖的患者，应考虑各种引发低血糖的危险因素。对于发生无感知低血糖的患者，应放宽血糖控制目标，严格避免再次发生低血糖。

3.低血糖的治疗方法：如果患者神志清醒、可以吞咽，推荐在可能情况下进食碳水化合物，如不能安全进食，必须胃肠道外给糖或药以纠正低血糖。

糖尿病患者中，大多数无症状性低血糖（自测血糖或动态血糖监测发现）或轻、中度症状性低血糖可由患者自行治疗，口服15～20g葡萄糖，最理想的是给予葡萄糖片；其次如含糖果汁、软饮料、牛奶、糖果、其他点心或进餐（表5-8），临床症状一般在15～20min缓解。但在胰岛素诱发的低血糖中，口服葡萄糖的效果与其应用胰岛素种类有关。如果是长效口服降血糖药或中、长效胰岛素导致的低血糖，应进食较多点心或进餐，并连续监测血糖。

表5-8　相当于15g葡萄糖的碳水化合物

①2～5个葡萄糖片，视不同商品标识而定（最佳治疗）

②10块水果糖

③2大块方糖

④150～200ml新鲜果汁、可乐

⑤一杯脱脂牛奶

⑥一大勺蜂蜜或玉米汁

当低血糖患者无法口服碳水化合物时，必须通过胃肠外途径进行治疗。标准的治疗方法是经静脉注射葡萄糖；标准初始剂量为25g；静脉给予葡萄糖，应小心谨慎，传统的一次给予50ml 50%葡萄糖的疗法葡萄糖浓度大，对组织有很大毒性，曾有静脉注射50%葡萄糖外渗导致手部截肢的案例。重要的是给予葡萄糖的总量，25%葡萄糖100ml甚至10%葡萄糖溶液150～250ml更安全一些。在患者能够安全进食时，尽早进食，并连续监测血糖。

五、低血糖的预防

（一）血糖控制应个体化，HbA1c控制目标也应个体化

鉴于良好的血糖控制对微血管有长期益处，推荐在安全的前提下采用最低的平均血糖水平（HbA1c）作为血糖控制目标，但需根据每位患者的情况制订个体化的治疗方案以达到疗效的最大化和低血糖风险的最小化。《中国成人2型糖尿病HbA1c控制目标的专家共识》强调个体化设定降血糖目标（表5-9）。对于糖尿病病程>15年、有无感知低血糖病史、有严重伴发病如肝功能和（或）肾功能不全或全天血糖波动较大并反复出现低血糖症状的患者，很难设定其HbA1c的靶目标，最重要的是避免低血糖的发生，HbA1c控制在7%～9%是可以接受的。

表5-9　中国成人2型糖尿病HbA1c目标值建议

HbA1c目标值	适用人群
<6.0%	新诊断、年轻、无并发症及伴发疾病，降血糖治疗无低血糖和体重增加等不良反应者；无须降血糖药干预者；合并妊娠者；妊娠期新发现的糖尿病患者
<6.5%	<65岁，无糖尿病并发症和严重伴发疾病；糖尿病计划妊娠者
<7.0%	<65岁，口服降血糖药不能达标、合用或改用胰岛素治疗者；>65岁，无低血糖风险、脏器功能良好、预期生存期>15年；胰岛素治疗的糖尿病计划妊娠者
≤7.5%	已有心血管疾病（CVD）或CVD极高危者
<8.0%	≥65岁，预期生存期5～15年者
<9.0%	≥65岁或恶性肿瘤预期生存期<5年，低血糖高危人群；执行治疗方案困难者，如精神或智力或视力障碍等；医疗等条件太差者

（二）糖尿病综合管理和教育

加强对糖尿病患者的教育和管理，帮助其正确认识和识别低血糖，并与患者保持随访和联系，跟踪和监测治疗情况。加强自我血糖监测，尤其是胰岛素治疗患者。

（三）各种治疗方案的低血糖风险回顾和推荐

1.2型糖尿病

（1）口服降血糖药治疗：一些胰岛素促泌剂，如磺酰脲类和氯茴苯

酸类，尤其是血浆半衰期较长的药物，引发低血糖的风险较高。对于低血糖高危人群，推荐使用低血糖风险较小的药物，如二甲双胍、阿卡波糖、噻唑烷二酮类、DPP-4抑制药和GLP-1受体激动药。

（2）胰岛素治疗：可显著增加低血糖的发生风险，尤其是严重低血糖的发生风险。对于因注射胰岛素而发生低血糖的2型糖尿病患者，可以将胰岛素和正规胰岛素或预混胰岛素（每天2次）改为基础胰岛素＋餐时胰岛素强化治疗方案，后者用长效胰岛素类似物作为基础量。采用此方案治疗，如夜间或黎明发生低血糖，提示基础胰岛素过量；如白天发生低血糖，则说明餐前胰岛素过量。使用速效胰岛素类似物可减少夜间低血糖的发生。虽然胰岛素治疗方案应按患者的生活方式制订和调整，但未进食并不等于不需要测定血糖；如已知或怀疑夜间发生低血糖，则睡前监测血糖尤为重要。血糖持续监测有助于发现夜间低血糖。使用胰岛素的患者在运动过程中或运动后不久常发生低血糖；如事先已有安排，锻炼前应进食适量碳水化合物和（或）减少胰岛素用量。如为临时决定，应测定血糖，该步骤常可提醒患者适当进食。

2. 1型糖尿病　胰岛素类似物可减少1型糖尿病患者低血糖的发生。对于1型糖尿病患者，包括儿童、成年人及妊娠期妇女，均推荐采用基础胰岛素＋餐时胰岛素的治疗方案，以长效胰岛素类似物作为基础量，餐时推荐使用速效胰岛素类似物，尽可能减少低血糖事件的发生。

持续胰岛素输注与每日多次胰岛素注射相比，有改善低血糖风险的趋势，但尚不明确。

（四）处理问题性低血糖的推荐方案

问题性低血糖包括患者无感知性低血糖发作、需要他人救治的低血糖发作、患者失去自我控制的发作、患者失去知觉或癫痫发作。首先应尽量排除增加低血糖风险的合并症（缺乏皮质醇、生长激素、甲状腺素，导致吸收不良的疾病如肠道疾病、胃轻瘫、厌食症等）。灵活而恰当的胰岛素或胰岛素促分泌剂用药方案力求从胰岛素生理分泌和调节的角度制订更加贴近生理的治疗方案并正确调整剂量。此外，还应考虑各种已知的低血糖危险因素，如进餐和加餐的时间和量，运动的安排及乙醇的作用。调整糖尿病治疗方案使血糖≥4mmol/L，这样可以帮助无感知低血糖的患者恢复对低血糖警告症状的感知。调整治疗方案以纠正低血糖的步骤见图5-2。

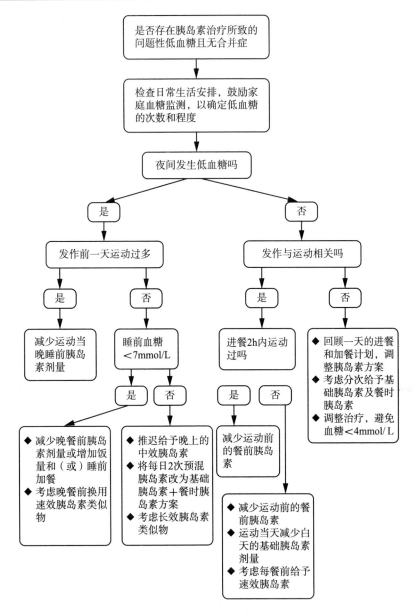

图 5-2 处理问题性低血糖的推荐方案

第三节　2型糖尿病伴动脉粥样硬化性
心血管疾病

　　2型糖尿病（T2DM）是动脉粥样硬化性心血管疾病（ASCVD）的主要危险因素之一。患病人数众多且增长迅速，危害巨大。目前已知，升高的血糖可通过损伤血管促进ASCVD发生、发展和恶化。

　　目前的全国数据显示，我国成人居民糖尿病前期年龄性别标化患病率为35.2%～38.1%，糖尿病年龄与性别标化患病率为12.4%～12.8%。我国糖尿病人群心血管疾病死亡风险是一般人群的1.90～2.26倍，研究估计中国每年约有50万例心血管疾病死亡事件可归因于糖尿病。糖尿病已成为导致中国居民死亡的第8位主要病因。将T2DM及糖尿病前期与ASCVD进行共病管理，在确诊糖代谢异常早期即对患者进行综合干预，可有效减少ASCVD的发生率、致死率与致残率。本节内容主要依据《中国成人2型糖尿病及糖尿病前期患者动脉粥样硬化性心血管疾病预防与管理专家共识（2023）》。

一、定义及诊断

　　1.糖尿病前期　指葡萄糖水平不符合糖尿病标准但高于正常范围的一种血糖代谢异常状态。糖尿病前期患者是指存在空腹血糖受损（IFG）或糖耐量受损（IGT），或糖化血红蛋白（HbA1c）为5.7%～6.4%的个体。

　　2.糖尿病　是由遗传和环境因素共同引起的一组以高血糖为特征的临床综合征（表5-10）。

表5-10　糖尿病前期及糖尿病诊断标准

分类	诊断标准
糖尿病前期	IFG：6.1mmol/L≤空腹血糖＜7.0mmol/L，且OGTT 2h血糖＜7.8mmol/L
	IGT：空腹血糖＜6.1 mmol/L，且7.8mmol/L≤OGTT 2h血糖＜11.1mmol/L
	IFG+IGT：6.1mmol/L≤空腹血糖＜7.0mmol/L，且7.8mmol/L≤OGTT 2h血糖＜11.1mmol/L
	HbA1c：5.7%～6.4%

分类	诊断标准
糖尿病	典型糖尿病症状，伴随机血糖≥11.1mmol/L，或空腹血糖≥7.0 mmol/L，或 OGTT 2h血糖≥11.1mmol/L，或HbA1c≥6.5% 无糖尿病典型症状者，需改日复查确认

注：IFG.空腹血糖受损；OGTT.口服葡萄糖耐量试验；IGT.糖耐量减低；HbA1c.糖化血红蛋白。典型糖尿病症状包括烦渴多饮、多尿、多食、不明原因体重下降和视物模糊等；随机血糖指不考虑上次用餐时间，一天中任意时间的血糖不能用来诊断空腹血糖受损或糖耐量减低，空腹状态指至少8h没有摄入热量。

二、个体化管理

（一）糖尿病前期和2型糖尿病患者的生活方式管理

1.优先选择低血糖生成指数碳水化合物（如全谷物），增加膳食纤维摄入，用不饱和脂肪代替饱和脂肪，避免摄入反式脂肪酸。

2.不推荐常规服用维生素或矿物质补充剂来控制血糖或改善T2DM患者的心血管风险。有微量营养素缺乏的患者，可根据营养状况适量补充。

3.每日食盐摄入量不超过5g。

4.不吸烟或戒烟，不饮酒或限酒（酒精量：男性＜25g/d，女性＜15g/d，每周不超过2次）。

5.每周至少应进行150min中等强度有氧运动或75min剧烈有氧运动（可组合）。

6.推荐每日睡眠时长为6～8h。

7.推荐综合生活方式管理。

（二）糖尿病前期及2型糖尿病的体重管理

1.每年至少检测一次身高、体重，以计算体重指数（body mass index，BMI），并测量腰围，评估体重变化趋势。

2.体重管理目标：BMI≥24kg/m² 的糖尿病前期或T2DM患者应减重，建议每天保持500～700kcal的能量负平衡，一般将减重目标定为当前体重的10%以上。

3.饮食管理和运动等生活方式干预是体重管理的基础。

4.对于生活方式干预后体重仍不达标者，可进一步联合使用具有减重作用的胰高糖素样肽-1受体（GLP-1R）激动剂或奥利司他。

5. BMI ≥ 32.5kg/m² 且经过非手术治疗未能达到持续减重和改善并发症效果（包括高血糖）的 T2DM 患者，推荐代谢手术治疗；对 BMI 在 27.5 ~ 32.4kg/m² 且经过非手术治疗未达到上述效果的 T2DM 患者，也可考虑将代谢手术作为一种治疗选择；对经改变生活方式和药物治疗难以控制血糖、BMI 在 25.0 ~ 27.4kg/m²，且至少符合 2 项代谢综合征组分的 T2DM 患者，考虑代谢手术治疗前需严格评估风险获益比，慎重决定。

（三）糖尿病前期及2型糖尿病的血糖筛查、预防及管理

1. 糖尿病前期和 T2DM 的筛查　以空腹血糖、口服葡萄糖耐量试验及 HbA1c 检测对 T2DM 高危人群每年进行糖尿病筛查。

高危人群：①有糖尿病前期史；②年龄≥40岁；③BMI ≥ 24kg/m² 和（或）向心性肥胖；④一级亲属有糖尿病史；⑤缺乏体力活动者；⑥有巨大儿分娩史或有妊娠糖尿病病史的女性；⑦有多囊卵巢综合征病史的女性；⑧有黑棘皮病者；⑨有高血压史或正在接受降压治疗者；⑩高密度脂蛋白胆固醇＜0.90mmol/L 和（或）甘油三酯＞2.22mmol/L，或正在接受调脂药治疗者；⑪有 ASCVD 病史；⑫有类固醇类药物使用史；⑬长期接受抗精神病药物或抗抑郁症药物治疗；⑭中国糖尿病风险评分总分≥25分。

2. 糖尿病前期的 T2DM 预防

（1）改善生活方式是基础。

（2）二甲双胍应作为首选预防用药。若二甲双胍不耐受、治疗无效，或存在使用禁忌，可考虑使用阿卡波糖。

（3）合并冠心病的糖尿病前期人群，可考虑使用阿卡波糖。

（4）有近期卒中病史且伴胰岛素抵抗的糖尿病前期人群，可考虑使用吡格列酮以降低卒中和心肌梗死风险。

3. T2DM 的血糖管理

（1）血糖控制目标：①建议非妊娠患者 HbA1c 控制在＜7.0%；对于体弱者，可考虑将 HbA1c 控制在＜7.5%；对于病程较长、预期寿命有限及年老或体弱的成年 T2DM 患者，应考虑将 HbA1c 控制在＜8.0%。②建议餐前毛细血管血糖控制在 4.4 ~ 7.0mmol/L，餐后毛细血管血糖峰值（通常在进餐开始后 1 ~ 2h）控制在＜10.0mmol/L。

（2）生活方式干预是基础（详见"生活方式管理"部分）。

（3）药物治疗：①对于伴有ASCVD或心血管疾病（cardiovascular disease，CVD）的高危人群，建议优先使用经证实有心血管获益的GLP-1R激动剂和（或）SGLT2抑制剂，若同时合并心力衰竭或慢性肾脏病，建议优先使用SGLT2抑制剂；②对于没有GLP-1R激动剂和（或）SGLT2抑制剂强适应证的T2DM患者，二甲双胍可以作为常规的一线降血糖药物；③二甲双胍与GLP-1R激动剂、SGLT2抑制剂联合使用是合理的；④其他降血糖药物可根据血糖控制的需求个体化应用；⑤如果患者处于严重高血糖状态（如HbA1c＞10%或血糖水平＞16.7mmol/L，伴有明显高血糖相关症状）或明显分解代谢状态（体重明显减轻），则应考虑启用胰岛素治疗（图5-3）。

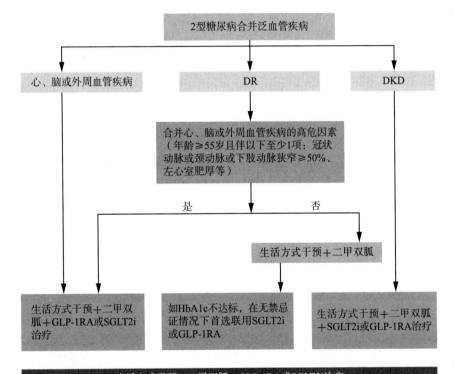

图5-3　2型糖尿病患者泛血管疾病血糖管理流程的简易路径

DR.糖尿病视网膜病变；DKD.糖尿病肾病；GLP-1RA.胰高血糖素样肽-1受体激动剂；SGLT2i.钠-葡萄糖协同转运蛋白2抑制剂；HbA1c.糖化血红蛋白

（四）糖尿病前期和2型糖尿病患者的血压管理

1.危险分层 对糖尿病前期、T2DM合并高血压患者进行心血管风险分层，需综合考虑其他心血管危险因素、靶器官损害和临床并发症。

2.降压目标

（1）对于合并高血压患者，应根据患者实际情况，个体化确定患者的血压目标：糖尿病前期合并高血压患者，推荐血压控制目标为＜140/90mmHg（1mmHg＝0.133kPa）；能耐受者、伴有微量白蛋白尿者和部分高危及以上的患者可进一步降至＜130/80mmHg。T2DM合并高血压的患者，推荐血压控制目标为＜130/80mmHg。

（2）糖尿病合并妊娠者，建议血压控制目标为≤135/85mmHg。

3.降压方案

（1）对于糖尿病前期合并高血压的中危患者，在改善生活方式的基础上，血压仍≥140/90mmHg时，应启动药物治疗。

（2）对于糖尿病前期合并高血压的高危和极高危患者，立即启动降压治疗。

（3）T2DM合并血压持续≥130/80mmHg的患者，在能耐受的情况下，可将血压降至低于此水平。

4.降压药物的选择

（1）推荐起始使用肾素-血管紧张素-醛固酮系统（RAAS）阻滞剂［血管紧张素转化酶抑制剂/血管紧张素受体拮抗剂（ACEI/ARB）或血管紧张素受体脑啡肽酶抑制剂（ARNI）］用于治疗T2DM合并高血压，尤其是伴有微量白蛋白尿、白蛋白尿、慢性肾脏病、左心室肥大、冠心病及心力衰竭时。

（2）对于诊室血压≥160/100mmHg或高于目标血压20/10mmHg及以上，以及高危患者或单药未达标的患者，应启动2种降压药物的联合方案。优先推荐RAAS阻滞剂联合钙通道阻滞剂或利尿剂降压，对伴有心率增快（静息心率＞80次/分）或者合并冠心病和心力衰竭者，可考虑加用β受体阻滞剂。在2种药物联合方案中，优先推荐单片固定复方制剂。

（3）如血压仍不能控制达标，可考虑三联药物治疗，最佳的三药联合方案为RAAS阻滞剂（ARNI或ACEI/ARB）＋钙通道阻滞剂＋利尿剂。

（4）如已使用3种药物进行联合降压治疗后血压仍难以控制，可加用盐皮质激素受体拮抗剂或α受体阻滞剂，并应筛查继发性高血压，同时需评估降压药物治疗方案的合理性（药物的种类与剂量）及患者服药依从性。

5.对于无明确心血管并发症的糖尿病前期患者　若无明确交感神经激活的表现（如静息心率＞80次/分），慎用β受体阻滞剂或噻嗪类利尿剂。

6.使用RAAS阻滞剂（ARNI或ACEI/ARB）时　应当监测血钾水平和肾小球滤过率。

（五）糖尿病前期及2型糖尿病的血脂管理

T2DM患者血脂异常的发生率明显高于非T2DM患者，其主要表现为增高的甘油三酯、轻度升高的低密度脂蛋白胆固醇（low density lipoprotein cholesterol, LDL-C），含载脂蛋白B（apolipoprotein B, ApoB）残粒升高，以及低HDL-C水平。

胆固醇管理如下：

（1）糖尿病前期和T2DM患者心血管疾病的危险分层：①由于糖尿病前期仅轻度增加CVD风险，糖尿病前期人群参照普通人群进行危险分层，详见《中国胆固醇教育计划调脂治疗降低心血管事件专家建议（2019）》；②根据T2DM病程长短、是否合并ASCVD及主要靶器官损害，将T2DM患者分为高危、极高危和超高危组，分类方法见表5-11。

表5-11　2型糖尿病患者心血管疾病的危险分层

类别	危险分层
40岁及以上，不合并ASCVD及任何心血管疾病危险因素者	高危
不合并ASCVD，但存在以下情况之一：①合并高血压；②存在至少1项其他心血管危险因素且LDL-C≥3.4mmol/L	极高危
合并ASCVD	超高危

注：ASCVD.动脉粥样硬化性心血管疾病；LDL-C.低密度脂蛋白胆固醇。其他心血管危险因素包括年龄（男性≥45岁或女性≥55岁）、吸烟、高密度脂蛋白胆固醇低、体重指数≥28kg/m²、早发缺血性心血管病家族史。

（2）糖尿病前期和T2DM患者的LDL-C控制目标：①建议糖尿病前期和T2DM患者根据心血管疾病危险分层确定LDL-C控制目标值；②对于低危患者，LDL-C控制目标为＜3.4mmol/L；③对于中、高危患者，LDL-C控制目标为＜2.6mmol/L；④对于极高危患者，LDL-C控制目标为＜1.8mmol/L且较治疗前降幅＞50%；⑤对于超高危患者，建议LDL-C尽快降至＜1.4mmol/L且较治疗前降幅＞50%。

（3）糖尿病前期和T2DM患者的降胆固醇治疗方案：①推荐40岁及以上的T2DM患者，无论基线胆固醇水平如何，均使用他汀类药物进行ASCVD一级预防；②中等强度他汀类药物应作为降胆固醇治疗的基础用药；③单用他汀类药物治疗后LDL-C不达标者，建议联用胆固醇吸收抑制剂和（或）前蛋白转化酶枯草溶菌素/kexin 9型（proprotein convertase subtilisin/kexin type 9，PCSK9）抑制剂；④他汀类药物不耐受者，建议使用胆固醇吸收抑制剂和（或）PCSK9抑制剂；⑤他汀类药物禁用于妊娠期妇女。

（六）糖尿病前期及2型糖尿病患者的抗血小板药物治疗

1.对于ASCVD高危患者，需在全面评估获益和出血风险的基础上谨慎考虑阿司匹林的使用，不推荐阿司匹林用于40岁以下和70岁以上患者的一级预防。

2.无充分证据表明将P2Y12受体拮抗剂、吲哚布芬、西洛他唑及双嘧达莫用于T2DM患者ASCVD的一级预防有显著的临床净获益。

3.建议小剂量阿司匹林（75～100mg/d）用于ASCVD合并T2DM患者的二级预防，若不耐受则使用氯吡格雷、替格瑞洛、吲哚布芬或西洛他唑（经皮冠状动脉介入治疗术后）替代。

4.在急性冠状动脉综合征（acute coronary syndrome，ACS）或者冠状动脉支架置入术后1年内的患者使用双联抗血小板治疗（低剂量阿司匹林和P2Y12受体抑制剂）是合理的。

5.对于既往有冠状动脉介入治疗史且存在高缺血和低出血风险的T2DM合并慢性冠状动脉综合征患者，可考虑长期双联抗血小板治疗。

6.对于稳定性冠心病和（或）外周动脉疾病且出血风险低的患者，可考虑采用阿司匹林联合低剂量利伐沙班，以预防肢体和脑血管事件。

三、2型糖尿病合并动脉粥样硬化性心血管疾病患者的并发症与合并症管理

（一）合并心力衰竭管理及建议

1.对于没有症状或者症状不典型的心力衰竭高危人群，推荐每年进行心脏超声和脑钠肽/N端B型利钠肽前体（brain natriuretic peptide，

BNP/N-terminal pro-B-type natriuretic peptide，NT-proBNP）检测（诊断界值见表5-12），以筛查早期心力衰竭患者。

表5-12　N端B型利钠肽前体的诊断界值

临床目的	适用人群	推荐界值（ng/L）
诊断急性心力衰竭	＜50岁的肾功能正常人群	＞450
	50～75岁的肾功能正常人群	＞900
	＞75岁的肾功能正常人群	＞1800
	肾功能不全者（肾小球滤过率＜60ml/min）	＞1200
排除急性心力衰竭	所有年龄患者	＜300
排除慢性心力衰竭	所有年龄患者	＜125[*]

注：*.敏感度和特异度较低。

2.推荐使用SGLT2抑制剂以减少心力衰竭的发病及住院风险。

3.对于合并射血分数下降的心力衰竭（heart failure with reduced ejection fraction，HFrEF）患者，推荐联合使用RAAS抑制剂（优先使用ARNI或以ARNI替换ACEI/ARB）、有证据的β受体阻滞剂和盐皮质受体拮抗剂（非奈利酮优先）。

4.对于合并射血分数中间值的心力衰竭（heart failure with mid-range ejection fraction，HFmrEF）患者，必要时可联合使用ARNI/ACEI/ARB、盐皮质受体拮抗剂和β受体阻滞剂。

5.对于合并射血分数保留的心力衰竭（heart failure with preserved ejection fraction，HFpEF）患者，必要时可联合使用盐皮质受体拮抗剂和ARNI。

6.不建议在心力衰竭患者中使用噻唑烷二酮类药物（包括吡格列酮和罗格列酮）。

（二）合并阻塞性睡眠呼吸暂停管理及建议

1.存在阻塞性睡眠呼吸暂停相关症状（如打鼾、白天睡眠时间延长、有呼吸暂停表现等）的T2DM患者应积极进行筛查。

2.推荐积极治疗睡眠呼吸暂停（包括改善生活方式、持续性正压通气、佩戴口腔矫治器和手术等），可明显提高生活质量、改善高血压。

第四节 糖尿病相关眼病

糖尿病相关眼病严重影响我国糖尿病患者的生活质量。2021年中华医学会糖尿病学分会组织糖尿病视网膜病变学组专家并邀请国内眼科专家共同撰写了《糖尿病相关眼病防治多学科中国专家共识（2021版）》。本节主要依据该共识，针对糖尿病视网膜病变、糖尿病性白内障、糖尿病性角膜病变、糖尿病性视神经病变，阐述如何规范化、个体化治疗。

一、糖尿病视网膜病变

糖尿病视网膜病变（diabetic retinopathy，DR）是工作年龄人群第一位的致盲性疾病，与糖代谢异常导致视网膜微血管及神经元损伤所引起的一系列病变有关。我国流行病学研究显示，中国大陆糖尿病人群DR患病率为23%。DR主要临床表现为①糖尿病性黄斑水肿（diabetic macular edema，DME）：包括黄斑区域弥漫性或局灶性的血管渗漏，其常由渗出性改变导致，包括脂蛋白渗漏（硬性渗出）、血液（点状出血等）；②进展性血管病变：包括微血管瘤、视网膜内出血、血管纡曲和血管畸形，最终导致异常毛细血管生成；③视网膜毛细血管闭塞：荧光造影常显示无灌注，是公认的潜在致盲并发症，且缺乏有效的治疗手段。

（一）DR的筛查与转诊

DR的早期诊断、早期治疗可显著降低失明的风险，部分DR或DME患者可无症状，因此必须重视且积极开展DR筛查并及时管理。DR筛查方法见表5-13，筛查转诊流程见图5-4。

表5-13 糖尿病视网膜病变的常见评估工具及应用推荐

评估技术	应用推荐
视力检查	由受过训练的人员进行屈光视力检查
眼底镜、裂隙灯显微镜	眼科核心设备，可用于筛查，必须散瞳
免散瞳眼底照相	推荐用于内分泌科的筛查和随访
散瞳眼底照相	用于DR筛查、诊断与分级评估，适用于眼科中心
ETDRS分级法	基于眼底照相的DR诊断与分级系统，多用于临床研究的科研指标

续表

评估技术	应用推荐
FFA	有创性检查，用于 DR 的诊断、分级与评估
OCT	用于黄斑水肿的诊断与评估
OCTA	视网膜浅层、深层和黄斑区域的血管三维成像，用于 DR 的诊断与评估
超声	因白内障或玻璃体积血等难以检查眼底情况时，可作为评估视网膜状态的检查方法

注：DR. 糖尿病视网膜病变；ETDRS. 早期治疗糖尿病视网膜病变研究；FFA. 荧光素眼底血管造影；OCT. 光学相干断层扫描；OCTA. 光学相干断层扫描血管成像。

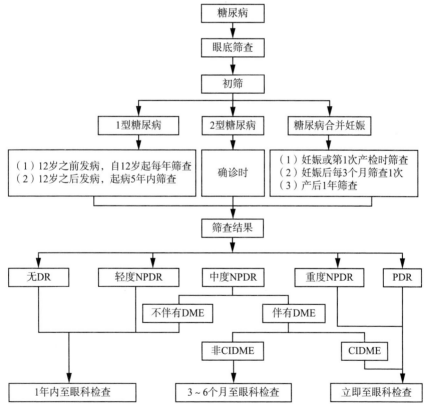

图 5-4　糖尿病视网膜病变的筛查转诊流程图

DR. 糖尿病视网膜病变；NPDR. 非增生型糖尿病视网膜病变；PDR. 增生型糖尿病视网膜病变；DME. 糖尿病性黄斑水肿；CIDME. 累及中心凹的糖尿病性黄斑水肿

（二）DR和DME的诊断及分期

DR和DME的最新的临床分级标准为美国眼科学会2019年发布的《糖尿病视网膜病变（DR）国际临床分级标准》，见表5-14和表5-15。

表5-14 DR的国际分期标准（2019年版）

病变严重程度	散瞳眼底检查所见
无明显DR	无异常
非增生型DR	
轻度	仅有微动脉瘤
中度	不仅存在微动脉瘤，还存在轻于重度非增生型DR的表现
重度	出现以下任何1种表现，但尚无增殖型DR ·在4个象限内均出现>20处的视网膜内出血 ·在≥2个象限内有静脉串珠样改变 ·在≥1个象限内有显著的视网膜内微血管异常
增生型DR	出现以下任何1种或多种体征：新生血管形成、玻璃体积血或视网膜前出血

注：DR.糖尿病视网膜病变。

表5-15 DME的国际分期标准（2019年版）

病变严重程度	眼底检查所见
无明显DME	后极部无明显视网膜增厚或硬性渗出
有明显DME	后极部有明显视网膜增厚或硬性渗出
非中心受累型DME	视网膜增厚或硬性渗出未涉及黄斑中心
中心受累型DME	视网膜增厚或硬性渗出涉及黄斑中心

注：DME.糖尿病性黄斑水肿。

（三）DR的预防和治疗

DR是可防、可控、可避免致盲的眼病，早期诊断、有效治疗对延缓病变进展、减少视力丧失至关重要。

1.健康教育 强调常规眼底检查及每年随访的重要性，早期、及时管理效果最佳。指导患者积极控制血糖、血脂、血压是防治DR及其进展的关键。若出现视网膜病变，需要转诊至眼科进一步治疗。

2.代谢紊乱的控制

（1）血糖的管理：血糖的波动及低血糖会加重眼底改变，而良好的血糖控制可以预防和（或）延缓DR的发生及进展。推荐个体化的血糖控制目标，科学降血糖，同时重视降血糖的速度与幅度。目前认为，各类降血糖药物均可通过血糖控制来达到防治DR的效果，但在有DME的患者中应避免应用噻唑烷二酮类（罗格列酮、吡格列酮），因有证据显示其可能增加DME发生风险。无论是T1DM还是T2DM，胰岛素都能延缓其DR进展速度。

（2）血压的控制：血压下降对DR有明显益处，虽然肾素-血管紧张素系统（renin angiotensin system，RAS）阻断剂在DR中独立于血压之外的预防及治疗作用并不十分确定，但仍建议糖尿病合并高血压者以RAS阻断剂为首选药物，但不推荐RAS阻断剂作为血压正常的糖尿病患者预防视网膜病变的药物。

（3）血脂的调节：建议伴有高甘油三酯血症的轻度NPDR患者采用非诺贝特治疗。非诺贝特在调节脂代谢紊乱、炎症、氧化应激、血管新生和细胞凋亡等方面有一定作用，可能与改善DR的发生、发展相关。

3.抗血小板治疗　阿司匹林治疗对DR的发病及进展无明显影响。DR不是使用阿司匹林治疗的禁忌证，该治疗不会增加糖尿病视网膜出血风险。

4.针对DR的内科治疗

（1）改善微循环、抗氧化应激治疗：羟苯磺酸钙能降低血液的高黏滞性，抑制血小板聚集因子的合成和释放，抗炎抗氧化应激，能减轻视网膜微血管的渗漏，减少血管活性物质的合成，延缓或阻止微血管基底膜增厚。研究显示，具有抗氧化应激、抗炎作用的药物（如硫辛酸）对DR治疗有潜在获益。

（2）中医中药治疗：芪明颗粒、复方丹参滴丸等中药对DR有治疗作用。芪明颗粒及复方丹参滴丸均已获批T2DM非增生型糖尿病视网膜病变治疗适应证。但中成药的选用必须适合该品种药物的中医证型，应该规范使用。

5.眼科治疗　包括激光治疗、玻璃体腔内注射药物及玻璃体切除手术治疗等方法。根据DR分级不同及是否合并累及黄斑中心凹的黄斑水肿，采用不同的治疗方式或联合治疗。

6.妊娠合并DR的治疗　对于女性糖尿病患者，妊娠会加速DR的发生和发展，激光光凝术可用于治疗妊娠期重度NPDR和PDR。

二、糖尿病性白内障

糖尿病性白内障（diabetic cataract，DC）是糖尿病患者视力下降的重要原因之一，已成为糖尿病并发症中仅次于视网膜病变的第二大眼病。高血糖通过改变晶状体的渗透压、诱发晶状体氧化应激、引起晶状体蛋白糖基化等多种途径，加速白内障的发生和发展；血糖波动通过一过性改变屈光状态加重晶状体负担。糖尿病患者的白内障发生更早、发展更快，发病风险达普通人群的2～4倍。DC按病因分为真性DC和糖尿病性老年性白内障。真性DC主要见于青少年糖尿病患者，在我国发生率为7%～10%。

（一）DC手术时机

需由眼科医师诊断并判断手术时机，结合2017年国际眼科学会制定的《糖尿病眼保健指南》，建议如下：①对于轻度白内障且DR不严重的患者，如果没有视力受损且眼底成像清晰，可以暂不施行白内障手术。②对于中度白内障患者，术前可采取PRP治疗严重的NPDR，并通过局灶或格栅样光凝术或抗血管内皮生长因子（vascular endothelial growth factor，VEGF）治疗DME，待DR或DME情况稳定后再考虑行白内障手术改善视力。③对于重度至晚期白内障眼底成像较差的患者，不能充分评估DR状态，应考虑早期行白内障手术，术后再对眼底进行评估治疗，若存在黄斑水肿，可在术前、术中或术后行抗VEGF治疗。

（二）DC围手术期血糖管理及随访

1.血糖管理　围手术期加强对患者的血糖管理，根据个体情况制订血糖控制目标，避免快速大幅波动或出现低血糖。参照《成人围手术期血糖监测专家共识（2021）》建议，成人T2DM患者围手术期血糖管理的严格标准为空腹血糖或餐前血糖4.4～6.0mmol/L，餐后2h血糖或任意时点血糖水平6.0～8.0mmol/L；一般标准为空腹血糖或餐前血糖6.0～8.0mmol/L，餐后2h血糖或不能进食时任意时点血糖8.0～10.0mmol/L。每日监测血糖4～7次。术前根据患者血糖控制情况、病情危重程度及治疗需要，决定降血糖目标及每日血糖监测次数。

2.术后管理和随访 强调术后随访和复诊的重要性，除遵循常规白内障摘除手术随访方案（术后1天、1周、1个月、3个月）外，建议患者术后6个月内每月至少复查1次，随访频率可根据术中是否发生并发症和病情变化进行调整。一般术后2～3个月，患者的屈光状态渐趋稳定，可验光配镜获得最佳矫正视力。随访项目包括视力、眼压、前节情况、眼底常规检查、OCT、FFA等。

三、糖尿病性角膜病变

糖尿病性角膜病变（diabetic keratopathy，DK）是多种因素协同或序贯发挥作用的结果，其中末梢神经损害是其关键发病机制，分为原发性和继发性。原发性DK是指由长期高血糖及其相关代谢变化引起的角膜病变，47%～64%的糖尿病患者可合并原发性角膜病变；继发性DK是指由糖尿病患者眼部创伤及手术后引起的角膜病变。DK患者可出现角膜知觉减退、干眼、持续角膜上皮缺损、浅层点状角膜炎、角膜溃疡迁延不愈等，更甚者可致永久性视力丧失的角膜穿孔。但DK患者角膜知觉减退或缺失而存在症状-体征分离现象，易贻误最佳防治时机。DK的预防是最重要的措施，可参考DR治疗的相关内容。DK的治疗如下。

1.基础治疗 严格血糖管理是DK基础治疗的关键。全身应用胰岛素是控制糖尿病并发症的首选方法，有效控制血糖和改善HbA1c可使角膜神经纤维密度增加。

2.局部治疗 根据角膜病变类型和损伤程度，可能还需要人工泪液、自体血清、抗生素和角膜绷带镜等局部治疗。

3.手术治疗 当药物难以控制病情时，为抑制角膜基质融解和保持眼球完整性，可采用眼裂缝合术、羊膜移植术、板层或穿透性角膜移植术等手术治疗。

4.中药制剂 如芪明颗粒在糖尿病性干眼症单药或联合治疗研究中有良好获益。

四、糖尿病性视神经病变

糖尿病累及视神经时称为糖尿病性视神经病变（diabetic optic neuropathy，DON），其可合并或不合并糖尿病视网膜病变。DR患者中

DON的平均发生率约为38.4%，其中增生型DR患者DON的发生率为66.5%。DON的发病机制尚未完全阐明，目前认为主要与高血糖、脂代谢紊乱及胰岛素信号通路异常所致的病理生理改变相关。

（一）DON的分类

DON分为隐匿型DON、糖尿病视神经盘病变（diabetic papillopathy，DP）、非动脉炎性前部缺血性视神经病变（non-arteritic anterior ischemic optic neuropathy，NAION）。

1.隐匿型DON：患者发病隐匿，视力正常，主要表现为色觉异常，以及亮度和对比敏感度下降，瞳孔大小和对光反应均正常，眼底检查正常，荧光素眼底血管造影术（fundus fluorescein angiography，FFA）检查通常无明显异常。

2. DP是糖尿病特有的且最具特征性的视神经病变，其发生机制是视神经盘内和视神经盘表面毛细血管弥漫性缺血性扩张，导致血管通透性增加，从而引起视神经盘水肿样改变。

3. NAION的发生机制主要是供应视神经盘的睫状后短动脉急性灌注不足。

（二）DON的治疗

DON是可防、可控、可避免的致盲性眼病，早期诊断、有效治疗对延缓疾病进展、减轻视功能损伤至关重要。治疗DON应以控制血糖浓度稳定为主，视神经保护的理念需要融入糖尿病眼病防治的全过程。

1.控制血糖　注重个体化血糖浓度控制目标，科学降低血糖浓度，同时重视血糖浓度降低的速度和幅度，是预防和治疗DON最重要的措施。需要注意的是，尽管血糖浓度控制欠佳是DP的主要原因，但是短时间内血糖浓度骤降也可能诱发DP。

2.糖皮质激素治疗　对于糖尿病性NAION，需要慎重选择全身使用糖皮质激素。NAION急性期视神经盘水肿明显的患者短期口服泼尼松（每千克体重1mg/d）有可能促进视神经盘水肿消退，但尚未证实可确切有效改善患者的视功能。在使用糖皮质激素期间应注意监测血糖浓度，并随时调整降血糖药物剂量，以避免糖皮质激素诱发血糖浓度升高或明显波动，反而加重病情。

3.营养神经　常用药物包括B族维生素（维生素 B_1、维生素 B_2、维

生素 B_{12}）、甲钴胺、胞磷胆碱钠和鼠神经生长因子等。

4. 改善微循环　常用药物包括复方樟柳碱、氢溴酸樟柳碱、银杏叶提取物、前列腺素类药物和活血化瘀中成药（如复方血栓通等）。可改善微循环和组织的缺血缺氧状态。

5. 抗氧化应激治疗　通过抑制脂质过氧化，增加神经营养血管的血流量，增加神经 Na^+-K^+-ATP 酶活性，保护血管内皮功能。常用药物有 α-硫辛酸。

6. 抑制醛糖还原酶活性　依帕司他是一种醛糖还原酶抑制剂，可抑制多元醇通路异常和代谢紊乱，有效改善糖尿病神经病变的主观症状和神经传导速度。

第五节　糖尿病肾病

糖尿病肾病（diabetic kidney disease，DKD）是糖尿病最主要的微血管并发症之一，是目前引起终末期肾病（end-stage renal disease，ESRD）的首要原因。一项 meta 分析显示，我国 2 型糖尿病（T2DM）患者的 DKD 患病率为 21.8%。

一、糖尿病肾病的定义

DKD 是指由 DM 所致的慢性肾脏病，主要包括尿白蛋白/肌酐比值（urinary albumin-to-creatinine ratio，UACR）≥30mg/g 和（或）估算的肾小球滤过率（estimated glomerular filtration rate，eGFR）<60ml/（min·1.73m²），且持续超过 3 个月。

二、糖尿病肾病的筛查

推荐病程 5 年以上的 T1DM 患者及 T2DM 患者在确诊时就进行 UACR 检测和 eGFR 评估，以早期发现 DKD，以后每年应至少筛查 1 次。

1. 尿白蛋白　推荐采用随机尿测定 UACR，以反映尿白蛋白排泄情况。24h 尿白蛋白排泄率（urine albumin excretion rate，UAER）与 UACR 对 DKD 的诊断价值相当，但 UAER 操作烦琐，可在 UACR 变异较大时选用。尿白蛋白排泄分期见表 5-16。

表5-16 尿白蛋白排泄分期

尿白蛋白排泄	随机尿	24h尿
	UACR（mg/g）	24hUAER（mg/24h）
正常（A1）	＜30	＜30
微量白蛋白尿（A2）	30～299	30～299
大量白蛋白尿（A3）	≥300	≥300

2. eGFR 推荐≥18岁成人采用酶法检测血肌酐的CKD流行病学合作研究（chronic kidney disease epidemiology collaboration，CKD-EPI）公式计算eGFR。使用该公式计算的eGFR＜60ml/（min·1.73m²）时，可称为eGFR下降。该公式仅用于血肌酐水平稳定的患者，不适用于妊娠、急性肾衰竭、截肢、截瘫、严重肥胖或营养不良等肌肉量减少或肌肉消耗性疾病及特殊饮食（如严格素食）等情况。

3. 其他指标 肾小管损害标志物与DKD预后密切相关。结合实际条件，可测定肾小管损害标志物，如胱抑素C、β_2微球蛋白、α_1微球蛋白、视黄醇结合蛋白、中性粒细胞明胶酶相关脂质运载蛋白、肾损伤分子1等，注意排除影响因素，依据2～3次结果判定。采用彩色多普勒超声评估肾内血流动力学变化情况，同时排除尿路梗阻、肾动脉狭窄等其他疾病。

三、糖尿病肾病的诊断、分期及评估

（一）DKD的诊断标准

目前DKD通常是根据持续存在的白蛋白尿和（或）eGFR下降，同时排除其他原因引起的CKD而做出的临床诊断。在明确DM作为肾损害的病因并排除其他原因引起CKD的情况下，至少具备下列一项者可诊断为DKD。

1. 排除干扰因素的情况下，在3～6个月的3次检测中至少2次UACR≥30mg/g或UAER≥30mg/24h（≥20μg/min）。

2. eGFR＜60ml/（min·1.73m²）持续3个月以上。

3. 肾活检符合DKD的病理改变。

另外，糖尿病发生肾损害而伴有以下任一情况时，需考虑非糖尿病肾病的可能性，当出现以下①～④中的情况时，应当进行肾活检以明确诊断：①T1DM病程较短（＜10年）或未合并糖尿病视网膜病变；②eGFR迅速下降；③尿白蛋白迅速增加或出现肾病综合征；④出现活动性尿沉渣（红细胞、白细胞或细胞管型等）；⑤顽固性高血压；⑥合并其他系统性疾病的症状或体征；⑦给予ACEI或ARB治疗后2～3个月eGFR下降＞30%；⑧肾脏超声发现异常。

（二）DKD的分期及评估

在确诊DKD后，应根据GFR及尿白蛋白水平进一步判断CKD分期，如诊断为DKD G3bA3期，同时评估DKD进展风险及明确复查频率（表5-17）。建议DKD的诊断应包括病因、GFR分期和UACR分级。

表5-17　按GFR和UACR分级的CKD进展风险及就诊频率

CKD 分期依据： GFR（G，ml/min） 白蛋白尿（A）		白蛋白尿分级		
		A1 正常至轻度升高 ＜30mg/g ＜3mg/mmol	A2 中度升高 30～299mg/g 3～29mg/mmol	A3 重度升高 ≥300mg/g ≥30mg/mmol
G1	正常　≥90	低风险 1（如有CKD）	中风险 1	高风险 2
G2	轻度下降　60～89	低风险 1（如有CKD）	中风险 1	高风险 2
G3a	轻中度下降　45～59	中风险 1	高风险 2	极高风险 3
G3b	中重度下降　30～44	高风险 2	极高风险 3	极高风险 3
G4	重度下降　15～29	极高风险 3	极高风险 3	极高风险 4
G5	肾衰竭　＜15	极高风险 4	极高风险 4	极高风险 4

注：GFR.肾小球滤过率；UACR.尿白蛋白/肌酐比值；CKD.慢性肾脏病；表格中的数字为建议每年复查的次数。

四、糖尿病肾病的防治

DKD的防治应强调早期筛查、早期诊断、早期治疗，一体化综合管理。对于尚未发生DKD的患者，应特别注意危险因素的管理。常见的危险因素包括高血糖、高血压、血脂代谢异常、超重或肥胖等。

（一）一般治疗

1.医学营养治疗

（1）总热量：《中国2型糖尿病防治指南（2020版）》推荐DM患者每天热量摄入按25～30kcal/kg计算，可根据体重、活动量、年龄、性别、应激情况再行调整。

（2）蛋白质摄入：对于未进行透析治疗的DKD患者，推荐的蛋白质摄入量为0.8g/（kg·d）；而透析患者常存在营养不良，可适当增加蛋白质摄入量至1.0～1.2g/（kg·d）。

（3）钠、钾摄入：DKD患者每日的钠摄入量应低于2.3g（约相当于6.0g氯化钠的钠含量）。值得注意的是，钠摄入量过低也会增加T1DM和T2DM患者的死亡风险。

2.生活方式

（1）戒烟：戒烟或减少吸烟是预防和延缓DKD的重要手段。

（2）运动：DKD患者应进行每周至少150min（如每周5次、每次30min）与心肺功能相匹配的运动。DKD患者可进行的有氧运动包括健步走、乒乓球、太极拳、羽毛球、骑车和游泳等。

（3）体重控制及减重手术：超重和肥胖可增加T2DM患者的CVD和肾脏病风险，有效的体重管理是DKD治疗的重要辅助手段。目前超重或肥胖DKD患者的体重管理措施包括生活方式干预、药物治疗及代谢手术等。

3.血糖控制目标　在制订DKD患者的血糖控制目标时，应根据年龄、糖尿病病程、预期寿命、合并症、并发症、低血糖风险等，制订个体化控制目标。

4.降血糖药物的选择　使用口服降血糖药物的T2DM患者应根据eGFR调整降血糖药物的剂量。确诊DKD的T2DM患者，无论血糖是否达标，若eGFR≥45ml/（min·1.73m^2），均推荐使用SGLT2i以延缓DKD进展。对于无法使用SGLT2i或使用后血糖仍不达标的T2DM患者，推荐使用具有延缓DKD进展证据的GLP-1RA。SGLT2i的不良反应主要包括泌尿生殖系统感染及血容量降低相关的不良反应。此外，对于酮症酸中毒高风险患者，应尽量避免使用此类药物。目前尚缺乏在肾移植患者中使用SGLT2i的有效性及安全性研究，由于使用免疫抑制剂可能增加感染风险，暂不推荐在这部分患者中使用。

5.血压控制　DKD患者的血压控制目标应个体化；推荐DKD（特别是伴有白蛋白尿）患者的血压控制目标为<130/80mmHg。DKD伴高血压患者推荐首选ACEI或ARB类药物治疗。不伴有高血压的DM患者，不推荐ACEI或ARB类药物作为DKD的一级预防。在使用ACEI或ARB类药物期间，应定期监测UACR、血清肌酐及血钾，及时调整方案。一般认为用药2个月内血清肌酐升高幅度>30%应停用ACEI或ARB类药物，并寻找可能的原因（如肾缺血等）；用药期间出现高钾血症也应及时停药并给予相应治疗。

6.调脂治疗　推荐将LDL-C作为DKD患者血脂控制的主要目标，首选他汀类药物治疗，若患者的甘油三酯>5.6mmol/L时应首选贝特类药物降低甘油三酯水平，以减少急性胰腺炎发生的风险。推荐DKD患者的LDL-C目标值<2.6mmol/L，其中ASCVD极高危患者的LDL-C应<1.8mmol/L。

7.可能延缓尿白蛋白进展的其他治疗措施　meta分析显示，前列腺素E1或前列环素衍生物（如贝前列腺素钠等）可减少DKD患者的尿白蛋白。己酮可可碱是一种非选择性磷酸二酯酶抑制剂，可改善血液流变学，研究表明，在T2DM CKD G3～G4期患者中使用RAAS阻断剂的基础上加用己酮可可碱可减少eGFR的下降、减少尿白蛋白排泄。

8.中医中药　目前有一些研究表明中药能改善DKD患者的临床症状、降低尿白蛋白水平、改善肾功能、提高患者的生活质量，但总体属小样本研究，如渴络欣胶囊、复方丹参滴丸。

9.避免肾损伤的药物　目前临床常见的肾毒性药物包括某些抗生素（氨基糖苷类、青霉素类、头孢菌素类、两性霉素B、抗结核类、磺胺类药物等）、非甾体抗炎药、抗肿瘤药物、对比剂、某些中草药（马兜铃酸、木通等）。对于DKD患者，应尽量避免使用此类药物，如因疾病需要必须使用，应严格掌握用药剂量及疗程，避免滥用及联用上述药物，同时加强肾功能监测。

（二）多学科协作诊疗

对于DKD的诊疗，常需要内分泌代谢科与肾内科、心血管科、神经内科、营养科、病理科等多个科室协作，并开展系统的DKD患者自我管理及健康教育。当出现难以控制的CKD并发症（如难治性高血压、严重的电解质紊乱、代谢性酸中毒等）、临床考虑为NDKD或已进入CKD G4期时，多学科协作诊疗模式可有助于控制病情、减少花费和延缓透析时间。

第六节　糖尿病神经病变

糖尿病神经病变是因不同病理生理机制所致、具有多样化表现的一组临床综合征，是糖尿病最常见的慢性并发症。常见的糖尿病神经病变的类型为远端对称性多发性神经病变（distal symmetric polyneuropathy，DSPN）和自主神经病变，其中，DSPN是最常见的类型，约占糖尿病神经病变的75%，也称为糖尿病周围神经病变。本节内容主要依据中华医学会糖尿病学分会神经并发症学组撰写的《糖尿病神经病变诊治专家共识（2021年）》。

糖尿病神经病变是T1DM和T2DM最为常见的慢性并发症。约50%的糖尿病患者最终会发生DSPN，此外，DSPN在糖尿病前期即可发生。研究发现中国人群心脏自主神经病变（cardiac autonomic neuropathy，CAN）在T1DM和T2DM患者中的患病率分别为61.6%和62.6%。糖尿病神经病变的病因和发病机制尚未完全阐明，目前认为主要与高血糖、脂代谢紊乱及胰岛素信号通路异常所导致的一系列病理生理变化相关。最终导致神经元、神经胶质细胞、血管内皮细胞等发生不可逆性损伤，促使糖尿病神经病变的发生。

一、糖尿病神经病变的分型

糖尿病神经病变分为弥漫性神经病变、单神经病变、神经根或神经丛病变。DSPN包括小纤维、大纤维和混合纤维神经病变。小纤维神经病变是一类主要累及小直径薄髓Aδ神经纤维和无髓C类神经纤维的周围神经病变，大神经纤维不受累；疼痛、感觉异常和（或）自主神经功能障碍是该类疾病最典型的临床表现。大纤维神经病变是一类主要累及大直径有髓神经纤维（Aα/β纤维），而小神经纤维不受累的周围神经病变；可表现为运动功能障碍和（或）触摸觉、振动觉、位置觉等感觉功能障碍，神经电生理检查提示运动或感觉神经传导异常。混合纤维神经病变指同时累及大小神经纤维的周围神经病变（图5-5）。

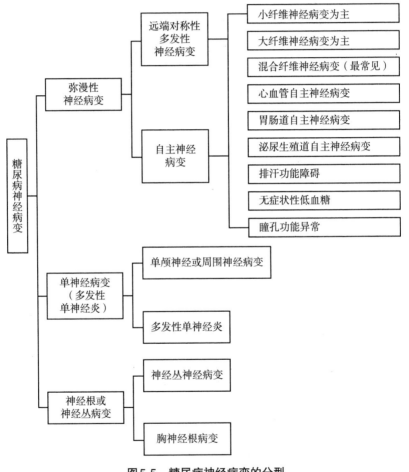

图5-5　糖尿病神经病变的分型

二、糖尿病神经病变的筛查与诊断

（一）远端对称性多发性神经病变

远端对称性多发性神经病变（DSPN）是指排除其他原因后，糖尿病患者出现的周围神经功能障碍相关的症状和（或）体征。T2DM患者在确诊时、T1DM患者在确诊后5年均应接受关于DSPN的筛查，此后至少每年接受一次筛查。在临床表现不典型、诊断不明或疑有其他病因时，建议患者于神经内科专科就诊，或进行神经电生理检查评估。非典型临床表现包括：运动症状重于感觉症状，病情快速进展，病变呈非对称性。DSPN大纤维神经病变和小纤维神经病变的症状和体征见表5-18；DSPN 5项体征筛查方法如图5-6。

表5-18 DSPN大纤维神经病变和小纤维神经病变的症状和体征

项目	大纤维神经病变	小纤维神经病变
功能	压力感知、平衡感	伤害性感受、保护性感觉
症状	麻木、位置觉异常	疼痛：灼烧感、电击感、刀刺感
体格检查（临床诊断）	1.踝反射：减弱/缺如 2.振动觉：减弱/缺如 3.压力觉：减弱/缺如	1.温度（冷/热）鉴别：减弱/缺如 2.针刺感：减弱/缺如

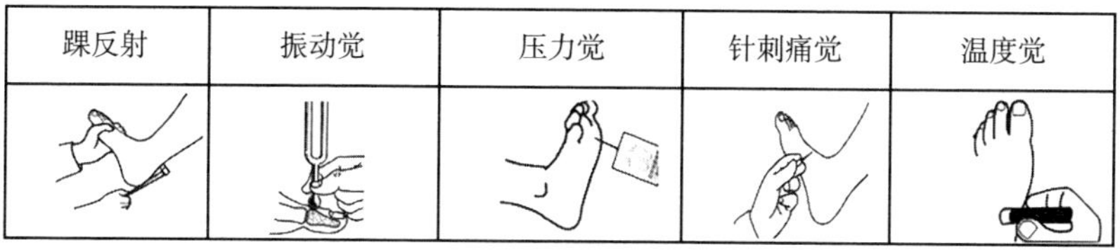

踝反射	振动觉	压力觉	针刺痛觉	温度觉

图5-6 5项简单筛查方法（体征）

DSPN的诊断流程见图5-7，诊断分层如下。

（1）确诊：有DSPN的症状或体征，同时神经传导测定或小纤维神经功能检查异常。

（2）临床诊断：有DSPN的症状和1项以上阳性体征，或无症状但有2项以上阳性体征。

（3）疑似：有DSPN的症状或体征（任意1项）。

（4）亚临床：无DSPN的症状和体征，仅神经传导测定或小纤维神经功能检查异常。

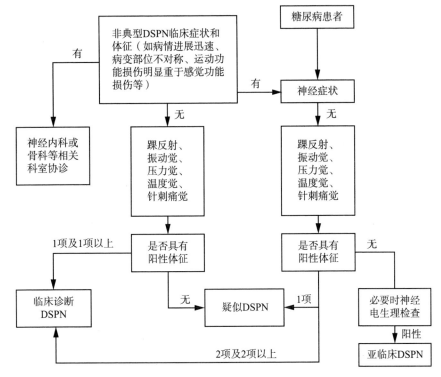

图5-7　DSPN的诊断流程

（二）自主神经病变

1.心脏自主神经病变（CAN）　早期可无症状，只有通过深呼吸降低心率变异性（heart rate variability，HRV）才能检测到。CAN常见症状包括心悸、头晕、虚弱无力、视力障碍、晕厥等，异常体征包括静息性心动过速、直立性低血压及HRV下降。对有微血管和神经并发症的糖尿病患者及无症状低血糖的患者应进行CAN症状和体征的评估，同时应排除其他可能导致CAN症状的共病或药物影响。

（1）CAN的筛查方法

1）卧立位血压试验：患者在仰卧位的1min内行两次血压测量，从仰卧位转换至直立倾斜试验体位或站立位后3min内，每30秒测量一次血压，收缩压降低≥20mmHg（1mmHg＝0.133kPa）或舒张压降低≥10mmHg即为阳性，考虑为直立性低血压。

2）有昼夜血压变化消失的患者，可进行24h动态血压监测。

3）静息性心动过速：静息状态下心率＞ 100 次 / 分。

4）HRV 的检测

A. 深呼吸 HRV：在深呼吸 1 ～ 2min 期间进行心电图记录，以呼气期间最长 R-R 间隔除以吸气期间最短 R-R 间隔（E/I 比值）作为评估 HRV 的指标。

B. 卧立位 HRV：患者从卧位开始起身时即进行心电图记录，站立后第 20 次心搏和第 40 次心搏之间的最长 R-R 间隔除以站立后第 5 次心搏和第 25 次心搏之间的最短 R-R 间隔（30：15）作为评估卧立位 HRV 的指标。正常人在深呼吸或体位改变时，心率会加快，HRV 增高，而在 CAN 患者，其心率可能无变化，HRV 下降。

C. Valsalva 动作 HRV：嘱患者行 Valsalva 吸气屏息动作，同时记录心电图，Valsalva 动作比值＝最大 R-R 间期/最小 R-R 间期。需要注意的是，Valsalva 动作会增加胸腔内压、眼内压和颅内压，可能与眼内出血或晶状体脱位有关。在缺乏循证证据的情况下，至少应当避免增生性视网膜病变患者行 Valsalva 动作检查。

（2）CAN 的诊断

1）可能或早期 CAN：一项 HRV 结果异常。

2）确诊 CAN：至少两项 HRV 结果异常。

3）严重或晚期 CAN：除 HRV 结果异常之外，还存在直立性低血压。

2. 胃肠道自主神经病变　主要临床表现包括食管动力障碍、胃食管反流、胃轻瘫、腹泻、大便失禁和便秘等。胃轻瘫主要表现为恶心、呕吐、早饱、腹胀感及上腹疼痛。在进行胃轻瘫测试之前，需要排除其他改变胃排空的原因，如使用阿片类药物或 GLP-1 受体激动剂，以及器质性病变造成的胃排出道梗阻等。

（1）胃肠道自主神经病变的筛查方法

1）上消化道内镜和食管 24h 动态 pH 监测评估：可用于诊断胃食管反流。

2）胃排空闪烁扫描：受检者在空腹状态下 10min 内摄取标准的低脂肪放射性标记的食物，并在进食后 4h 内每隔 15min 进行一次显像扫描，延迟胃排空定义为 2h 胃内容物＞ 60% 或 4h 胃内容物＞ 10%。

3）胃电图。

4）胃排空呼气试验：患者服用含 ^{13}C 的物质（常用 ^{13}C-辛酸），4～6h后测量通过呼气所产生的二氧化碳。

（2）胃肠道自主神经病变的诊断

1）胃轻瘫：胃排空闪烁扫描为诊断胃轻瘫的金标准。

2）小肠功能障碍：没有特异性的诊断性试验，但测压法可以明确是否存在肠道动力异常。

3）大肠功能障碍：钡剂测压可辅助诊断。

4）胆囊功能障碍：功能超声可辅助诊断。

3.泌尿生殖道自主神经病变　表现为性功能障碍和膀胱功能障碍。

（1）勃起功能障碍（erectile dysfunction，ED）诊断应包括全面的病史询问，如性生活史、药物使用、危险因素评估和社会心理因素等，其他检查还包括评估夜间阴茎肿胀、阴茎多普勒超声、阴茎球海绵体反射、阴茎背侧感觉神经传导、阴茎交感皮肤反应的振幅和潜伏期，以及阴部神经体感诱发电位等。

（2）膀胱功能障碍：亦称为神经源性膀胱，表现为尿失禁、夜尿多、尿频、尿急、尿潴留、排尿无力等。膀胱测压（包括排尿前后膀胱容量评估）、尿动力学检查等可辅助诊断糖尿病膀胱自主神经病变。超声检查可判定膀胱容量、残余尿量，有助于诊断糖尿病神经源性膀胱。

4.泌汗功能障碍　主要表现为多汗症或无汗症，出汗减少可导致患者皮肤干燥、龟裂，增加发生感染的风险。神经贴片是一种测量脚底表面汗液产生的简单易行的测试工具。SUDOSCAN电导分析仪是一种新型简单、迅速、无创且重复性好的评估泌汗功能的仪器。

5.无症状低血糖　对低血糖感知异常，当支配内分泌腺体的自主神经发生病变时，糖尿病患者在低血糖时应激激素（如儿茶酚胺、生长激素等）分泌常延迟或减少，造成患者对低血糖感知减退或无反应，低血糖恢复的过程延长，严重时可危及生命。

6.瞳孔功能异常　研究发现，CAN患者的瞳孔反应显著下降，主要表现为瞳孔直径减小、对可卡因和磷脂酰胆碱测试的反应减弱、使用滴眼液后瞳孔大小不均等。

（三）单神经病变

糖尿病单神经病变常累及正中神经、尺神经、桡神经和腓总神经。脑神经病变较罕见，一般为急性发作，最容易累及动眼神经，表现为上睑下垂，累及其他脑神经（包括第Ⅳ、Ⅵ和Ⅶ对脑神经）时表现为面瘫、面部疼痛、眼球固定等，通常会在几个月内自行缓解。同时累及多个单神经的神经病变为多发性单神经炎，需与多发性神经病变相鉴别。

（四）神经根或神经丛病变

糖尿病神经根神经病变，又称糖尿病性肌萎缩症或糖尿病性多神经根神经病变，通常累及腰骶神经丛，主要发生在T2DM患者中。患者通常表现为大腿单侧剧烈疼痛和体重减轻，然后是运动无力、肌萎缩，该疾病通常是自限性的。

三、糖尿病神经病变的预防和治疗

（一）预防

糖尿病神经病变早期的临床表现常较隐匿、易被忽略，待临床做出诊断时，其往往已处于不可逆阶段。因此，积极预防和早期干预糖尿病神经病变尤为重要。

1.血糖控制　T1DM患者早期血糖控制接近正常，可以有效地预防DSPN和CAN的发展。虽然T2DM血糖控制接近正常使神经病变的获益证据没有T1DM强，但是一些研究证实可以轻度延缓神经病变的进展。

2.改善生活方式　健康的生活方式可以降低糖尿病神经病变的发病风险，延缓危险因素发展的进程，也是糖尿病神经病变的一级预防策略。运动还可以促进神经纤维的再生，有助于糖尿病神经病变的防治。

（二）治疗

1.针对病因和发病机制治疗　目前针对糖尿病神经病变的病因和发病机制治疗包括控制血糖、营养神经、抗氧化应激、抑制醛糖还原酶活性、改善微循环等；一些中药也可以用于糖尿病神经病变的治疗。

（1）营养神经药物：甲钴胺可明显改善糖尿病神经病变患者的临床症状、体征及神经传导速度。推荐用法：甲钴胺针剂500 ～ 1000μg/d肌内注射或静脉滴注2 ～ 4周，其后给予甲钴胺片500μg，每日3次口服，疗程至少3个月。该类药物安全性好，无明显不良反应。

（2）抗氧化应激药物：α-硫辛酸（简称硫辛酸）可改善神经感觉症状（神经病变主觉症状问卷评分）和神经传导速度，在改善糖尿病患者胃轻瘫、男性勃起功能障碍方面也有一定的疗效。推荐用法：α-硫辛酸600mg/d，疗程3个月；症状明显者先采用α-硫辛酸针剂600mg/d静脉滴注2～4周，其后600mg/d口服序贯治疗。

（3）抑制醛糖还原酶活性药物：依帕司他单药长期治疗可以有效改善糖尿病神经病变的症状，并延缓疾病的进展，尤其是对血糖控制良好、微血管病变轻微的患者。依帕司他联合α-硫辛酸（600mg/d）或甲钴胺治疗糖尿病神经病变，均优于单药治疗。推荐用法：成人剂量每次50mg，每日3次，于餐前口服，疗程至少3个月。

（4）改善微循环药物

1）前列腺素及前列腺素类似物：前列腺素E1脂微球载体制剂10μg/d静脉滴注2周，然后序贯给予贝前列腺素钠20～40μg，每日2～3次口服，连续治疗8周。不良反应发生率低，主要是胃肠道反应，静脉制剂主要是静脉炎。

2）己酮可可碱：静脉注射或静脉缓慢滴注，一次0.1～0.2g，每日1～2次，每日最大剂量不应超过0.4g，连续使用8周；口服的缓释片每日1～2次，一次0.4g，连续使用8周。

3）胰激肽原酶：每日40U，肌内注射，连续10天，然后隔天肌内注射一次，连续20天作为1个疗程。口服制剂为每次120～240U，每日3次，疗程3个月。不良反应包括偶有皮疹、皮肤瘙痒等过敏现象及胃部不适和倦怠等感觉，停药后消失。

4）巴曲酶：首次剂量10BU，以后隔日给5BU，30BU为1个疗程。安全性较好，偶见注射部位止血延迟。

（5）改善细胞能量代谢药物：乙酰左卡尼汀，推荐法：口服250～500mg，每日2～3次，疗程6个月。

（6）中药

1）木丹颗粒：一次1袋（7g），每日3次，饭后30min服用，用温开水冲服。4周为1个疗程，可连续服用2个疗程。

2）复方丹参滴丸：每次15丸，每日3次，3个月为1个疗程，不良反应偶见胃肠道不适。

2. DSPN的治疗　DSPN患者除了可以用上述针对病因和发病机制的药物治疗以外，在痛性DSPN患者还需要应用某些镇痛药物治疗、针灸治疗、电刺激治疗。痛性DSPN的管理流程见图5-8。

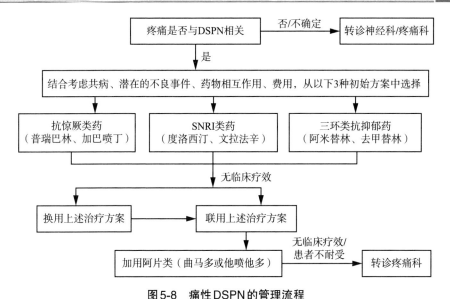

图5-8 痛性DSPN的管理流程

SNRI. 5-羟色胺-去甲肾上腺素再摄取抑制剂

3.自主神经病变的治疗

（1）CAN：严重CAN患者主要表现为直立性低血压。治疗分为4个步骤：第一步，评估和调整目前用药，停用或减量使用可能加重直立性低血压症状的药物（包括多巴胺药物、三环类抗抑郁药物、抗胆碱能药物及各种降压药物等）；第二步，非药物治疗措施；第三步，单药治疗；第四步，联合用药。目前获得FDA批准的治疗直立性低血压的药物仅有米多君和屈昔多巴。

（2）胃肠道自主神经病变：糖尿病胃轻瘫的治疗是有难度的。FDA目前仅批准了甲氧氯普胺用于改善胃动力，但由于其严重的锥体外系不良反应，考虑短期使用。

（3）泌尿生殖道自主神经病变

1）ED：一线药物治疗包括磷酸二酯酶5型抑制剂，病情严重者可以采取经尿道前列腺素注射、海绵体内注射、真空装置、阴茎假体置入术等。

2）下尿路刺激症状和女性性功能障碍：适当锻炼、心理治疗、局部治疗可能改善女性性功能障碍。

3）糖尿病神经源性膀胱：治疗方法包括非手术治疗（留置导尿、

排尿意识训练、间歇导尿、手法治疗、药物治疗及肉毒素注射)、外科治疗、神经调节、神经电刺激等。

（4）泌汗功能障碍：有研究表明外用抗毒蕈碱药物可以治疗味觉性出汗。

第七节　糖尿病足

一、定义

（一）糖尿病足

糖尿病足，WHO的定义是与下肢远端神经异常和不同程度的周围血管病变相关的足部感染、溃疡和（或）深层组织破坏。糖尿病足是一组足部的综合征，至少应当具备如下要素：第一是糖尿病患者；第二是应当有足部组织营养障碍（溃疡或坏疽）；第三是伴有一定下肢神经和（或）血管病变，三者缺一不可，否则就不能称其为糖尿病足。糖尿病足一般分为3种类型，即神经型、缺血型和神经缺血型（也称混合型）。目前，我国糖尿病足以混合型为主，其次为缺血型，而单纯神经型比较少见。

糖尿病足一旦诊断，临床上应该进行分级评估，目前临床上广为接受的分级方法主要是Wagner分级（表5-19）和Texas分级（表5-20）。Wagner分级方法是目前临床及科研中应用最为广泛的分级方法。Texas分级方法从病变程度和病因两个方面对DFU及坏疽进行评估，更好地体现了创面感染和缺血的情况，其相对于Wagner分级在评价创面的严重性和预测肢体预后方面更好。

表5-19　糖尿病足的Wagner分级

分级	临床表现
0级	有发生足溃疡的危险因素，但目前无溃疡
1级	足部表浅溃疡，无感染征象，突出表现为神经性溃疡
2级	较深溃疡，常合并软组织感染，无骨髓炎或深部脓肿
3级	深部溃疡，有脓肿或骨髓炎
4级	局限性坏疽（趾、足跟或前足背），其特征为缺血性坏疽，通常合并神经病变
5级	全足坏疽

表5-20　糖尿病足的Texas分级

分级	特点	分期	特点
0级	足部溃疡史	A期	无感染和缺血
1级	表浅溃疡	B期	合并感染
2级	溃疡累及肌腱	C期	合并缺血
3级	溃疡累及骨和关节	D期	感染和缺血并存

（二）糖尿病下肢缺血

糖尿病患者同时出现下肢动脉硬化、闭塞，无论两者发生先后，只要具备这2个因素就称为糖尿病下肢缺血。糖尿病下肢缺血的临床表现基本与单纯动脉硬化造成的下肢缺血相似，但前者的症状与体征更严重。主要表现为早期缺血症状、足部麻木、皮肤发凉，仅在活动后有疼痛感，即为间歇性跛行；中期的代偿期，即足部静息痛；晚期的组织缺损，主要包括足部溃疡（甚至溃疡伴感染）、足部部分组织坏疽（甚至坏疽且伴有感染）。

（三）截肢

《糖尿病足国际临床指南》将截肢定义为1个肢体的远端被切除。

1.重复截肢　先前截肢未治愈而再次从远端开始截肢。

2.新的截肢　先前截肢的患处治愈后又从远端开始截肢。

3.小截肢　在踝关节及其以下水平关节离断。

4.大截肢　踝关节水平以上的截肢。

二、流行病学

（一）国外流行病学

1.在所有的非外伤性低位截肢手术中，糖尿病患者占40%～60%。

2.在糖尿病相关的低位远端截肢中，有85%发生在足部溃疡后。

3.在糖尿病患者中，5个溃疡中有4个是因为外伤而诱发或恶化。

4.糖尿病患者中足部溃疡的患病率为4%～10%。

（二）国内流行病学

1.我国多中心资料为50岁以上的糖尿病人群下肢动脉病变的比例为19.47%。

2.单中心研究60岁以上的糖尿病人群下肢动脉病变的比例为35.36%。

3.北京地区多中心研究2型糖尿病下肢血管病变的发生率高达90.8%,其中重度以上者占43.3%。

4.糖尿病患者的双下肢病变呈对称性发展。

5.我国多中心调查数据证实,约有70%的糖尿病足溃疡患者合并感染。同时,这些患者往往合并3种以上的糖尿病慢性并发症,尤其是糖尿病周围神经病变、下肢血管病变、糖尿病肾病及营养不良。

三、糖尿病足与周围血管病变

(一)血管因素

1.周围血管病变是影响糖尿病足溃疡预后的最重要因素,微血管病变不是足溃疡的主要原因。

2.周围血管病变通常可以用简单的临床检查发现,如皮肤颜色及温度、足背动脉搏动、踝部血压测定。

3.采用非侵入性血管检查可以评估糖尿病足溃疡治愈的概率。踝部和趾部血压测定可能会因为动脉中层钙化而出现不准确的评估结果。

4.由缺血引起的静止性疼痛在糖尿病患者中可能会因为合并周围神经病变而消失。

5.保守性治疗措施包括步行计划(若不存在足溃疡或坏疽)、恰当的鞋袜、戒烟,以及积极治疗高血压和高脂血症。

6.血管重建之后,血管再通率和肢体获救率在糖尿病患者与非糖尿病患者之间无差别。因此,糖尿病不能作为拒绝血管重建的理由。

糖尿病患者的动脉硬化主要包括动脉粥样硬化和动脉中层硬化。前者所引起的缺血是由动脉狭窄和阻塞引起;后者是动脉中层钙化使血管形成坚硬的管道。因此,动脉中层硬化不会引起缺血,但硬化的动脉严重干扰动脉血压的间接测量。

(二)糖尿病血管病变的特点

《糖尿病足国际临床指南》明确了糖尿病患者的动脉硬化与非糖尿病患者相比具有以下特点:①更为常见;②发病年龄更小;③无性别差异;④多个节段发生病变;⑤病变发生在更远端(主动脉-髂动脉几乎不累及)。在我国的研究中也发现了类似的特点。

四、治疗

目前尚缺乏有效的治疗神经病变的手段，而对于缺血型病变，重建下肢血流可得到一定疗效；即使混合型病变，如果血流重建成功，其神经病变也可得到部分缓解。治疗糖尿病足要重视综合治疗——"改善循环、控制血糖、抗感染、局部清创换药、营养神经、支持治疗"六环法是非常好的治疗措施。在此基础上应当加上：①控制病因，如降低血压、调节血脂和戒烟。②截肢（截趾），当已发生坏疽时，可选择截肢。不管怎样，血流重建在治疗糖尿病下肢缺血中是最重要和关键的措施。

（一）下肢血供的重建方法

1. 下肢动脉腔内介入治疗

（1）方法：包括经皮穿刺动脉内成形（主要指单纯球囊扩张术）、在球囊扩张的基础上支架成形术、直接的动脉腔内支架成形术。作为一种微创手段，尤其是当患者年老体弱或伴有其他疾病无法耐受动脉旁路移植手术者时，可以作为首选。

（2）适应证：①有较好的动脉流入道和流出道；②由于年老体弱或合并其他疾病，无法耐受动脉旁路移植手术；③虽然动脉流出道较差，但近段有局限性病变（狭窄或闭塞）时，也可以考虑。

（3）疗效评价：如果介入治疗成功，一般症状可以得到缓解或改善。目前的评估指标包括主观指标和客观指标。前者包括主观症状的改善，如疼痛缓解或程度减轻，肢体发冷感改善等；后者包括踝肱指数、溃疡面愈合情况、截肢平面的降低等。对于糖尿病下肢缺血患者，只要有1项指标得到改善就属于临床成功。

2. 下肢动脉旁路移植

（1）治疗糖尿病性下肢缺血主要有两种传统方法，一种是目前最常用的股动脉-膝上或膝下腘动脉旁路移植；另一种是下肢远端小动脉旁路移植，由于下肢动脉移植最远端的吻合口是吻合在小腿动脉或足部动脉上，所以手术有较大难度。

（2）动脉旁路移植适应证：①下肢远端有比较好的动脉流出道；②患者体质较好，能够耐受手术。

（3）疗效评价：基本与下肢动脉腔内介入治疗评价相似。需要强调的是，由于手术创伤较大，对于同时伴有严重心、脑血管疾病或其他疾病的患者要慎重，可选择下肢动脉腔内介入治疗或其他措施。

3.治疗糖尿病下肢缺血方法的选择原则

（1）大动脉（腹主动脉、髂动脉）病变：具体可根据患者身体状况和经济状况选择。如患者体质良好，年龄不大（＜70岁），介入治疗或动脉旁路移植两种方法均可选用或同时应用；若患者体质弱、年龄大，同时又伴有其他疾病，可选择介入治疗。

（2）中等动脉（股动脉、腘动脉）病变：介入治疗或动脉旁路移植或两者同时应用，或自体干细胞移植。

（3）小动脉（小腿动脉或足部动脉）病变：介入治疗或动脉旁路移植或两者同时应用，或自体干细胞移植。与股动脉、腘动脉的不同之处是可选择小动脉介入，也可首选自体干细胞移植，而且一般疗效比较好，尤其是骨髓刺激后的骨髓干细胞移植，疗效更好。

4.围手术期处理　无论采用何种治疗方法，均要重视围手术期的处理，其不仅对治疗效果有直接影响，并且会影响其远期疗效。目前主要有以下措施。

（1）抗凝血处理：在糖尿病下肢缺血患者中，有不少血液呈高凝状态，可以采用抗凝血措施，以防血栓形成。

（2）抗血小板治疗：阻止血小板聚集，预防血栓形成。

（3）扩血管药物：扩血管的目的是降低外周血管阻力，延长移植血管、经皮血管腔内成形术和（或）支架的通畅时间，并有利于干细胞分化。

（4）降纤维蛋白原治疗：糖尿病足患者的纤维蛋白原水平经常高于正常，因此降纤维蛋白原治疗尤为重要。

（二）自体干细胞移植

自体干细胞移植是最近几年发展起来的新技术。在国内尚未普及，有条件单位可根据情况决定是否选择。干细胞移植一般采用骨髓血、外周血、脐血和胚胎干细胞。目前用于临床的主要是骨髓血和外周血干细胞移植。血管外科主要用自体干细胞治疗下肢缺血。自体干细胞至少有2个优点：①不存在免疫排斥反应；②无胚胎干细胞伦理道德问题。

1.局部缺血肌内注射法　①麻醉多选用静脉复合麻醉，也可选用硬膜外麻醉或蛛网膜下腔阻滞，由于注射范围广、次数多，不推荐局部麻醉；②抽取20～50ml生理盐水稀释制备好的干细胞悬浊液，然后抽取上述稀释后的干细胞悬液备用；③在缺血肢体划出要注射的具体位置，一般针距为2cm，每针注射0.75～1.0ml；④注射后用乙醇纱布消毒皮肤并包扎注射部位。

2. 下肢动脉腔内注射法　①一般选用局部麻醉，穿刺动脉，放置动脉鞘管，用肝素抗凝血；②用导丝和导管选择下肢病变动脉，送入并充盈球囊，阻断动脉后将干细胞悬液缓慢注入动脉腔内，3～5min完成，放松球囊并撤除；③退出动脉鞘，压迫并包扎穿刺点。

3. 患者的选择

（1）适应证：①各种原因导致的慢性下肢缺血性疾病无法行血管旁路移植手术或介入治疗，而非手术治疗无效者；②无法耐受旁路移植手术和介入治疗的患者。

（2）禁忌证：①过去5年内明确有恶性疾病的患者或血中肿瘤标志物（甲胎蛋白、癌胚抗原、癌抗原19-9、癌抗原125）水平明显升高者；②严重心、肺、肝、肾衰竭或一般状况很差不能耐受干细胞移植手术者；③近期有心肌梗死或脑梗死病史者；④主动脉、髂动脉等大动脉闭塞者。

4. 细胞移植术后的处理和随访　①术后根据需要应用抗生素；②对于局部注射患者，术后2～3天撤除包扎的纱布；③对于动脉腔内注射的患者，一般术后需制动6h，卧床24h；④推荐术后第1、3、6、12个月时各随访1次，第2年每6个月随访1次。此后，每年随访1次。

5. 疗效评价

（1）安全性评价：对干细胞移植安全性的忧虑主要是免疫排斥反应和肿瘤生长的问题。对于安全性评价，必须注意下面几点：①是否有致瘤性；②有无局部不良反应，包括局部有无红、肿、热、痛等炎症反应及过敏反应；③有无全身不良反应；④术后肝功能、肾功能等的变化。一旦出现严重不良事件，应按规定报告医院相关主管部门。

（2）有效性评价：临床观察有效性的指标和方法主要包括主观指标和客观指标。

1）主观指标：包括疼痛、冷感和麻木等症状的改善程度。

2）客观指标：①间歇跛行的距离；②皮肤的温度差（双下肢）；③经皮氧分压；④患肢发绀及溃疡的面积和深度，坏疽范围测量；⑤静息状态下踝肱指数及趾肱指数；⑥激光多普勒血流量的测定；⑦数字减影血管造影术观察侧支血管形成情况并评分；⑧截肢率及截肢平面的变化。

五、糖尿病足感染的处理

（一）糖尿病足感染的诊断

糖尿病足感染的诊断依据是至少存在2个以上的症状或有脓性分泌物。感染的诊断可以应用美国感染病学会（IDSA）或国际糖尿病足病工作组（IWGDF）标准（表5-21）。

表5-21　IDSA或IWGDF糖尿病足感染分类

临床症状描述	IDSA	IWGDF
溃疡周围无脓液或炎症表现	无感染	1
≥2项炎症指标：局部红肿、热、痛、张力增高，周围蜂窝织炎≤2cm，感染局限于皮肤和软组织，无局部和系统严重反应	轻度	2
存在感染，患者血糖和代谢指标控制好，周围蜂窝织炎≥2cm，合并淋巴结炎，深部和肌肉脓肿、坏疽，肌肉、关节、韧带和骨受累	中度	3
下列全身炎症反应超过3个：①体温＞38℃或＜36℃；②心率＞90次/分，呼吸＞20次/分或$PaCO_2$＜32mmHg；③白细胞计数＞$12×10^9$/L或＜$4×10^9$/L，杆状核细胞≥10% 一些毒性反应还包括呼吸困难、恶心、呕吐、神志障碍、酸中毒、低血压、高血糖、氮质血症。下肢缺血的存在将加重严重程度	重度	4

（二）评估

需要评估糖尿病足患者的足部情况，实验室指标如血常规、电解质和炎症指标（红细胞沉降率或C反应蛋白）。深部感染时要增加影像学检查（磁共振或核素扫描），怀疑血管病变者需要非侵入性检查。深部、广泛地感染，合并骨髓炎和缺血性病变者需要外科医师会诊。存在软组织内气体、大疱、大片皮肤坏死则提示组织坏死，需要紧急外科处理。足感染患者的细菌培养可以通过手术、活检组织或拭子涂抹获得。怀疑骨髓炎时需要骨组织培养，而符合IDSA和IDSA标准的严重感染者需要进行血液培养。

（三）抗感染

没有感染的足溃疡无须用抗生素治疗，大部分轻度到中度的足感染只需1～2周的抗生素治疗。我国天津学者的研究说明，合并严重缺血感染的足溃疡需要抗生素治疗的时间要延长1～2周，否则感染容易复发。《住院糖尿病足病临床指南》还指出，糖尿病足骨髓炎，感染的骨未经去除，推荐使用6周抗生素。当感染的骨组织去除后，抗生素治疗一般不超过1周。

最初抗生素选择多为经验性的、非口服方式的，往往是基于对微生物的推测和抗生素敏感性的估计。严重感染推荐的抗生素要涵盖金黄色葡萄球菌、大肠埃希菌和常见的革兰氏阴性细菌。耐甲氧西林的金黄色葡萄球菌、假单胞菌感染和厌氧菌感染并不少见。抗广谱β-内酰胺酶和厌氧菌的药物必须考虑。无法认定哪一种抗生素在治疗糖尿病足感染方面更有效，但以下的抗生素可以应用：青霉素类和头孢类、氨基糖苷类、万古霉素、碳青霉烯类、利奈唑胺、克林霉素和喹诺酮类抗生素等。抗生素治疗方法最初的确定和以后的调整需要依据细菌培养结果和治疗反应。合适的抗生素治疗可以缩短住院时间。当出现多药耐药的微生物、肾功能异常、对抗生素治疗和外科治疗无反应时，需要请感染学专家会诊。

六、糖尿病足创面处理

（一）非手术治疗

1.姑息性清创　换药时，在避免活动性出血和过度损失健康组织的前提下，可用组织剪或超声水刀去除明确的坏死组织，以缩短自溶性清创时间，减少感染机会，改善深部组织引流，但须注意保留间生态组织。对于感染较重的湿性坏疽或混合性坏疽，即使全身情况或就诊条件不允许做大范围的清创时，也应尽早做减压，使引流通畅。

2.创面换药　可在门诊进行，根据创面感染程度和渗出量决定换药频次。

3.创面用药　根据创面不同阶段选择创面用药，如创面以感染表现为主，可单独应用碘伏等消毒剂，加强换药频次；如创面坏死组织已溶脱，基底肉芽组织开始增生，可选择消毒杀菌类药物和促进生长类药物复合使用，包扎换药。

4.敷料选择　优先选择具有杀菌、主动吸附或引流渗液、保持创面适度湿性、防粘连等具有复合功能且高性价比的伤口敷料，也可根据创面情况灵活选择多种单一功能敷料逐层覆盖包扎使用。

5.伤口负压引流技术　可有效改善创面引流，加速坏死组织溶脱和肉芽组织增生，但需住院接受治疗。对于感染未有效控制的创面，应该慎用持续封闭式负压吸引。

6.生物治疗　干细胞疗法可选择自体骨髓干细胞或外周血干细胞，小腿肌肉多点注射后有助于促进缺血肢体的侧支循环建立，改善远端缺血状况；自体富血小板血浆凝胶外用疗法可有效改善缺血性创面的局部肉芽组织增生能力，但需应用于清创后相对无菌创面；蛆虫疗法可用于加速去除创面坏死组织、缩短疗程，但需采用医用级蛆虫。

7.减压支具应用　在治疗和愈后预防复发过程中，应根据创面部位，适时选择减压鞋垫、糖尿病足鞋等专业支具，有助于避免创面加深和复发。

8.物理治疗　理疗和全身高压氧治疗有助于改善创面的炎症和微循环状况，促进创面愈合。

（二）手术治疗

应根据创面情况、患者全身状况，适时进行清创术或植皮术等手术治疗，可有效去除坏死组织，尽早封闭创面，显著缩短疗程，避免因长期换药导致下肢失用性肌萎缩、骨质疏松、深静脉血栓及心肺功能下降等并发症。

1.手术时机　在全身状况许可的前提下，应尽早进行清创术去除创面坏死组织；在创面肉芽组织增生已覆盖骨骼、肌腱等深部组织，具备条件时，应及时进行植皮术以避免创面肉芽组织水肿老化、疗程过长等问题。

创面清创手术的适应证：①已发生明确的足趾、足掌、肢体坏疽创面；②坏死性筋膜炎急性炎症期的创面；③形成足底筋膜、肌膜间隙脓肿的创面；④形成感染性窦道的创面；⑤肌腱、骨骼等深部组织外露失活，换药难以去除的创面；⑥残存大量坏死组织的创面；⑦创面基底肉芽组织增生，无深部组织外露，达到植皮条件而通过换药1个月内难以愈合的创面。

2.手术方式的选择　尽可能优先选择简单、继发损伤小的手术方案，争取以简单方法解决复杂问题。

（1）止血带：膝下动脉重度狭窄或闭塞者建议慎用止血带。

（2）清创术：注意探查深层组织损伤情况，避免肌肉组织夹心样坏死和骨筋膜间室综合征，保证术后能够通畅引流；建议通过多次清创的手术方式，对腱膜感染或损伤而长期裸露的肌腱组织应尽量去除，对裸露死骨残端应尽量去除，对周围软组织应尽可能予以保留。

（3）缝合术：对于感染损伤范围小、无残余无效腔的创面，可清创后一期无张力缝合；对于周围组织炎性肿胀、明显供血不足的创面，不推荐一期缝合。

（4）植皮术：创面基底达到植皮条件，应尽早手术封闭创面。建议优先选择刃厚皮片植皮，特殊部位如关节、负重点建议中厚皮片打孔植皮，能够选择游离皮片移植的不选择皮瓣移植。

（5）皮瓣移植术：因糖尿病足患者大多双下肢同步发生血管不同程度缺血性病变，故皮瓣转移移植手术风险较高。对于有肌腱、骨质外露的创面，如果患者全身状况较好，无动脉闭塞症的患者推荐使用皮瓣转移覆盖，可以有效增加创面的愈合率及降低后期溃疡的复发率，需在术前对术区血管详细检查评估的前提下制订手术方案，选择的优先顺序为邻位皮瓣、原位或远位带蒂穿支皮瓣；由于游离皮瓣需牺牲主干血管做吻合，风险极高，故不推荐使用。

（6）截肢（趾）术：对坏死肢体感染危及生命、血供无法重建、创面难以愈合、因疼痛难以忍受、患者家庭经济状况难以坚持长期非手术治疗而强烈要求者，可进行截肢治疗。

（7）截肢平面选择：一般可根据患者全身状况、局部供血和损伤情况决定截肢平面，争取达到残端一期愈合的情况下尽可能保留患肢功能。目前临床上使用比较广泛的是采用经皮氧分压测定（也可同时结合血管影像学检查），组织的经皮氧分压<20mmHg时，预示着截肢残端无法愈合；经皮氧分压>40mmHg时，预示着截肢残端愈合风险显著降低；20mmHg≤经皮氧分压≤40mmHg时，有愈合的可能，有必要补充改善动脉灌注的治疗方法。

（三）发挥中医外用药和外治法优势，糖尿病足的局部处理要根据糖尿病足坏疽的病理类型不同而选择不同的清创时机和方法

1.湿性坏疽 原则上局部清创宜早不宜迟，主要见于糖尿病足坏疽

（肌腱变性坏死症，即筋疽），表现为足背、足底、跖趾部红肿高突，按之可有波动感或已有溃破，腐筋外露，渗出物秽浊恶臭，引流不畅。此时缺血征象不明显，宜尽快予清创手术治疗为主。急性期局部红肿热痛较为明显，以切开引流为主，不宜急于做大面积彻底清创手术，以防止坏疽蔓延扩大，诱发全身性感染，危及生命。在全身和局部循环及微循环改善、足部感染基本控制、病情相对稳定的情况下，可较大范围清创，清除变性坏死肌腱及坏死组织，保持有效引流，同时要加强控制感染，改善体循环与微循环，以防止溃疡蔓延扩大。

2.干性坏疽　主要见于糖尿病足血管闭塞缺血类型。原则上局部清创宜迟不宜早，使干性坏疽保持稳定，注意局部消毒，保持干燥，待坏死组织与健康组织分界清楚、局部侧支循环基本建立后，可做局部坏死组织清除术。清除坏死组织，开放创面，骨断面宜略短于软组织断面。若血运改善良好，也可行坏死组织切除缝合术，可取分界近端切口，做趾（指）切除缝合术或半足切除缝合术。

3.蚕食清创法　糖尿病足坏疽创面坏腐未净，糖尿病足感染基本控制、病情相对稳定、坏疽较为局限的情况下，采取"蚕食"的方法，逐步清除坏死组织。

4.中药外敷　在常规基础治疗及清创后，使用中药外敷，改善糖尿病足溃疡面积、肿胀、麻木、疼痛、皮肤颜色等症状。

（1）发病早期（炎症坏死期）：湿热毒盛，局部红肿，疮面糜烂，有脓腔，秽臭难闻，肉腐筋烂。宜以清热解毒祛腐为主，外用箍围疗法，方选如意金黄散等；创面清洗可加用复方黄柏液等；创面可选九一丹、清创后可选用涂有九一丹或复方黄柏液浸湿的纱条放入窦道引流及外敷于创面。

（2）发病中期（肉芽增生期）：邪正交争，疮面分泌物少，异味轻，肉芽渐红，宜祛腐生肌为主，方选红油膏、京万红软膏外敷。

（3）发病后期（瘢痕长皮期）：毒去正盛，疮面干净，肉芽嫩红，宜生肌长皮为主，方选生肌玉红膏，清创后将生肌玉红膏涂于创面上。

（四）转诊或会诊

非糖尿病足病专业的医务人员应掌握在何种情况下糖尿病足病需要及时转诊或会诊。一旦出现以下情况，应该及时转诊至糖尿病足病专科或请血管外科、骨科、创面外科等相关专科会诊，包括皮肤颜色的急剧变化、局部疼痛加剧并有红肿等炎症表现、新发生的溃疡、原有的浅表溃疡恶化并累及软组织和（或）骨组织、播散性的蜂窝织炎、全身感染征象、骨髓炎等。及时转诊或多学科协作诊治有助于提高溃疡愈合率，降低截肢率和减少医疗费用。

第八节　糖尿病皮肤病变

糖尿病皮肤病变是糖尿病常见的并发症，其发病机制与糖代谢异常、微血管病变、动脉硬化和神经病变有关。糖尿病皮肤病变可分为感染性皮肤病、与糖尿病相关的皮肤病和糖尿病药物治疗后皮肤反应3类。

一、感染性皮肤病

糖尿病患者的免疫力低下，可以引发各种皮肤感染，如细菌、真菌、病毒等的感染。常见的皮肤细菌感染是金黄色葡萄球菌感染，可引起毛囊炎、疖肿、痈等；皮肤真菌感染可以出现手足癣、体癣、股癣、花斑癣、口腔和外阴念珠菌病等。皮肤病毒感染最常见单纯疱疹和带状疱疹。

1.皮肤细菌感染　较轻时选用局部治疗，可外用莫匹罗星软膏、夫西地酸乳膏、新霉素软膏、碘酊、鱼石脂软膏等。皮损泛发或较重时可选用口服β-内酰胺类（青霉素类、头孢菌素等）、四环素类、大环内酯类或喹诺酮类等抗菌药物。

2.皮肤真菌感染　轻症和早期可采取局部治疗。可外用咪康唑、酮康唑、联苯苄唑、特比萘芬、布替萘芬、阿莫罗芬、环吡酮胺、水杨酸软膏等。皮损较重者推荐口服抗真菌药，目前常用的口服抗真菌药为伊曲康唑和特比萘芬。

3.皮肤病毒感染　局部治疗可外用阿昔洛韦乳膏、喷昔洛韦乳膏。口服药物推荐口服阿昔洛韦或伐昔洛韦或泛昔洛韦。

二、与糖尿病相关的皮肤病

1.皮肤瘙痒症和湿疹　由于高血糖刺激神经末梢，可导致患者出现全身皮肤瘙痒。尿糖的局部刺激可引发外阴和肛周的皮肤瘙痒。反复刺激搔抓可继发湿疹。

治疗：积极控制血糖，减少刺激性食物的摄入，避免搔抓和过度洗浴，加强润肤。局部治疗可选用外用糖皮质激素、钙调磷酸酶抑制剂、类肝素制剂等。酌情选用系统治疗，口服抗组胺药如氯雷他定、依巴斯汀、咪唑斯汀、西替利嗪等。

2. 胫前色素斑　多见于病程较长的老年糖尿病患者，属于糖尿病特征性皮损。一般没有自觉症状，其特征为双下肢胫前多发性色素沉着斑，起初皮损为大小、数目不等的圆形或卵圆形暗红色红斑、丘疹，随后皮疹表面出现鳞屑，并逐渐呈现局部萎缩，最终遗留色素沉着而自愈，但新的皮损可陆续发生。由微血管病变、神经病变和微小外伤共同导致。

治疗：尚无有效治疗方法，也无须治疗。

3. 丹毒样红斑　多见于糖尿病患者小腿胫前或足背的界线清楚的片状红斑，看上去颇似"丹毒"，但不伴有发热、白细胞增高、红细胞沉降率增快，使之有别于丹毒。其发生可能与下肢微循环受累、微血管病变有关。

治疗：积极治疗糖尿病，改善微循环。

4. 糖尿病性大疱　通常发生在重度糖尿病且伴随糖尿病神经病变的患者。常在毫无诱因的情况下突然出现无痛性水疱，水疱好发于四肢肢端，多发或者单发，直径 0.5 ～ 10cm，疱壁菲薄，疱液清亮，颇似烫伤引起的水疱，但周围无炎症性红晕。1 ～ 2 周后水疱干燥结痂，愈后不留瘢痕。

治疗：积极控制血糖，预防感染，纠正低蛋白血症。小水疱可自行干瘪，不必处理；大水疱可用注射器抽出液体，再用无菌敷料包扎，定期清洁、更换敷料。

5. 类脂质渐进性坏死　是一种慢性肉芽肿性皮肤病，临床上以胫前出现大片边界清楚的紫红色硬皮病样斑块、中央呈棕黄色凹陷萎缩为特征。男女发病率为 1 : 3。发病与糖尿病微血管病变有关，是由于糖蛋白在小血管壁沉积，逐渐引起血管闭塞、组织缺血坏死所致。

治疗：控制糖尿病，戒烟。局部治疗包括皮损内注射或外用糖皮质激素、外用他克莫司等钙调磷酸酶抑制剂、维 A 酸；光动力治疗、PUVA（传统的长波紫外线加补骨脂素）或 UVA1（长波紫外线1）；生物制剂等。系统治疗包括口服糖皮质激素（应谨慎使用，注意监测控制血糖）、氯喹或羟氯喹、环孢素、沙利度胺、秋水仙碱等。溃疡时可做局部换药治疗，必要时可采用手术切除和皮肤移植。

6.皮肤发疹性黄瘤　是指由真皮、皮下组织及肌腱中含脂质的组织细胞（泡沫细胞）聚集而形成的一种棕黄色或橘黄色皮肤肿瘤样改变。临床表现为黄色或棕黄色丘疹、结节、斑块，大小不一，数目不定，泛发全身。患者常伴有严重脂代谢紊乱。

治疗：积极纠正糖、脂代谢紊乱。全身治疗包括他汀类药物、胆汁酸结合脂类、贝特类和（或）烟酸；局部治疗包括电解、电凝、二氧化碳激光、外科手术切除、肝素钠封闭、冷冻等治疗。

7.黑棘皮病　临床表现为颈后、腋窝、腹股沟等皮肤皱褶部位皮肤变黑、增厚，呈天鹅绒样增生。与肥胖所致胰岛素抵抗有关，多见于严重超重和肥胖2型糖尿病患者。

治疗：应限制饮食，加强活动，减重。

8.糖尿病硬肿病　多见于2型糖尿病、胰岛素依赖和病期长的患者，不累及儿童。特征表现为颈部、背部、肩部皮肤呈弥漫性非凹陷性肿胀和硬化。它主要是皮肤胶原和黏多糖沉积导致皮肤增厚、僵硬和运动障碍，特别是肩部区域。

治疗：积极控制血糖。大剂量青霉素、环孢素、热浴、UVA1/NB-UVB（窄谱中波紫外线）、频谱治疗仪、透热疗法、电子束疗法等有一定的疗效。

9.白癜风　是一种原发性、局限性或泛发性的皮肤黏膜色素脱失症。临床表现为皮肤颜色减退，变白。一般认为白癜风患者是有遗传易感的个体，在内外因素的刺激下，出现免疫功能紊乱，导致酶系统抑制、黑素细胞破坏、黑素体生成或黑化障碍导致的色素脱失。有报道称白癜风伴发疾病中，自身免疫性疾病（包括糖尿病等）伴发率最高；有研究提示白癜风与糖尿病有共同的免疫学通路和易感基因。

治疗：局部治疗包括外用卤米松乳膏、他克莫司、卡泊三醇软膏、氮芥乙醇；紫外线治疗包括光化学疗法、窄谱UVB、308nm准分子激光；系统治疗包括口服糖皮质激素；手术治疗包括黑素细胞自体移植、自体小片移植、自体或同种异体黑素细胞培养、毛囊移植、外科手术切除等。

10.扁平苔藓　是一种发生于皮肤、毛囊、黏膜和指（趾）甲的常见的病因不明的慢性炎症性疾病，皮损常表现为紫红色多角形扁平丘疹，表面可见白色网状条纹。病因与自身免疫、遗传、感染、精神神经、药物、慢性病灶、代谢和内分泌等有关。有文献报道在糖耐量异常和糖尿病患者中，扁平苔藓的发病率较高。

治疗：局部治疗包括外用糖皮质激素、维A酸类、钙调磷酸酶抑制剂等，曲安奈德、倍他米松注射液皮损内注射；全身治疗包括口服糖皮质激素、维A酸、硫唑嘌呤、环孢素、甲氨蝶呤、氯喹、羟氯喹。雷公藤总苷、沙利度胺等。

11.环状肉芽肿　是以环状丘疹或结节性损害为特征的慢性炎症性皮肤病。病因尚不明确，主要有遗传因素、感染因素、免疫因素、伴发系统性疾病相关因素、药物因素等。近年来糖尿病与环状肉芽肿的相关性越来越受到研究者们的重视，有报道推测Gli-1基因为环状肉芽肿、类脂质渐进性坏死及糖尿病的共同易感基因。

治疗：局限性皮损可选择皮损内注射或外用糖皮质激素、冷冻、局部划痕、皮损内注射干扰素等治疗。泛发型皮损可选择系统应用异维A酸、氨苯砜、PUVA或UVA1治疗等。

12.银屑病　是一种慢性、复发性、炎性皮肤病。临床表现为边界清楚的红色斑块，基底浸润明显，表面覆盖多层干燥的白色鳞屑，Auspitz征阳性。发病机制与遗传、免疫、感染、内分泌、神经精神、药物及环境等多种因素有关。研究发现，银屑病伴发疾病（包括糖尿病）逐年增加，APN基因主要通过脂类异常代谢途径及胰岛素抵抗途径参与糖尿病及银屑病的形成。

治疗：系统治疗包括甲氨蝶呤、环孢素、维A酸类、生物制剂、中医内治法等；局部治疗包括外用药物治疗，如润肤剂、保湿剂、维生素D_3衍生物、维A酸类、糖皮质激素、钙调磷酸酶抑制剂、抗人白细胞介素8单克隆抗体和煤焦油等；光疗如窄谱UVB、UVA联合光敏剂补骨脂素治疗、308nm准分子激光和308nm滤过紫外线治疗等。

13.皮赘　是一种有蒂的良性肿瘤，临床表现为大小不等、质软的小丘疹，肤色或色素增多。本病患者多有肥胖，有调查表明约26%的皮赘患者伴有2型糖尿病，其中1/4左右为肥胖者。

治疗：采用局部治疗，包括激光、电灼、高频电刀、冷冻、微波等。

14.胡萝卜素色皮病 是一种以血浆内胡萝卜素增加和汗液内胡萝卜素含量过多引起皮肤黄染为特征的疾病。临床表现为掌跖、面部、甲及其他部位黄色素沉着，好发于血糖控制欠佳的糖尿病患者。

治疗：纠正病因，控制血糖。

15.获得性反应性穿通性胶原病 病因不明，可能与遗传、创伤及系统疾病有关。成年期发病的患者多并发严重的糖尿病、慢性肾衰竭、肝病等全身瘙痒严重的情况。临床表现为一个或多个针头大小的丘疹，后逐渐扩大呈皮革样，中央脐凹内充满角质，脐凹和角栓逐渐增大呈棕褐色，有时可见Koebner现象。

治疗：本病目前无特效治疗方法。如有明确的诱因，需积极排除。报道有效的治疗方法包括系统或局部应用糖皮质激素、维A酸类药物、别嘌醇、甲氨蝶呤、他卡西醇、四环素类、利福平和外用角质剥脱剂、窄谱中波紫外线等。

三、糖尿病治疗后皮肤反应

1.胰岛素 胰岛素所致者常是因胰岛素结构异常及药物制剂中的添加剂。一般性的反应如注射局部红斑、硬结、瘙痒、荨麻疹、瘙痒等；比较特殊的有①胰岛素性全身水肿；②常在注射6个月以后慢性发生的皮下脂肪萎缩；③相反也可引起局部脂肪增生、肥大，形成类似的脂肪垫。

2.降血糖药 磺酰脲类药物可出现光敏性、固定型药疹、苔藓样药疹，大疱类疾病、中毒性表皮坏死松解症、剥脱性皮炎、重症多形红斑等；双胍类药物可出现白细胞碎裂性血管炎、银屑病样皮疹等；α-葡萄糖苷酶抑制剂可出现多形红斑、急性泛发性发疹性脓疱病（AGEP）等不良反应。

治疗：更换胰岛素或降血糖药，常规对症治疗，或系统糖皮质激素治疗。

参考文献

国际血管联盟中国分会糖尿病足专业委员会，2013. 糖尿病足诊治指南［J］. 介入放射学杂志，22（9）：705-708.

姜玉峰，许樟荣，陆树良，等，2015. 多中心完全随机、标准治疗平行对照评价京万红软膏治疗糖尿病足慢性创面的临床研究 [J]. 感染、炎症、修复，16（1）：33-36.

陆菊明，2021.《中国2型糖尿病防治指南（2020年版）》读后感 [J]. 中华糖尿病杂志，13（4）：301-304.

孟艳娇，王连洁，赵谏，等，2015. 清热解毒箍围法治疗热毒痈盛型2级B期感染性糖尿病足溃疡 [J]. 中国临床医生杂志，43（1）：71-73.

王海博，朱霞，车树强，2011. 京万红膏和玉红膏在治疗糖尿病足湿性坏疽中的疗效对比 [J]. 中华中医药杂志，26（12）：3017-3019.

王宁，鞠上，杨博华，等，2018. 复方黄柏液涂剂治疗糖尿病足溃疡的有效性和安全性Meta分析 [J]. 中国新药杂志，27（15）：1771-1775.

王亚平，黄令一，李爱平，等，2017. 蚕食清创联合银离子敷料治疗糖尿病足溃疡 [J]. 局解手术学杂志，26（2）：143-146.

王玉珍，许樟荣，2013. 住院糖尿病足病临床诊治指南 [J]. 药品评价，10（17）：43-45.

赵诚，曹烨民，2013. 祛腐清筋方案治疗糖尿病足筋疽急性期临床研究 [J]. 山东中医杂志，32（11）：801-803.

中国心血管代谢联盟，2023. 中国成人2型糖尿病及糖尿病前期患者动脉粥样硬化性心血管疾病预防与管理专家共识（2023）[J]. 中华心血管病杂志（网络版），6（1）：1-19.

中国医疗保健国际交流促进会糖尿病足病分会，国际血管联盟中国分部糖尿病足病专家委员会，2020. 中国糖尿病足诊治指南 [J]. 中国临床医生杂志，48（1）：19-27.

中华医学会内分泌学分会，2022. 中国成人糖尿病肾脏疾病医学营养治疗专家共识 [J]. 中华内分泌代谢杂志，38（11）：927-936.

中华医学会神经病学分会肌电图与临床神经电生理学组，中华医学会神经病学分会神经肌肉病学组，2012. 痛性周围神经病的诊断和治疗共识 [J]. 中华神经科杂志，45（11）：824-827.

中华医学会神经病学分会肌电图与临床神经电生理学组，中华医学会神经病学分会神经肌肉病学组，2013. 糖尿病周围神经病诊断和治疗共识 [J]. 中华神经科杂志，46（11）：787-789.

中华医学会神经病学分会肌电图与临床神经电生理学组，中华医学会神经病学分会神经肌肉病学组，2013. 糖尿病周围神经病诊断和治疗共识 [J]. 中华神经内科杂志，46（11）：787-789.

中华医学会肾脏病学分会专家组，2021. 糖尿病肾脏疾病临床诊疗中国指南 [J]. 中华肾脏病杂志，37（3）：255-304.

中华医学会糖尿病学分会神经并发症学组，2021. 糖尿病神经病变诊治专家共识（2021年版）[J]. 中华糖尿病杂志，13（6）：540-557.

中华医学会糖尿病学分会视网膜病变学组，2021. 糖尿病相关眼病防治多学科中国专家共识（2021年版）[J]. 中华糖尿病杂志，13（11）：1026-1042.

中华医学会糖尿病学分会微血管并发症学组，2021. 中国糖尿病肾脏病防治指南（2021年版）[J]. 中华糖尿病杂志，13（8）：762-784.

中华医学会眼科学分会神经眼科学组，2022. 中国糖尿病视神经病变诊断和治疗专家共识（2022年）[J]. 中华眼科杂志，58（6）：405-411.

中华医学会医学工程学分会干细胞工程专业委员会，中华医学会外科学分会血管外科学组，2012. 自体干细胞移植规范化治疗下肢慢性缺血性疾病的专家共识[J]. 中华细胞与干细胞杂志（电子版），2（1）：1-4.

Dhatariya KK，Joint British Diabetes Societies for Inpatient Care，2022. The management of diabetic ketoacidosis in adults-An updated guideline from the Joint British Diabetes Society for Inpatient Care [J]. Diabet Med，39（6）：e14788.

Glaser N，Fritsch M，Priyambada L，et al.，2022. ISPAD clinical practice consensus guidelines 2022：diabetic ketoacidosis and hyperglycemic hyperosmolar state [J]. Pediatr Diabetes，23（7）：835-856.